JN064569

不整脈手技中の
鎮静マニュアル

日本不整脈心電学会

序文

カテーテルアブレーションなどの不整脈手技は疼痛を伴うことが多く、そのような場合、患者さんの苦痛を除去し安全に治療を行うために適切な鎮静を行うことが求められる。現在心房細動のカテーテルアブレーションでは90%以上で中等度鎮静以上の鎮静または全身麻酔下に行われている。カテーテル室で行われる不整脈手技中の鎮静・麻酔はほとんどが循環器内科医により行われており、適切な鎮静を行うには、正しい知識と技術が求められる。

本書は、カテーテルアブレーションおよびデバイス植込み時に鎮静を行う循環器内科医師、ならびに鎮静に関わるメディカルプロフェッショナルを対象とし、本書前半では、麻酔・鎮静の基本的事項、麻酔薬・鎮静薬・鎮痛薬の薬理、薬物動態、使用方法、および気道・呼吸管理など、鎮静を安全かつ有効に行うために必須とされる事項をこの領域のエキスパートによってまとめ、本書後半では、様々な深度の鎮静・麻酔の具体的方法を記し、実践的なマニュアルとした。本書が、不整脈手技中の安全かつ有効な鎮静の普及に寄与できれば幸甚である。

2022年6月吉日

日本不整脈心電学会カテーテルアブレーション委員会
術中鎮静部会
宮内　靖史

Contents

基礎編

実践編

第１章　心房細動アブレーション時の鎮静方法

第２章　デバイス植込み時の鎮静

第３章　小児アブレーション時の鎮静

Keywords 索引

編集関係者一覧

基礎編

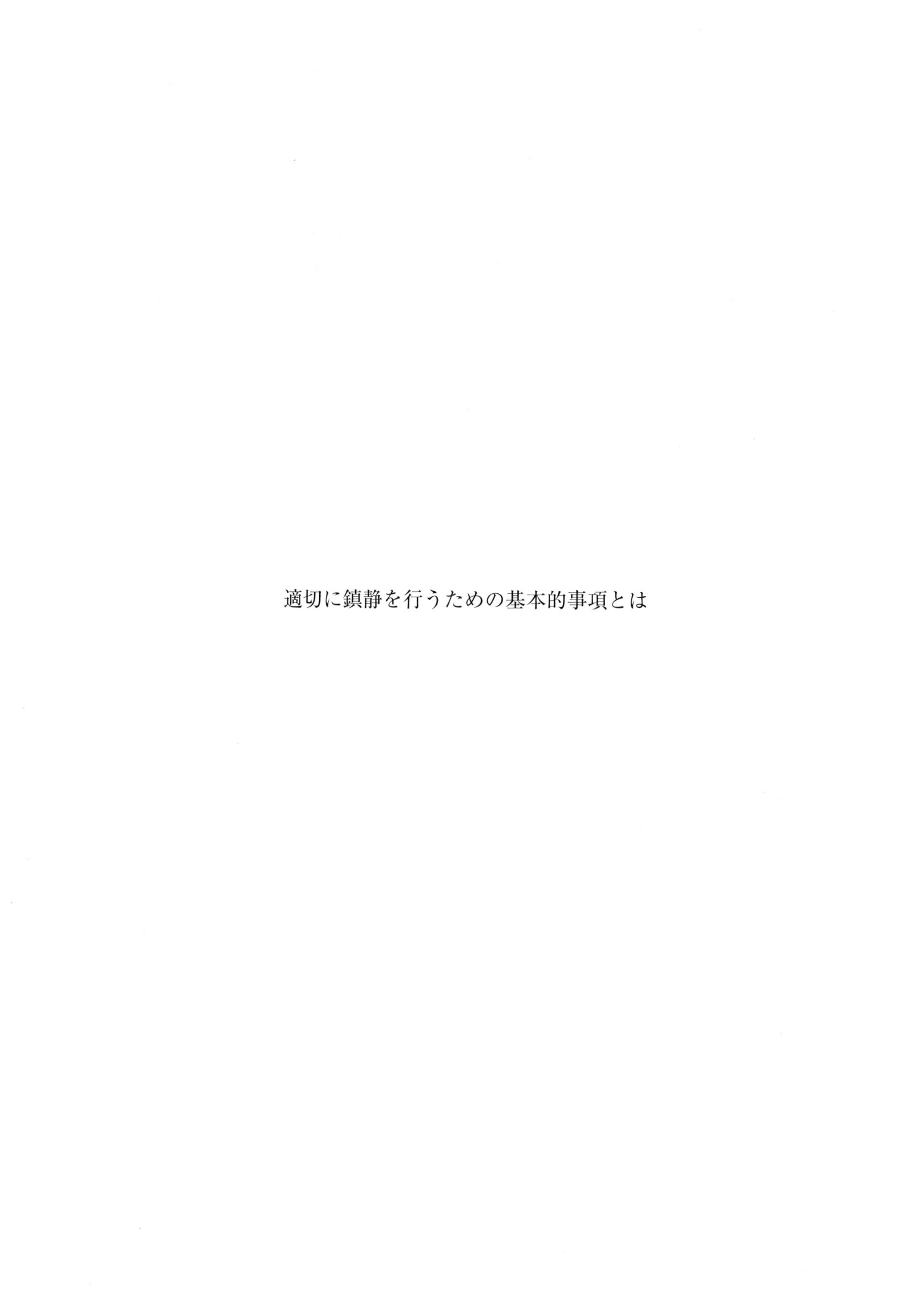

適切に鎮静を行うための基本的事項とは

第 1 章　鎮静の基本的事項

不整脈手技に携わる非麻酔科医が最低限知っておきたい基本項目とは

鎮静の基本的事項

日本医科大学千葉北総病院循環器内科　宮内 靖史
国際医療福祉大学成田病院麻酔・集中治療科　稲垣 喜三

Keywords：鎮静区分、BIS モニタ、術前評価、カプノメータ

非麻酔科医が適切な鎮静を行うために

非麻酔科医が不整脈手技中に適切な鎮静を行う上で最も重要なことは、バイタルサインを監視し、鎮静に使用する薬剤の薬物動態と薬力学に関する正しい知識に基づいて適切に対処することである。バイタルサインは、一定の間隔で監視し記録する。末梢動脈血酸素飽和度は血液酸素化のモニタとして頻用されているが、無呼吸や低換気を早期に同定することはできないため、カプノメータの使用が推奨される。意識レベルを連続的にモニタする BIS モニタも有用であるが、使用薬剤による違いや様々な因子の修飾を受けることに留意する。

1）はじめに

カテーテルアブレーション中、患者の疼痛と苦痛を取り除くことを目的とし、鎮静が広く行われている。患者の意識がなく、疼痛・苦痛を感じさせず、呼吸抑制や血圧低下がなく安全に治療が行われるのが理想であるが、そのすべてを満たすものはない。薬物濃度が上昇し麻酔深度が深くなるにつれ、防御反射の消失、呼吸抑制、気道の閉塞、血圧低下といった呼吸・循環障害が現れる可能性が高くなる（**図 1**）。安定した鎮痛は手技の成功率を高め、心タンポナーデや空気塞栓などの合併症を予防するためのキーポイントとなる。本来、鎮静は気管内挿管を用いた全身麻酔に比して、気道管理・呼吸管理の面で難易度が高く、本来は麻酔科医に委ねられるべきものかもしれない。しかし、種々の制約から全症例を麻酔科医に依頼するのは困難であり、現状としても、ほとんどの施設において循環器内科医自身により行われている。本章では、麻酔を専門としない循環器内科医が、カテーテルアブレーションやデバイス治療において鎮静を行う上で、最低限知っておかなければならない麻酔と鎮静の基本項目について解説する。

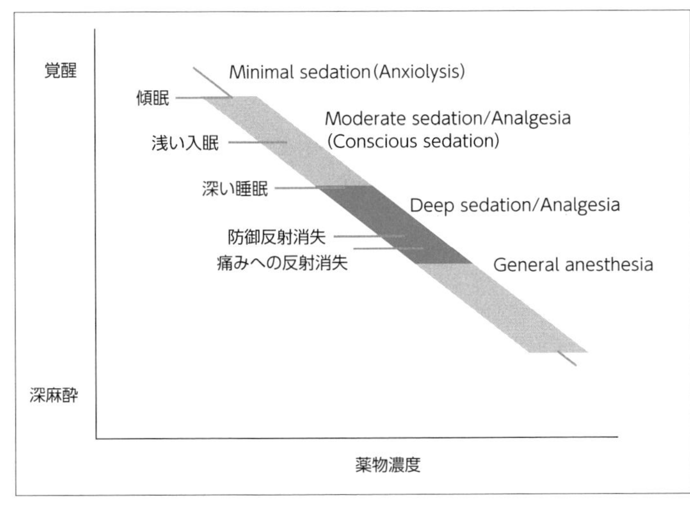

図 1
薬物濃度、鎮静・麻酔深度の関係
標的器官の薬物濃度の上昇とともに，鎮静が深くなる。深くなると，防御反射や痛みへの反応が消失し、呼吸抑制・循環障害が出現しやすくなる。

2）鎮静と麻酔の区分

「気管内挿管下に行われるものが全身麻酔、自発呼吸を保った状態で行われるものが鎮静」という認識が強いと思うが、実際には意識レベル、刺激に対する反応、自発呼吸、気道の状態から区別され、両者はそれらの連続した区分である。つまり、気道内挿管を行わない全身麻酔もありうるのである。

米国麻酔科学会（ASA）では、Minimal Sedation（Anxiolysis）〔軽い鎮静（不安緩解）〕、Moderate Sedation/Analgesia（Conscious Sedation）〔中等度鎮静/鎮痛（意識下鎮静）〕、Deep Sedation/Analgesia（深鎮静/鎮痛）、General Anesthesia（全身麻酔）に分類している（**表 1**）[1]。一方、アメリカ看護師協会（ANA）では、問いかけに対する反応、痛み刺激に対する反応、気道の状態、呼吸の状態をそれぞれ 0～2 点でスコア化し、その合計

表 1　米国麻酔科学会による鎮静・麻酔の分類と定義

軽い鎮静（不安緩解）〔Minimal Sedation（Anxiolysis）〕 薬剤により惹起された、言葉での指示に通常通り反応する状態である。認知機能や協調機能は抑制されることもあるが、換気および心血管機能は影響されない。
中等度鎮静/鎮痛（意識下鎮静）〔Moderate Sedation/Analgesia（Conscious Sedation）〕 薬剤により惹起された、言葉による指示により意図のある応答を示す意識状態の抑制である。気道の開通には介入は不要であり、自発呼吸は十分である。心血管機能は通常維持される。
深鎮静/鎮痛〔Deep Sedation/Analgesia〕 薬剤により惹起された、繰り返しもしくは疼痛刺激により意図のある動きを行う意識の抑制された状態である。気道の開通に何らかの補助が必要な場合もあり、自発呼吸は不十分ともなりうる。心血管機能は通常維持される。
全身麻酔（General Anesthesia） 薬剤により惹起された、疼痛刺激によっても患者が覚醒しない意識消失状態である。自発呼吸および換気能力は、多くの場合障害される。自発呼吸の減弱と神経筋機能が抑制されるため、しばしば、気道開通を保持するのが難しく、陽圧換気が必要となることもある。

〔文献 1）より一部抜粋、改変して転載〕

表 2　米国看護師協会による麻酔・鎮静の分類と米国麻酔科学会による分類との比較

ANA 分類	意識状態	SED スコア					相当する ASA 分類
		問いかけへの反応	痛み刺激への反応	気道	呼吸	合計	
Light Sedation（浅鎮静）	ほぼ正常	2	2	2	2	8	Anxiolysis（不安緩解）
Ⅳ Sedation（静注による鎮静）							
Sleepy（傾眠）		1-2	2	2	2	7-8	Minimal Sedation（軽い鎮静）
Sleep（入眠）		0-1	1	2	1-2	4-6	Moderate Sedation/Analgesia（Conscious Sedation）〔中等度鎮静/鎮痛（意識下鎮静）〕
Advanced Sleep（深い睡眠）		0	1	1-2	1	3-4	Deep Sedation/Analgesia（深鎮静/鎮痛）
Deep Sedation（深鎮静）	強い抑制	0	0	0-1	0-1	0-2	General Anesthesia（全身麻酔）
General Anesthesia（全身麻酔）	覚醒しない	0	0	0-(-1)	0-(-1)	0-(1-2)	General Anesthesia（全身麻酔）

Spectrum/Continuum of Sedation（SED）スコア：2＝あり、1＝限定されている、0＝欠如している。ANA 分類では問いかけ・痛み刺激への反応、気道・呼吸状態を 0～2 でスコア化し，その合計点を各分類の目安としている。相当する ASA 分類を最右列に示す。

〔文献 2）より翻訳、改変して転載〕

点から Light Sedation(浅鎮静)、Ⅳ Sedation(静注による鎮静)、Deep Sedation(深鎮静)、General Anesthesia(全身麻酔)に分類しており(**表 2**)[2]、さらにⅣ Sedation は、Sleepy(傾眠)、Sleep(入眠)、Advanced Sleep(深い睡眠)に細分化される。

ASA 分類と ANA 分類を比較すると、同じ深さの鎮静状態が異なる段階に分類されるという事態が生じる。ANA 分類の Deep Sedation は ASA 分類の General Anesthesia に相当し、またⅣ Sedation の Sleepy、Sleep、Advanced Sleep がそれぞれ ASA 分類の Minimal Sedation(Anxiolysis)、Moderate Sedation/Analgesia(Conscious Sedation)、および Deep Sedation/Analgesia に相当する。

各方法のメリット・デメリットを**表 3**[1]に示す。中等度鎮静では呼吸抑制がほとんどないが、痛みなどのトラウマ記憶の残存や無意識な体動をきたす恐れがある。深鎮静では体動やトラウマ記憶はほとんどないが、自発呼吸が不十分になり、気道の介入が必要になることが多い。

表 3　麻酔・各鎮静のメリットとデメリット

	軽い鎮静(不安緩解)	中等度鎮静/鎮痛(意識下鎮静)	深鎮静/鎮痛	全身麻酔
反応性	呼名で正常反応	言葉での刺激に対し意図のある動き*	連続刺激や疼痛刺激で意図のある動き*	疼痛刺激を受けても覚醒しない
気道	無影響	介入必要なし	介入が必要な可能性	しばしば介入必要
自発呼吸	無影響	十分である	不十分な可能性	しばしば不十分
循環	無影響	通常保持される	通常保持される	破綻する可能性あり
体動	動かずに耐える	無意識な体動	無意識な体動	体動なし
トラウマ記憶	残ることあり	残ることあり	なし	なし

*疼痛刺激に対する逃避反射は意図のある動きとはみなされない。体動およびトラウマ記憶についての記載は著者による。

〔文献 1)より改変して転載〕

3) 鎮静を行う体制について

①誰が行うか？

日本麻酔科学会の「安全な鎮静のためのプラクティカルガイド」[3]では、“鎮静中は患者の看視に専念する医師(または看護師)を配置しなければならない”と明記されており、ASA の「非麻酔科医による鎮静/鎮痛に関する診療ガイドライン」においても、①深鎮静では手技を行う医師のほかに、患者の監視に専従する人員を 1 名配置する、②中等度鎮静・意識下鎮静でも同様に患者を監視する人員を 1 名配置するが、バイタルが安定すればほかの作業を短時間兼任してもよい、と記されている[1]。また、鎮静を行う医師は、よく使用される薬剤の薬理に関する教育・トレーニングがなされ、特にオピオイド系薬剤と鎮静薬の相互作用、適切な投与間隔、麻酔・鎮静に用いる薬剤の拮抗薬について正しく理解し、適切に使用できることが望ましいとある。また、鎮静の合併症のほとんどが呼吸抑制や循環障害によるものであるため、基本心肺蘇生を行える医師が少なくとも室内に 1 名いること、なおかつ二次心肺蘇生のできる医師(小児が対象であれば、小児二次救命処置が行える医師)が 1～2 分以内に来られるようなシステムが整備されているのが望ましいと記されている。ただし、アブレーションやカテーテルインターベンションを行う施設では、鎮静の有無によらず緊急時の体制は整っていると思われる。

鎮静・麻酔の区分は連続的であり(**図 1**)、意識下鎮静を目標としても、意図せず深鎮静レベルに落ちることがよくある。目標とするレベルを保つためには、意識レベルをはじめとした各バイタルサインを確実に監視し、正確な薬剤の知識をもとに、投与量を適切に調整できる必要があり、なおかつ目標レベルより深くなった場合の呼吸・循環管理、あるいは拮抗薬の投与法を習得する必要がある。

②必要な機材

心肺蘇生に用いる機器と薬剤、除細動器、アンビューバッグ、酸素、吸引などの通常の心臓カテーテル室に備えられているもののほか、鎮静に用いる薬剤とその拮抗薬、気道確保に用いるデバイスを備えておく(**表4**)。

表４　緊急用室内備品リストの例

気道管理に関する装置・器具
圧縮酸素
吸引装置・チューブ
経鼻・経口エアウェイ
潤滑剤(キシロカインゼリー・スプレー)
ラリンジアルマスク(または、他の声門上気道確保器具)
喉頭鏡(点検済みのもの)
挿管チューブ(各サイズ)
スタイレット
麻酔・鎮静薬の拮抗薬
ナロキソン
フルマゼニル
救命に使用する薬剤・機器
エピネフリン
エフェドリン
バソプレシン
アトロピン
ニトログリセリン
リドカイン
グルコース液
ジフェニルヒダントイン
ヒドロコルチゾン、メチルプレドニゾロン、またはデキサメタゾン
ジアゼパムまたはミダゾラム
電気的除細動器
その他
超音波検査装置(経胸壁・心腔内)

4）術前の準備

①気道の評価

深鎮静時には高頻度に呼吸抑制が発生し、気道管理が必要になるため、術前に気道の評価を行うことが望ましい。また、中等度鎮静・意識下鎮静を目標としても、意図せずに鎮静深度が深くなりすぎると、呼吸抑制を起こしうるため、同様に評価しておくことが望ましい。

気道管理が困難となる因子を**表5**[1]に列記した。このうち、上下切歯間距離および舌骨-顎先端間距離の測定部位を**図2**に示した。また、口腔内の評価はMallampati分類[4](**図3**)により行われ、ClassⅢ、Ⅳでは挿管困難例が多い。気道管理困難例では、あらかじめ対策を考えておいたほうがよい。

②患者への説明

アブレーションの説明時には、鎮静に関しても方法・リスク・利益・代替方法を説明することが望ましい。

表 5　気道管理が困難となる因子

病歴
　麻酔や鎮静トラブルの既往
　喘鳴、いびきや睡眠時無呼吸
　進行した関節リウマチ、染色体異常(ダウン症候群など)
体型
　あきらかな肥満(特に頸部や顔面)
頭頸部
　短頸、頸部伸展障害、舌骨下顎距離の減少(成人で 3 cm 以下)、頸部腫瘤、脊椎損傷もしくは疾患、気管偏位、顔面容貌の異常(ピエールロビン症候群など)
口腔
　開口障害(成人で 3 cm 以下)、歯がない、切歯萌出、ぐらつき、もしくはかぶせ歯、高口蓋、巨大舌、扁桃肥大、口蓋垂視認不能
顎
　小顎症、下顎後退症、開口不能、明らかな不正咬合

〔文献 1)より改変して転載〕

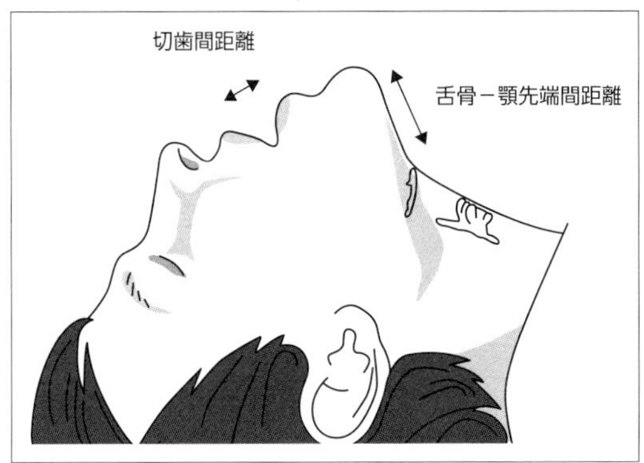

図 2

舌骨–顎先端間距離および切歯間距離

舌骨–顎先端間距離および切歯間距離が 3 cm 以下の症例では，気道管理困難が予測される。

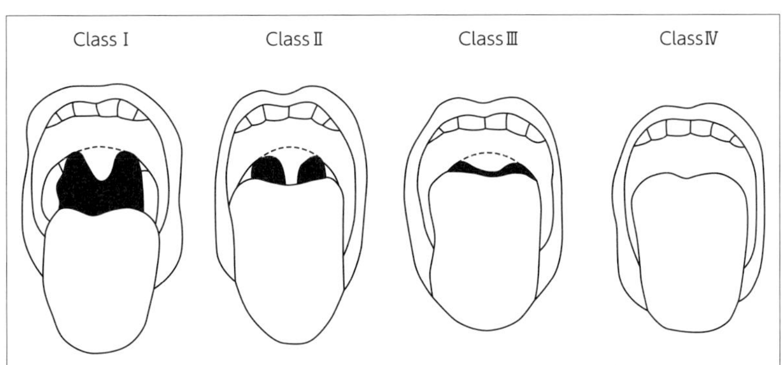

図 3　Mallampati 分類

口をできるだけ大きく開いて，舌をできるだけ前に出すよう指示し、ペンライトで口腔内を観察する。
ClassⅠ：口蓋垂・扁桃・軟口蓋のすべてが見える。
ClassⅡ：口蓋垂と扁桃の上部、軟口蓋が見える。
ClassⅢ：口蓋垂の基部、軟口蓋と硬口蓋が見える。
ClassⅣ：硬口蓋しか見えない。

〔文献 4)より転載〕

5）術中のバイタルサインのモニタ

術中の監視項目とその頻度の目安を**表 6** に示す。

表 6　術中の監視項目とその頻度の目安

	測定頻度	記録頻度
必須項目		
意識レベル	15 分以内の間隔	15 分間隔
血圧	5 分以内の間隔	5～15 分間隔※
心電図	連続	5～15 分間隔※
パルスオキシメータ	連続	5～15 分間隔※
必要に応じて行う		
BIS	連続	適宜
動脈圧	連続	適宜
カプノメータ	連続	適宜
心腔内エコー	連続	適宜

※深鎮静や全身麻酔では原則として 5 分毎に記録する[3)]。

①意識レベル・鎮静深度の評価方法

基本的に、意識レベルは患者の観察（眠っているか、覚醒しているか）、問いかけや触知・痛み刺激に対する反応により評価し、鎮静深度は Modified Observer's Assessment of Alertness/Sedation Scale（MOAA/S）（**表 7**）などを用いて評価する。しかし、アブレーション中は患者がドレープで覆われているため、患者の表情を絶え間なく監視し、意識レベルの評価をこまめに行うのは困難である。そこで、近年、意識レベルを連続して評価する方法として、BIS（biospectral index）モニタが広く用いられるようになった。

表 7　Modified Obserber's Assessment of Alertness/Sedation Scale（MOAA/S）

反応性	スコア
興奮状態	6
通常の大きさの声での呼びかけにすぐに反応	5
通常の大きさの声での呼びかけにゆっくりと反応	4
大きな声あるいは繰り返しの呼びかけでようやく反応	3
呼びかけに反応なく、軽い物理的刺激（体をつつく・揺らす）に反応	2
軽い物理的刺激に反応しない	1
強い物理的刺激に反応しない	0

オリジナル（OAA/S）では 1～5 のみのスケールであったが、のちに 0 および 6 が加わり，MOAA/S として使用されている。

BIS モニタでは、前額部に 4 極の電極を備えたセンサを装着し、得られた脳波波形に対し、タイムドメイン解析指標、スペクトル解析指標、バイスペクトル解析指標を算出する。これらのパラメータと、脳波データベースの多変量解析から得られた係数を組み合わせて BIS 値を算出し、0～100 の値で表示する（**図 4**）。解析アルゴリズムの詳細は公表されていない。

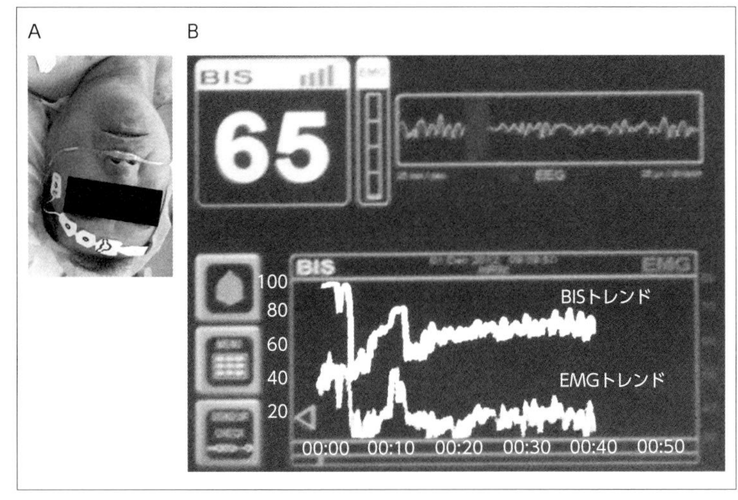

図 4

BIS センサ(A)と BIS モニタの実際(B)

左上に BIS 値、右上に脳波に実波形、下にはそれらのトレンドが表示される(B)。

覚醒時の BIS 値は 100 で、鎮静が深くなるほど低値を示す。一般的には、中等度鎮静では 60〜80、深鎮静では 40〜60 が BIS 値の目安となる。しかし BIS 値は、酸素飽和度(SpO_2)や血圧・脈拍数などの直接的な測定値ではなく、あくまでも脳波から推定する麻酔深度の予測値であるため、誤差や個人差が生じる。

BIS 値は使用する薬剤によって、同様の深度であっても異なる値を示すことが報告されている。たとえば、健常ボランティアを対象に、アブレーションでよく用いられるプロポフォールとデクスメデトミジンを比較したところ、MOAA/S スコア≦2(**表 7**)、すなわち呼びかけに反応しない状態となる BIS 値はプロポフォール使用時が 60 であったのに対し、デクスメデトミジン使用時は 40 と有意に低かった(**図 5**)[5]。MOAA/S 3 点、4 点を示す深度においても、デクスメデトミジン使用時のほうがプロポフォール使用時よりも低値を示した(**図 5**)[5]。また、別の報告では、ミダゾラム使用時にはプロポフォール使用時よりさらに高い BIS 値となることが示されている[6]。このように、BIS 値は使用する薬剤によって異なっており、薬剤によっては十分に検証されていないことに留意する必要がある。

また、BIS 値は心拍数の影響も受ける。著明な徐脈時には意識レベルの変化なく BIS 値が低下し[7]、またイソプロテレノール使用時には心拍数の上昇に応じて BIS 値も上昇することが報告されている[8]。さらに、BIS 値は筋電図の混入により上昇する。

このように BIS 値は様々な修飾を受けて変動するため、過信することなく、実際の意識レベルを適宜評価することが重要である。

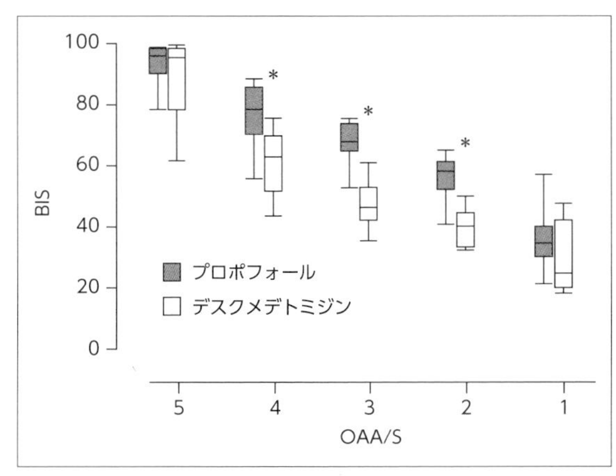

図 5

プロポフォール使用時およびデクスメデトミジン使用時の、各鎮静深度〔OAA/S(MOAA/S：表 7 参照)〕における BIS 値の相違

*$p<0.01$.
〔文献 5)より転載〕

②血行動態のモニタ

血圧は少なくとも５分間隔で測定し、必要に応じて動脈圧を連続的にモニタする。アブレーション中は心電図を必ず装着しているが、誰も注視していない瞬間が発生しうるため、異変に気が付けるように、QRS波に同期してアラームが鳴るようにしておくとよい。

また、近年は心房細動をはじめとする各種不整脈のアブレーション時に心腔内エコーが用いられるようになり、心嚢液貯留のモニタとして役立っている。アブレーション中の血圧低下時にまず念頭におくのは、心タンポナーデの発生であろう。そのような場合、心腔内エコープローブを即座に右室に留置すると、心室周囲の心嚢液の有無を確認できる。また、少量の心嚢液が疑われる場合には、右室に留置して連続的に観察する。

③呼吸モニタ

血液酸素化のモニタとしてはパルスオキシメータを装着し、連続的にモニタする。しかし、パルスオキシメータのみでは、呼吸のモニタとしては不十分であるということを留意すべきである。パルスオキシメータのみでは、低換気となってCO_2が蓄積しても、酸素を投与しているとSpO_2が下がらず、SpO_2が低下した時にはすでにCO_2蓄積によるアシドーシスになっている場合もある。また、呼吸が一時的に停止してもSpO_2が下がるまでに通常1～2分を要すため、無呼吸の早期検出には有用とはいえない。目視で胸郭の動きや呼吸音を常に監視できればよいが、ドレープ下の患者においては難しい。また、胸郭インピーダンスの変動から呼吸数が求められるが、閉塞性無呼吸例においては胸郭の動きはむしろ強くなるため、無呼吸の検出には役に立たない(**図6**)。

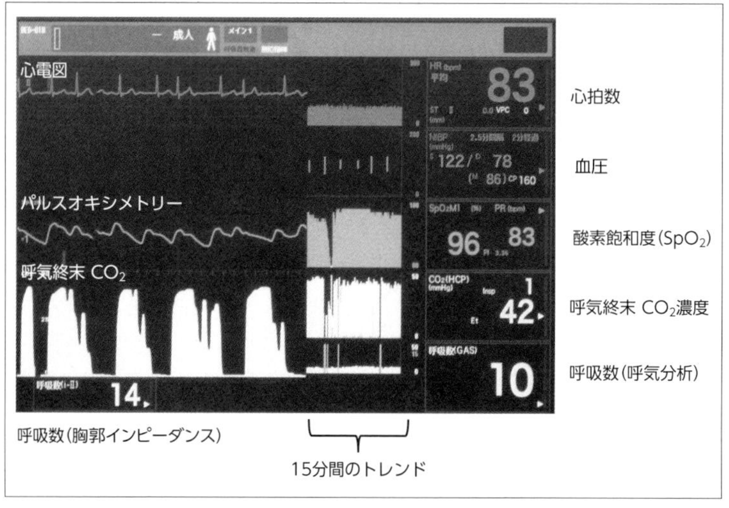

図６　深鎮静によるアブレーション時のモニタ画面

心拍数・血圧・SpO_2・呼気終末CO_2濃度、呼吸数とそのトレンドが表示される。胸郭インピーダンスの変化から求めた呼吸数は，呼気ガスから求めた呼吸数と一致しない。

一方、カプノメータは無呼吸・低呼吸の検出に有用である。カプノメータは、鼻孔またはマスクに装着したセンサにより、CO_2濃度を連続的に測定する。呼気終末CO_2濃度は血中CO_2濃度を反映し、低換気などによる血中CO_2上昇にともない上昇する。また、無呼吸中は波形がフラットになるため、容易に無呼吸を検出できる。**図7**に一時的に低換気から無呼吸となった際の呼気終末CO_2とSpO_2の推移を示す。低換気時には呼気終末CO_2の若干の増加を認め、無呼吸の開始とともに0となった。すぐに下顎挙上を行ったが安定せず、SpO_2は無呼吸開始後徐々に低下し、1.1分後には80%に低下した。この時点まで無呼吸に気がつかなかった場合、処置が遅れ、SpO_2はさらに低下していたと思われる。

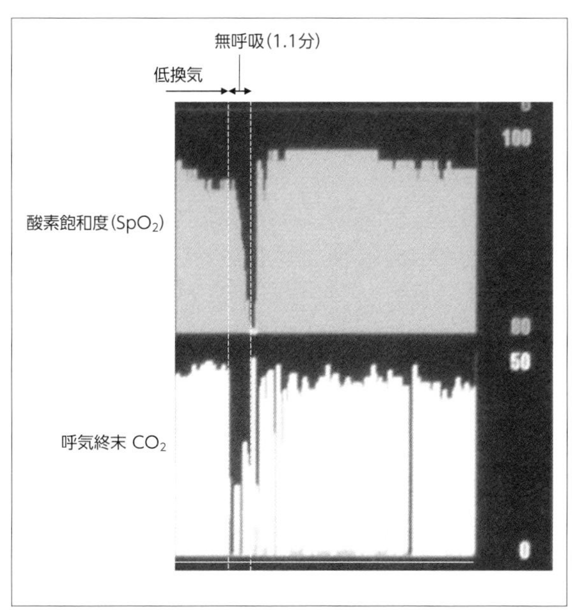

図7　無呼吸イベント発生時の酸素飽和度および呼気終末CO_2の推移
詳細は本文参照。

④バイタルサインの記録

血圧・心拍数・SpO_2・呼吸数・意識レベル・BIS値などのバイタルサインを、適切な頻度でチャートに記録する。また、薬剤の種類と投与量、投与酸素量も適宜記録する。バイタルサインは観察さえすれば記録しなくてもよいだろうと思うかもしれないが、記録をしないと観察し忘れることがよくある。記録すると観察を伴うため、観察・記録する間隔を設定して、記録するのが望ましい。深鎮静や全身麻酔では血圧や酸素飽和度を5分間隔で記録することが推奨される。

6）アブレーション終了後の観察

アブレーション終了後も鎮静の合併症のリスクが残存しているため、帰室できるレベルになるまで意識レベル、呼吸状態、血圧、脈拍数を一定の頻度で監視する。気道確保デバイスやASVを使用した症例では、脱着後に呼吸が増悪する恐れがある。また、ベンゾジアゼピン系の薬剤を使用した症例で拮抗薬のフルマゼニルにより意識が回復した場合、半減期が短いことから、再度鎮静が深くなる可能性がある。これらに留意し、適宜観察期間・頻度を調整する。

文 献

1) American Society of Anesthesiologists Task Force on Sedation and Analgesia by Non-Anesthesiologists : Practice guidelines for sedation and analgesia by non-anesthesiologists. *Anesthesiology*, 2002 ; 96 : 1004-1017 (医療の質・安全学会：非麻酔科医による鎮静/鎮痛に関する診療ガイドライン：非麻酔科医による鎮静/鎮痛に関する米国麻酔科学会作業部会による改訂情報．医療の質・安全学会誌，2012 : 7 ; 162-181)

2) Bubien RS, et al. : NASPE expert consensus document : use of i.v. (conscious) sedation/analgesia by nonanesthesia personnel in patients undergoing arrhythmia specific diagnostic, therapeutic, and surgical procedures. *Pacing Clin Electrophysiol*, 1998 ; 21 : 375-385

3) 日本麻酔科学会：安全な鎮静のためのプラクティカルガイド．(https : //anesth.or.jp/files/pdf/practical_guide_for_safe_sedation_20220228.pdf) (2022 年 5 月閲覧)

4) Samsoon GL, et al. : Difficult tracheal intubation : a retrospective study. *Anaesthesia*, 1987 ; 42 : 487-490

5) Kasuya Y, et al. : The correlation between bispectral index and observational sedation scale in volunteers sedated with dexmedetomidine and propofol. *Anesth Analg*, 2009 ; 109 : 1811-1815

6) Glass PS, et al. : Bispectral analysis measures sedation and memory effects of propofol, midazolam, isoflurane, and alfentanil in healthy volunteers. *Anesthesiology*, 1997 ; 86 : 836-847

7) Hashimoto H, et al. : Marked reduction in bispectral index with severe bradycardia without hypotension in a diabetic patient undergoing ophthalmic surgery. *J Anesth*, 2008 ; 22 : 300-303

8) O'Neill DK, et al. : Isoproterenol infusion increases level of consciousness during catheter ablation of atrial fibrillation. *J Interv Card Electrophysiol*, 2012 ; 34 : 137-142

第２章　鎮静に用いる薬剤

鎮静に用いる薬剤の薬物動態および薬理作用、使用方法とは

Ⅰ. プロポフォール

旭川医科大学麻酔・蘇生学講座　菅原 亜美

Keywords：プロポフォール、薬理作用、薬物動態

プロポフォールとは？

プロポフォールは、$GABA_A$受容体のβサブユニットに結合することで塩素イオン電流を増強させ、鎮静作用を引き起こす鎮静薬である。アルキルフェノールに分類され、脂溶性が高く、大豆油、グリセリン、卵黄レシチンなどが添加されている。主に肝臓で代謝され、そのほとんどは尿中に排出される。プロポフォールの代謝物は、薬理学的に不活性と考えられている。本稿では、プロポフォールについて概説する。

1）薬物動態

薬物投与後の血中濃度の変化や効果発現、効果消失の説明には、コンパートメントモデルが使用される。効果部位の容量は、無視できるほど小さいと仮定される。**図 1** にコンパートメントモデルを示す。コンパートメントモデルとは、生体をいくつかの箱に分割して、薬物の分布や消失を解析するモデルを指す。しかし、各コンパートメントには、解剖学的な意味はない。プロポフォールの薬物動態モデルには、3コンパートメントモデルを用いることが多い。

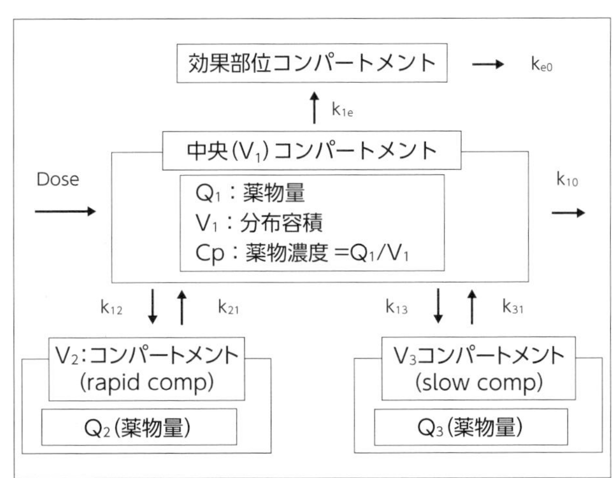

図 1　コンパートメントモデル

①薬物動態パラメータ

表 1 にプロポフォールの代表的な薬物動態薬力学パラメータを示す[1),2)]。薬物動態薬力学モデルが異なると、同じ投与速度(投与量)で患者に投与した場合の血中濃度と効果部位濃度も異なる。

表 1　薬物動態薬力学パラメータ

	Marsh モデル	Schnider モデル
V1 (L)	0.228×体重	4.27
K10 (/分)	0.119	0.443+0.0107×(体重−77)−0.0159×(除脂肪体重−59)+0.0062×(HT−177)
K12 (/分)	0.114	0.302−0.0056×(年齢−53)
K13 (/分)	0.0419	0.196
K21 (/分)	0.055	[1.29−0.024×(年齢−53)]/[18.9−0.391×(年齢−53)]
K31 (/分)	0.0033	0.0035
Ke0 (/分)	0.26	0.456

〔文献 1), 2) をもとに作成〕

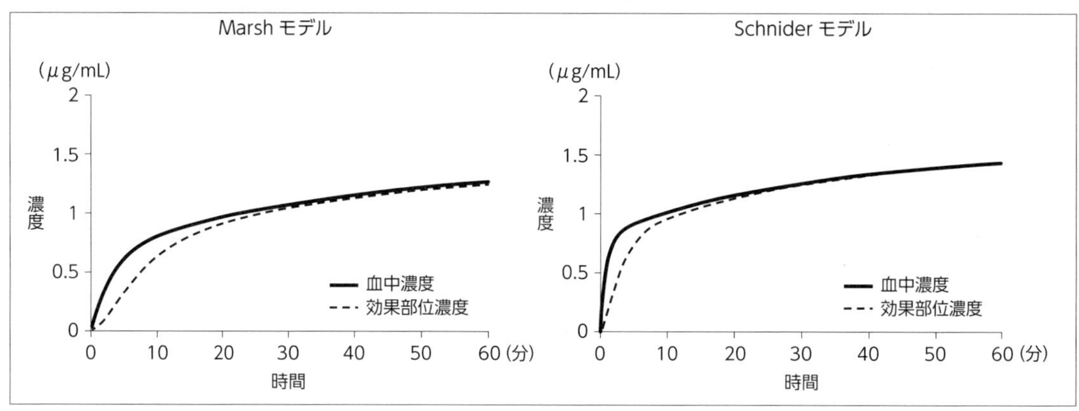

図 2　薬物動態モデルの違いによる血中濃度と効果部位濃度の比較

3.0 mg/kg/時で持続投与したときの血中濃度と効果部位濃度の推移を示す。同じ投与速度であっても、血中濃度と効果部位濃度の推移はモデルにより異なる。TivaTrainer™を使用して、作図した。

図 2 に 2 つのモデルでシミュレーションした場合の血中濃度と効果部位濃度の推移を示す。

なお、本文における薬物動態シミュレーションは、TivaTrainer™ (available at : http://www.eurosiva.org/ ; accessed on May 1, 2010) を利用して行った。特に断りがない場合は、患者を 40 歳、男性、身長 170 cm、体重 60 kg、除脂肪体重 50.1 kg と仮定し、プロポフォールの薬物動態モデルは Marsh モデル[1)]とした。

定常状態におけるプロポフォールの効果部位濃度は、持続投与量から以下の式で計算される。

効果部位濃度 (μg/mL) ＝0.614×投与速度 (mg/kg/時)

現在、我が国で使用することのできる商用 TCI (Target-Controlled Infusion) ポンプは Diprifusor™に限られ、この TCI ポンプに使用されている薬物動態パラメータは、体重のみを指標とした Marsh モデル[1)]である。

プロポフォールは主に肝臓で代謝され、分布容積が大きい。作用発現、作用持続時間は短く、初期分布半減期は 1〜8 分、緩徐分布半減期は 30〜70 分、排泄半減期は 4〜23.5 時間である。ミダゾラム、チオペンタールと比較すると、Context-sensitive half-time は投与時間による影響を受けにくく (**図 3**)、長時間持続投与した場合にも覚醒は比較的速やかである[3)]。

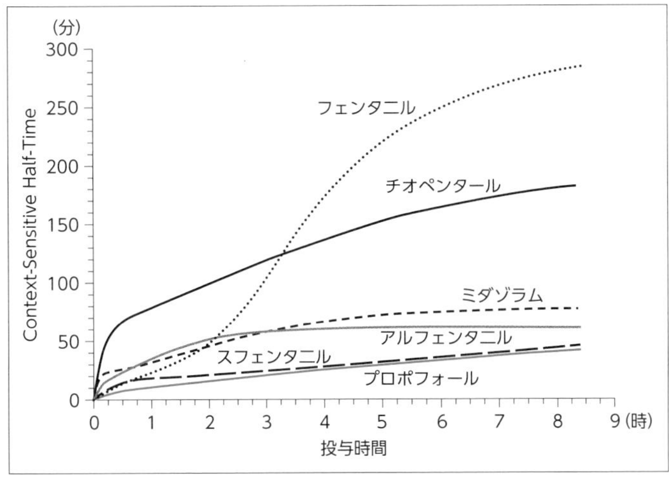

図3　Context-sensitive half-time

〔文献3)より転載〕

②血中濃度の決定に影響を与える因子

プロポフォールの薬物動態パラメータ(中央コンパートメントの分布容積)は体重に比例し、その他の因子(年齢、身長、性別)の影響を受けない。このような薬物は体重を基準に(μg/kg/時など)投与すると、薬物の投与量は体重に比例し、薬物動態パラメータも体重に比例するため、予測血中濃度は患者によらず等しくなる。

Plus 1！　薬物動態学と薬力学とは？

薬物が静脈内に投与された後、血液によって循環されて全身に分布し、肝臓で代謝されて腎臓などから排泄される過程を定量的に解析するのが薬物動態学である。薬物投与後、血中濃度は速やかに上昇するが、薬物効果の発現には時間を要する。この薬物が作用する部位(効果部位)における薬物濃度を考慮しなければならず、これらの濃度を算出するのも薬物動態学の一つである。一方、効果部位濃度が上昇すると薬物効果が発現するが、この薬物濃度(血中濃度・効果部位濃度)と薬物効果の関係を評価することが薬力学である。

2）薬理作用

プロポフォールが心血管系・呼吸器系・中枢神経系などに及ぼす薬理作用について、次のようにまとめた。

①心血管系への作用

低血圧(収縮期、拡張期、平均)が顕著に見られ、その主な原因は交感神経の抑制とされている。また、心拍出量、心係数、末梢血管抵抗の低下も見られる。これらは、プロポフォールの持続投与時よりも単回投与時によく見られる。プロポフォール持続静注の際、心拍数に変化(増加[4]、低下[5])が認められたという報告がある一方で、有意な変化は認められなかったという報告もある[6]。さらに、プロポフォールは洞房結節の活動電位や心房内伝導に影響を与えないとする報告もある[7]。

②呼吸器系への作用

呼吸抑制にも注意しなければならない。2.5 mg/kg のプロポフォールを投与した際、呼吸数の低下、分時換気量の低下が認められ[8)]、持続投与(6.0 mg/kg/時)により一回換気量は減少したものの、反射性に呼吸数が増加したとの報告がある[9)]。プロポフォールは、二酸化炭素に対する換気応答の低下や酸素分圧の低下に対する換気応答の低下をきたす。特に、プロポフォールとオピオイド鎮痛薬を併用する際、呼吸抑制に注意しなければならない。

③中枢神経系への作用

脳血流と脳代謝率を低下させるとともに、脳酸素消費量も減少させる。頭蓋内圧を低下させ、それに伴う脳灌流圧の軽度低下も認められる。

④その他

制吐作用がある。プロポフォールには悪性高熱誘発作用はないとされるため、悪性高熱の患者に対しても投与可能である。しかし、悪性高熱類似症状(原因不明の頻脈、不整脈、血圧変動、急激な体温上昇、チアノーゼ、過呼吸、発汗、アシドーシス、高カリウム血症、ミオグロビン尿など)の副作用を呈する恐れがあるため、投与に際しては注意しなければならない。

3）実際の投与方法

実際に使用する際の投与量、投与量調節の指標について下記にまとめる。

①投与量

プロポフォールには 1% 製剤と 2% 製剤があるため、投与の際には濃度を確認して使用する。

図 4 に 0.3 mg/kg/時の投与速度で 5 分間投与後 3.0 mg/kg/時で維持したときの予測血中濃度と、効果部位濃度のシミュレーションを示す。また、血中濃度は効果部位濃度に先行して上昇するが、時間の経過とともに血中濃度と効果部位濃度が等しくなる。

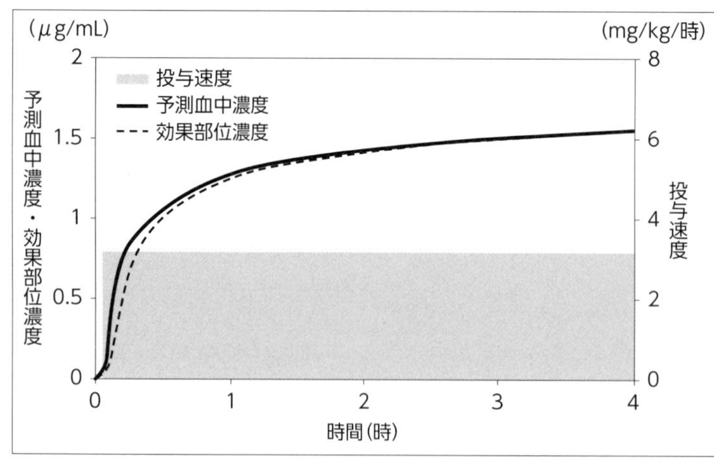

図 4

予測血中濃度と効果部位濃度の推移

プロポフォールを 0.5 mg/kg/時(5 分間)→3.0 mg/kg/時にて投与したときの血中濃度と効果部位濃度の推移を示す。濃度上昇は比較的緩徐であり、効果部位濃度は血中濃度に遅れて上昇する。TivaTrainer™ を使用して、作図した。

図5にプロポフォールを0.3 mg/kg/時で5分間投与し、3.0 mg/kg/時→2.0 mg/kg/時→1.0 mg/kg/時→2.0 mg/kg/時→投与停止したときの予測血中濃度と効果部位濃度の推移を示す。同じ2.0 mg/kg/時の投与速度でも、前後の血中濃度や効果部位濃度により平衡状態になっても血中濃度や効果部位濃度は等しくならない。同じ投与速度でも同じ効果が得られるとは限らないため、患者の鎮静度に合わせた投与速度の調節が必要となる。

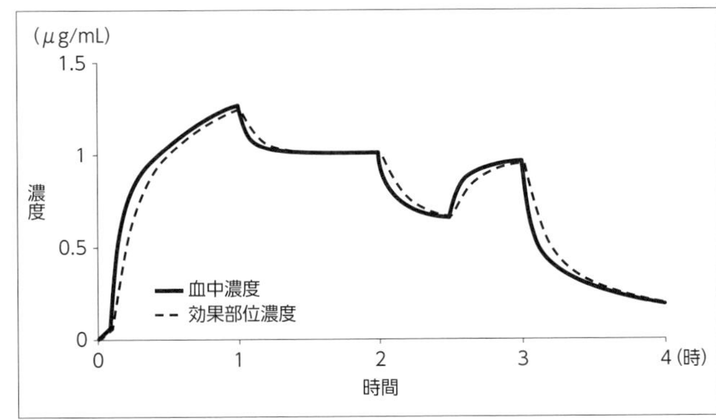

図5
投与速度を変化させたときの予測血中濃度と効果部位濃度の推移
プロポフォールを0.3 mg/kg/時で5分間投与し、3.0 mg/kg/時→2.0 mg/kg/時→1.0 mg/kg/時→2.0 mg/kg/時→投与停止したときの予測血中濃度と効果部位濃度の推移を示す。

②投与量調節の指標

患者の覚醒度やBIS(Bispectral Index)値を参考に、目標とする鎮静度に合わせて投与量を適宜調節する。BIS値の詳細は別稿に譲るが、効果の定量化が可能なため、投与量調節の指標としては信頼性が高い。そのほか、リアルタイムで薬物の血中濃度や効果部位濃度を実測することが困難なため、シミュレーションソフトを用いてプロポフォールの予測血中濃度や効果部位濃度を算出し、これらを投与量の調節の指標とする方法もある。

Plus 1！　鎮静の手順と評価

鎮静の手順

①薬物投与量の決定、②薬物投与、③血中濃度の上昇、④効果部位濃度の上昇、⑤効果発現、⑥効果判定、が鎮静の手順である。目的とした効果が得られていない場合は、再び①に戻り、薬物投与量を変更する。

鎮静の評価

米国麻酔科学会では、「非麻酔科医による鎮静/鎮痛に関する診療ガイドライン」[10]を作成している。**表2**に鎮静の定義を示す。鎮静の程度は4段階に分類されており、「軽い鎮静」から「全身麻酔」まで、連続的に評価できる。目標とした鎮静レベルより深くなる恐れがあるため、患者の変化に速やかに対応できるよう常にモニタリングし、呼吸補助器具、気道確保器具、緊急薬剤を鎮静開始前に準備しておくことが重要である

表2　全身麻酔および鎮静/鎮痛のレベルの定義

	軽い鎮静	中等度鎮静	深い鎮静	全身麻酔
反応性	呼名で正常反応	言葉での刺激に対し意図のある動き＊	連続刺激や疼痛刺激で意図のある動き＊	疼痛刺激を受けても覚醒しない
気道	無影響	介入必要なし	介入が必要な可能性	しばしば介入必要
自発呼吸	無影響	十分である	不十分な可能性	しばしば不十分
循環	無影響	通常保持される	通常保持される	破綻する可能性あり

＊疼痛刺激に対する逃避反射は意図のある動きとは見なされない。

〔文献10)より転載〕

4）投与における注意事項

プロポフォール投与における主な注意事項は次のとおりである。

①禁忌

日本麻酔科学会の「麻酔薬および麻酔関連薬使用ガイドライン第３版」には、「本剤または本剤の成分（ダイズ油、卵黄レシチンなど）に対し過敏症の既往歴のある患者」、「小児（集中治療における人工呼吸中の鎮静）」と記載されている[11]。したがって、大豆油、卵黄アレルギーの患者には、投与を避けたほうが良い。

②絶飲食

誤嚥する危険があるため、全身麻酔に準じた絶飲食時間が必要である。

③無菌操作

プロポフォールは脂肪乳剤であるため、シリンジに充填する際には、無菌的に扱わなければならない。また、プロポフォールを 12 時間以上使用するときには、12 時間ごとに薬物、シリンジ、延長チューブなどを、すべて新しいものに取り替えなければならない。

④プロポフォール注入症候群

プロポフォール注入症候群は[12]、遊離脂肪酸のミトコンドリアへの輸送が阻害され、遊離脂肪酸代謝不全が起こることにより発症する。プロポフォールを 4 mg/kg/時を超える投与速度で、48 時間を超えて投与したときに発症するといわれている。発症はまれであるが、発症すると致死的となる。

なお、上記の投与量、投与時間以外でもプロポフォール注入症候群が認められることがあるため、プロポフォール投与症例においては注意を要する。小児発症が注目されているが、成人発症の報告もあるため、心電図変化（不整脈、Burugada 型心電図変化、虚血性変化など）に注意する。

主な臨床症状は、心電図変化のほかに代謝性アシドーシス、横紋筋融解症、急性腎障害、肝腫大、多臓器不全である。治療方法としては、プロポフォールの投与を中止し、血液浄化を行うなどの対症療法のみである。

⑤保険適応

日本麻酔科学会の「麻酔薬および麻酔関連薬使用ガイドライン第３版」[11]にも記載されているが、局所麻酔あるいは検査時の鎮静におけるプロポフォールの投与は保険適応外である。院内の倫理委員会の承認や患者の同意が必要となる可能性があるため、留意しなければならない。

文献

1) Marsh B, et al. : Pharmacokinetic model driven infusion of propofol in children. *Br J Anaesth*, 1991 ; 67 : 41-48

2) Schnider TW, et al. : The influence of method of administration and covariates on the pharmacokinetics of propofol in adult volunteers. *Anesthesiology*, 1998 ; 88 : 1170-1182

3) Hughes MA, et al. : Context-sensitive half-time in multicompartment pharmacokinetic models for intravenous anesthetic drugs. *Anesthesiology*, 1992 ; 76 : 334-341

4) Al-Khudhairi D, et al. : Acute cardiovascular changes following disoprofol. Effects in heavily sedated patients with coronary artery disease. *Anaesthesia*, 1982, 37 : 1007-1010

5) Aun C, Major E : The cardiorespiratory effects of ICI 35 868 in patients with valvular heart disease. *Anaesthesia*, 1984; 39 : 1096-1100

6) Vermeyen KM, et al. : Propofol-fentanyl anaesthesia for coronary bypass surgery in patients with good left ventricular function. *Br J Anaesth*, 1987 ; 59 : 1115-1120

7) Sharpe MD, et al. : Propofol has no direct effect on sinoatrial node function or on normal atrioventricular and accessory pathway conduction in Wolff-Parkinson-White syndrome during alfentanil/midazolam anesthesia. *Anesthesiology*, 1995 ; 82 : 888-895

8) Taylor MB, et al. : Ventilatory effects of propofol during induction of anaesthesia. Comparison with thiopentone. *Anaesthesia*, 1986 ; 41 : 816-820

9) Goodman NW, et al. : Some ventilatory effects of propofol as sole anaesthetic agent. Preliminary studies. *Br J Anaesth*, 1987 ; 59 : 1497-1503

10) American Society of Anesthesiologists Task Force on Sedation and Analgesia by Non-Anesthesiologists : Practice guidelines for sedation and analgesia by non-anesthesiologists. *Anesthesiology*, 2002 ; 96 : 1004-1017（医療の質・安全学会：非麻酔科医による鎮静/鎮痛に関する診療ガイドライン：非麻酔科医による鎮静/鎮痛に関する米国麻酔科学会作業部会による改訂情報．医療の質・安全学会誌，2012：7；162-181）

11) 日本麻酔科学会：麻酔薬および麻酔関連薬使用ガイドライン　第 3 版．（2019 年 9 月 5 日第 3 版 4 訂掲載）(https://anesth.or.jp/users/person/guide_line/medicine)（2022 年 5 月閲覧）

12) Krajčová A, et al. : Propofol infusion syndrome : a structured review of experimental studies and 153 published case reports. *Crit Care*, 2015 ; 19 : 398

Ⅱ．デクスメデトミジン

旭川医科大学麻酔・蘇生学講座　菅原 亜美

Keywords：デクスメデトミジン、α_2アドレナリン受容体作動薬、薬物動態

デクスメデトミジンとは？

デクスメデトミジンは、選択的α_2アドレナリン受容体作動薬である。水溶性で、実際に投与する際には生理食塩水で希釈して用いるが、2018年に希釈調整が不要なプレフィルドシリンジ製剤が発売された。本稿では、デクスメデトミジンについて概説する。

1）薬物動態

デクスメデトミジンは呼吸抑制をきたしにくく、刺激に対し速やかに覚醒し、鎮痛作用も有することから理想的な鎮静薬といえる。しかし、臨床で使用すると、「効果に個体差がある」「覚醒に要する時間が長い」などの問題に直面する。これらの原因と対処法を知るためには、デクスメデトミジンの薬物動態を理解する必要がある。

①薬物動態パラメータ

デクスメデトミジンの薬物動態は3コンパートメントモデルによって説明される[1)]。**表1**にデクスメデトミジン、プロポフォール[2)]、レミフェンタニル[3)]の薬物動態パラメータを示す。デクスメデトミジンは、肝臓で代謝され、腎臓から排出される。「鎮静中も呼びかけに対し速やかに反応する」ため、代謝や排泄が極めて速い薬物と誤認されやすいが、レミフェンタニルのように作用時間が短いわけではなく、プロポフォールと比べても代謝や排泄が速いわけでもない。

デクスメデトミジンは分布容積が比較的大きいため、投与初期の血中濃度の上昇は緩徐である。また、代謝クリアランスも大きくはないため、投与終了後の血中濃度の低下も急峻ではない。

表1　各薬物の薬物動態パラメータ

	容積 (L)			クリアランス (L/分)			排泄速度定数 (/分)	薬物移行速度定数 (/分)			
	中央	急速末梢	緩徐末梢	代謝	急速末梢	緩徐末梢	K_{10}	K_{12}	K_{13}	K_{21}	K_{31}
デクスメデトミジン[1)]	7.99	13.80	187.77	0.42	2.26	1.99	5.26×10^{-2}	28.29×10^{-2}	24.91×10^{-2}	16.38×10^{-2}	1.06×10^{-2}
プロフォール[2)]	13.68	28.38	173.70	1.63	1.56	0.57	11.92×10^{-2}	11.40×10^{-2}	4.17×10^{-2}	5.50×10^{-2}	0.33×10^{-2}
レミフェンタニル[3)]	4.54	8.48	5.42	2.53	1.75	0.06	55.73×10^{-2}	38.55×10^{-2}	1.32×10^{-2}	20.66×10^{-2}	1.11×10^{-2}

50歳男性、身長170 cm、体重60 kgを想定して算出。

②血中濃度の決定に影響を与える因子

デクスメデトミジンは、中央コンパートメントからのクリアランスが身長の影響を受ける[1)]。したがって、体重あたりの投与法（μg/kg/時）では、予測血中濃度が患者ごとに異なる。身長が等しく体重が異なる場合は、投与量は体重ごとに異なるが、身長が等しいため薬物動態パラメータが等しくなり、体重の増減によっ

て予測血中濃度も増減する(**図１**)。一方、身長が異なり体重が等しい場合は、投与量が等しいにもかかわらず、薬物動態パラメータが異なるため、予測血中濃度は身長が高いほど低くなる。添付文書[4)]の用法・用量では、治験結果に基づき体重あたりの投与法(μg/kg/時)で記載されているが、BMI 値が高いほど予測血中濃度も高くなるため、患者の体型が効果に個体差がある原因の１つになりうる。

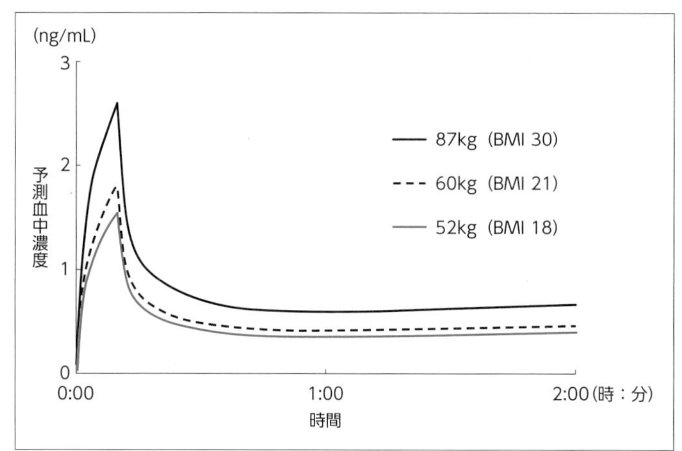

図１　体重の違いによる予測血中濃度の推移

50 歳男性、身長 170 cm。6.0 μg/kg/時で 10 分間投与した後、0.4 μg/kg/時で持続投与を行った場合の予測血中濃度を示す。BMI 値が高いほど予測血中濃度も高くなる。TivaTrainer™にて作成。

2）薬理作用

デクスメデトミジンが心血管系・呼吸器系・中枢神経系などに及ぼす薬理作用について、次のようにまとめた。

①心血管系

デクスメデトミジンは、延髄孤束核の α_2A 受容体に作用し、交感神経を抑制させる[5)]。また、交感神経終末の α_2A 受容体に作用し、交感神経終末からのノルアドレナリンの放出を抑制させる。これらの作用により、血圧低下と徐脈が認められる。一方、末梢血管の平滑筋には α_2B 受容体が存在し、デクスメデトミジンの作用により血管収縮が生じ、高血圧が認められる。デクスメデトミジンの血中濃度が低いときは、α_2A 受容体の作用が優位となり血圧が低下するが、血中濃度が高いときは、α_2B 受容体の作用が優位となり血圧は上昇する[6)]。

また、投与開始前の患者の状態により、血行動態に変化が認められる。患者が緊張し、手指の冷感が見られる場合(交感神経が亢進している状態)には、中枢の交感神経抑制作用により血圧低下と徐脈傾向を示す。患者がリラックスしているような場合(交感神経が抑制されている状態)には、末梢血管収縮作用により血圧の上昇が認められる。

②呼吸器系

デクスメデトミジンは他の鎮静薬と比べて呼吸抑制をきたしにくいとされ、二酸化炭素に対する換気応答が比較的保たれる。また、上気道閉塞もきたしにくく咽頭反射が保たれるが、血中濃度の上昇により分時換気量の低下や舌根沈下が認められる[7)]。そのため、初期負荷投与などの際に血中濃度が高くなることが予想される場合には、注意を要する。

③中枢神経系

中枢神経系における作用を鎮静と鎮痛、その他に分けて概説する。

a. 鎮静作用

デクスメデトミジンには、呼びかけなどの刺激に対しては速やかに反応し、刺激がなくなると再び眠るという特徴がある。これは、デクスメデトミジンの鎮静の機序が、自然睡眠と似ているためと考えられる。

自然睡眠は、青斑核からのノルアドレナリンの放出が抑制され、視床下部腹側外側視索前野からγ-アミノ酪酸(GABA)、ガラニンが放出して結節乳頭核が抑制され、さらにはヒスタミンの放出が低下して覚醒状態の維持ができなくなることで自然睡眠状態に至る。一方、デクスメデトミジンによる鎮静は、デクスメデトミジンが青斑核のα_2A受容体に結合することで、青斑核からのノルアドレナリンの放出が抑制され、視床下部腹側外側視索前野からGABA、ガラニンが放出して結節乳頭核が抑制され、ヒスタミンの放出が低下することで鎮静に至る(**図2**)[5),8)]。

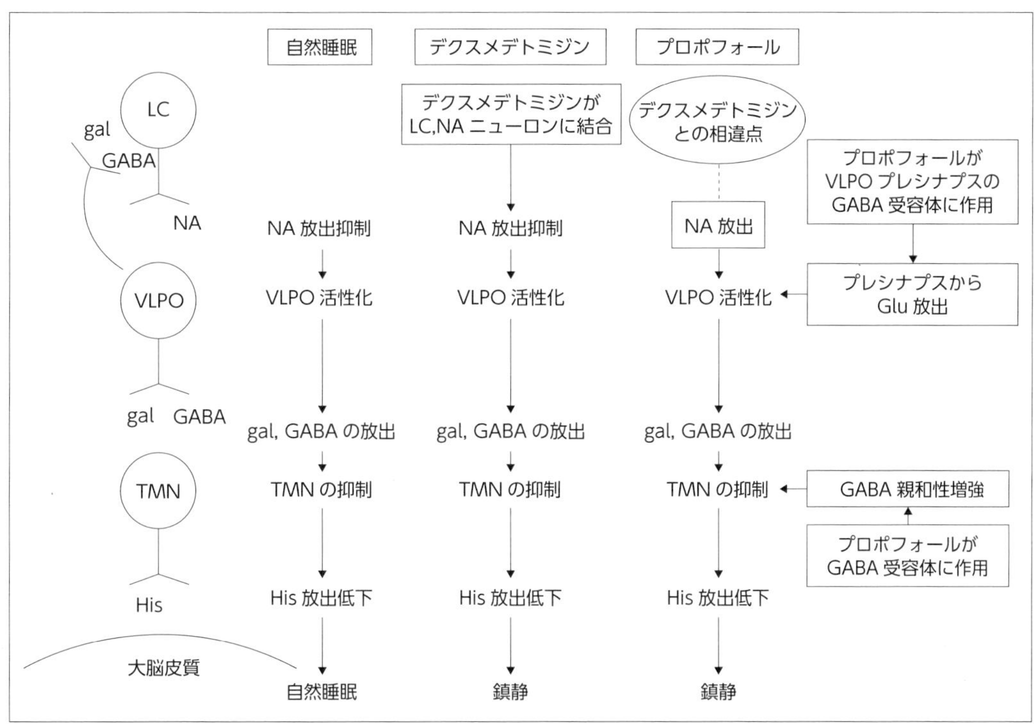

図2 自然睡眠、薬物による鎮静機序

LC：青斑核、VLPO：視床下部腹側外側視索前野、TMN：結節乳頭核、NA：ノルアドレナリン、Glu：グルタミン酸、gal：ガラニン、His：ヒスタミン　〔文献5)より転載〕

b. 鎮痛作用

青斑核と脊髄のα_2A受容体に作用することで、鎮痛作用が得られる[5)]。また、デクスメデトミジンの使用により、鎮痛薬の必要量を減少させることができる[9)]。しかし、デクスメデトミジンの鎮痛作用は、鎮静作用が発現する血中濃度よりも高いため、デクスメデトミジン単独で鎮痛効果を得ようとすると過鎮静になる恐れがある。深い鎮静を避けたい場合には、他の鎮痛薬と併用することが好ましい(**図3**)。

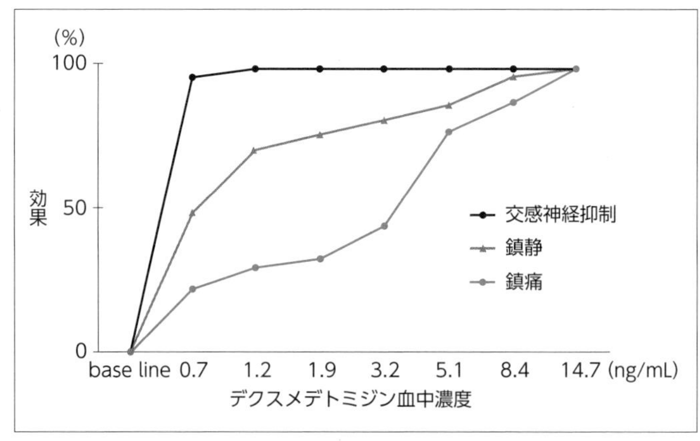

図３　デクスメデトミジンにおける各作用の用量依存曲線

文献6のデータをもとに、各作用の最大効果を100％として概算を表示した。

④その他

せん妄発生頻度低下効果[10)]、シバリング閾値低下効果[11),12)]などが報告され、これらは副次的効果として期待されている。

3）実際の投与方法

成人に対して実際に使用する際の投与量、投与量調節の指標について下記にまとめる。

①投与量

デクスメデトミジンは１バイアル200 μg/2 mLのため、投与の際には生理食塩水による希釈が必要であるが、現在は希釈調整が不要なプレフィルドシリンジ製剤も使用可能となっている。デクスメデトミジンは、6 μg/kg/時で10分間の初期負荷投与を行い、0.2～0.7 μg/kg/時で維持する。初期負荷投与の際に血行動態の変動が大きく認められるため、注意を要する。一方、初期負荷投与を行わない場合には、デクスメデトミジンの血中濃度は緩やかであるため、目標とする鎮静を得るまでに時間を要する（**図４**）。なお、添付文書[4)]の用法・用量では、局所麻酔下における非挿管での手術および処置時の鎮静に使用する際は、初期負荷投与が必須とされている。

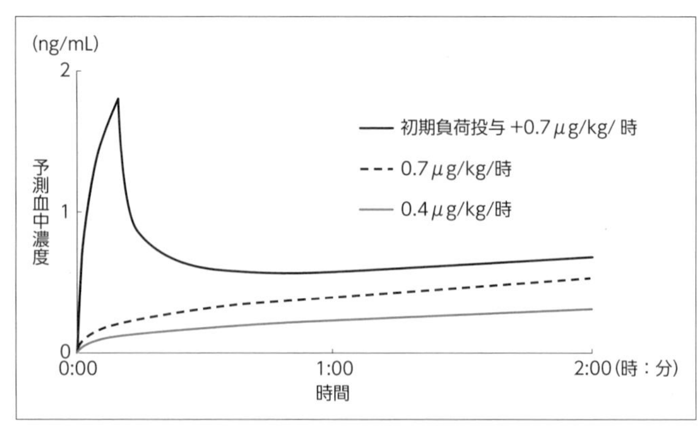

図４　初期負荷投与の有無による予測血中濃度の推移

50歳男性、身長170 cm、体重60 kg。初期負荷投与を行った場合は血中濃度の上昇は速やかだが、初期負荷投与を行わない場合は緩徐である。TivaTrainer™にて作成。

②投与量調節の指標

Richmond agitation-sedation scale（RASS）（**表 2**）[13),14)]などの鎮静レベルの評価を行いながら、目標となる鎮静度が得られるように投与量を調節する。BIS 値も鎮静度の指標として有用な症例が多いものの、「刺激により速やかに反応する」という鎮静の特徴のため、刺激による反応性の予測には、利用が難しい点（BIS 値が低くても刺激で速やかに覚醒し、その後、遅れて BIS 値が上昇する可能性が他の鎮静薬より高い）に留意しなければならない。また、デクスメデトミジンは前述の薬物動態の特徴から、投与量変更後の血中濃度・効果部位濃度上昇および低下の追従が遅いため、継続した血行動態・呼吸状態監視が必要となる。

表 2　Richmond Agitation-Sedation Scale

スコア	用語	説明
+4	好戦的な	明らかに好戦的な、暴力的な、スタッフに対する差し迫った危険
+3	非常に興奮した	チューブ類またはカテーテル類を自己抜去；攻撃的な
+2	興奮した	頻繁な非意図的な運動、人工呼吸器ファイティング
+1	落ち着きのない	不安でたえずそわそわしている、しかし動きは攻撃的でも活発でもない
0	意識清明な/落ち着いている	
−1	傾眠状態	完全に清明ではないが、呼びかけに 10 秒以上の開眼およびアイ・コンタクトで応答する
−2	軽い鎮静状態	呼びかけに 10 秒未満のアイ・コンタクトで応答する
−3	中等度鎮静状態	呼びかけに動きまたは開眼で応答するがアイ・コンタクトなし
−4	深い鎮静状態	呼びかけに無反応、しかし、身体刺激で動きまたは開眼
−5	昏睡状態	呼びかけにも身体刺激にも無反応

〔文献 13）より転載〕

4）投与における注意事項

デクスメデトミジンの禁忌、副作用などの注意事項につき、下記にまとめる。なお、デクスメデトミジンは他の鎮静薬と異なる薬物特徴を有するため、販売会社のうち 1 社では「プレセデックス適正使用 e-learning」サイトを開設しており、初めて本薬を使用する医師に対し、使用前の受講を推奨している（https://pfizerpro.jp/cs/sv/precedex-elearning/index.html）。

①禁忌、副作用、重要な基本的注意

添付文書[4)]では禁忌として、「本剤の成分に対し過敏症の既往歴のある患者」と記載されているのみである。しかし、重大な副作用として、「低血圧、高血圧、徐脈、心室細動、心停止・洞停止、低酸素症・無呼吸・呼吸困難・呼吸抑制・舌根沈下」などが記載されている。そのため、呼吸状態、循環動態などの全身状態を注意深く継続的に監視し、患者の状況を慎重に観察することが重要である。

また、重要な基本的注意として、局所麻酔下における非挿管での手術および処置時の鎮静に使用する際は、「手術・処置を行う医師とは別に、意識状態、呼吸状態、循環状態等の全身状態を観察できる医療従事者をおいて、手術・処置中の患者を観察すること」と添付文書に記載されている[4)]。

②保険適応

デクスメデトミジンの保険適応は、「①人工呼吸中および抜管後における鎮静」に限られていたが、2013 年 6 月に、「②局所麻酔下における非挿管での手術および処置時の鎮静」が適応追加となった。

Plus 1 ！　小児におけるデクスメデトミジンの使用に関して

2018 年 11 月に小児に対する用法用量が追加承認された。小児における使用は、「集中治療における人工呼吸中及び離脱後の鎮静」の場合のみであり、使用できる製剤もプレセデックス® 静注液（ファイザーから製造販売されている）に限られているため、使用の際には注意していただきたい。また、投与方法の詳細は、適正使用ガイドを参照していただきたい。

文 献

1) Dyck JB, et al.：Computer-controlled infusion of intravenous dexmedetomidine hydrochloride in adult human volunteers. *Anesthesiology*, 1993；78：821-828

2) Marsh B, et al.：Pharmacokinetic model driven infusion of propofol in children. *Br J Anesth*, 1991；67：41-48

3) Minto CF, et al.：Influence of age and gender on the pharmacokinetics and pharmacodynamics of remifentanil. I. Model development. *Anesthesiology*, 1997；86：10-23

4) プレセデックス®静注液 200 μg「ファイザー」添付文書（2020 年６月改訂第１版）

5) 黒澤　温，国沢卓之：デクスメデトミジンの薬物動態・薬力学：血中濃度のシミュレーションを活用して安定した投与を目指す．*LiSA*, 2014；21：202-208

6) Ebert TJ, et al.：The effects of increasing plasma concentrations of dexmedetomidine in humans. *Anesthesiology*, 2000；93：382-394

7) Belleville JP, et al.：Effects of intravenous dexmedetomidine in humans. I. Sedation, ventilation, and metabolic rate. *Anesthesiology*, 1992；77：1125-1133

8) Nelson LE, et al.：The alpha2-adrenoceptor agonist dexmedetomidine converges on an endogenous sleep-promoting pathway to exert its sedative effects. *Anesthesiology*, 2003；98：428-436

9) 神田浩嗣，ほか：心大血管手術におけるデクスメデトミジンの麻酔薬節約効果の検討．麻酔，2009；58：1496-1500

10) Flükiger J，et al.：Dexmedetomidine in prevention and treatment of postoperative and intensive care unit delirium：a systematic review and meta-analysis. *Ann Intensive Care*, 2018；8：92. doi：10.1186/s13613-018-0437-z.

11) Bicer C, et al.：Dexmedetomidine and meperidine prevent postanaesthetic shivering. *Eur J Anaesthesiol*，2006；23：149-153. doi：10.1017/S0265021505002061.

12) Elvan EG, et al.：Dexmedetomidine and postoperative shivering in patients undergoing elective abdominal hysterectomy. *Eur J Anaesthesiol*, 2008；25：357-364. doi：10.1017/S0265021507003110.

13) 日本呼吸療法医学会：人工呼吸中の鎮静のためのガイドライン．人工呼吸，2004；24：146-167

14) Sessler CN, et al.：The Richmond Agitation-Sedation Scale：validity and reliability in adult intensive care unit patients. *Am J Respir Crit Care Med*, 2002；166：1338-1344

Ⅲ．ベンゾジアゼピン系薬剤と拮抗薬

国際医療福祉大学成田病院麻酔・集中治療科　稲垣 喜三

Keywords：ミダゾラム、ジアゼパム、レミマゾラム、フルマゼニル、GABA

ベンゾジアゼピン系薬剤とは？

ベンゾジアゼピン系薬剤は、ベンゼン環とジアゼピン環の基本骨格を有する向精神薬の総称である。1995年にクロルジアゼポキシドが発見され、これを改変したジアゼパムが1963年から市販されている。多くのベンゾジアゼピン系薬剤は、我が国では麻薬および向精神薬取締法(麻薬取締法)における第三種向精神薬に指定され、ときに麻薬取締法と重複して我が国の薬事法における習慣性医薬品に指定されているため、取り扱いには注意を要する。ベンゾジアゼピン系薬剤の共通構造式と代表的な薬剤の化学構造式を**図 1** に示す。

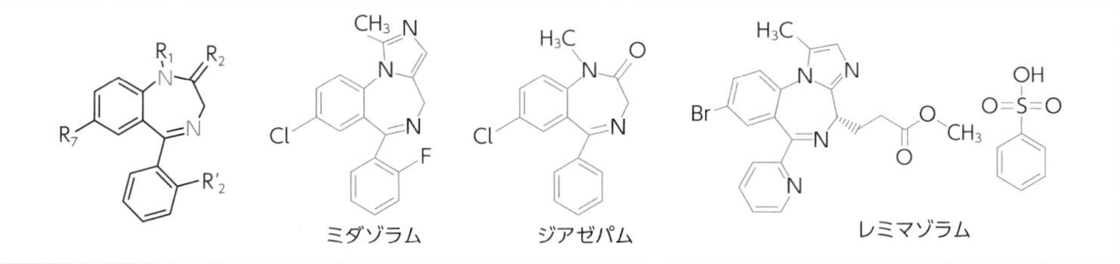

図 1　ベンゾジアゼピン系薬剤の共通構造式と代表的なベンゾジアゼピン系薬剤の構造式

ベンゾジアゼピン系薬剤は、超短時間作用型、短時間作用型、中時間作用型、長時間作用型に分類される(**表 1**)。短時間作用型と中時間作用型は不眠症、長時間作用型は不安障害の治療に用いられる。薬剤耐性や身体依存、長期間使用後の断薬による離脱症状の発現などが知られているが、短期間の使用は安全で有効と認識されている。本稿では、代表的なベンゾジアゼピン系薬剤として、ミダゾラム、ジアゼパム、レミマゾラムについて概説する。なお、レミマゾラムの適応は「全身麻酔の導入および維持」とされ、鎮静の適応はない(2022 年 5 月現在)。したがって、レミマゾラムについては、「全身麻酔および維持」に関する記述であることに留意されたい。

表 1　ベンゾジアゼピン系薬剤の分類

作用時間	薬剤名	適応
超短時間作用型(1〜9 分)	レミマゾラム	全身麻酔の導入・維持
短時間作用型(3〜8 時間)	ブロチゾラム ミダゾラム トリアゾラム	不眠、麻酔前投薬 麻酔前投薬、鎮静、静脈麻酔 不眠
中時間作用型(10〜20 時間)	アルプラゾラム エスタゾラム フルニトラゼパム クロナゼパム ロルメタゼパム ロラゼパム ニトラゼパム	不安障害、恐怖症 不眠 不眠、不安障害 てんかん重積、抗けいれん作用 不眠 不安障害、てんかん重積、鎮静、静脈麻酔 不眠、麻酔前投薬
長時間作用型(24〜72 時間)	ジアゼパム クロラゼプ酸 クロルジアゼポキシド フルラゼパム クアゼパム	不安障害、てんかん重積、筋弛緩、鎮静、静脈麻酔 不安障害 不安障害 不眠 不眠

1）薬物動態

ミダゾラムおよびジアゼパム、レミマゾラムの薬物動態は次の通りである。

①ミダゾラム

ミダゾラムは、肝臓でCYP3A4によって水酸化反応を受けて代謝され、1-ヒドロキシン体と4-ヒドロキシン体を生成する。代謝物である1-ヒドロキシミダゾラムは、ミダゾラムの約50%の活性を有している。

添付文書[1]によると、静脈内単回投与(0.1～0.3 mg/kg)時の薬物動態は、消失半減期($t_{1/2}\beta$)が1.8～6.4時間、クリアランス(CL)が4.2～9.0 mL/分/kg、分布容積(Vd)が1.0～3.1 L/kgである。一方、持続静脈内投与時の消失半減期は1.9～3.2時間で、クリアランスは6.1～9.7 mL/kg/分、分布容積は1.0～2.7 L/kgであり、静脈内単回投与時の薬物動態パラメータと類似している。過去の研究結果から得られた薬物動態を示す(**表2**)[2),3)]。

表2　ベンゾジアゼピン系静脈麻酔剤の単回投与時の薬物動態パラメータ

薬剤名	導入量 (mg/kg)	作用時間 (分)	Vd_{ss} (L/kg)	$t_{1/2}\alpha$ (分)	血漿蛋白結合率 (%)	クリアランス (mL/分/kg)	$t_{1/2}\beta$ (時)
ミダゾラム	0.1～0.3	15～20	1.1～1.7	7～15	94	6.4～11	1.7～2.6
ジアゼパム	0.3～0.6	15～30	0.7～1.7	10～15	98	0.2～0.5	20～50
レミマゾラム	0.1～0.4	1～9	0.48～0.53	0.52～0.60	92	0.014～0.0171	0.123～0.183

$t_{1/2}\alpha$：分布半減期(Distribution Half-Time)、$t_{1/2}\beta$：消失半減期(Elimination Half-Time)、Vd_{ss}：定常状態分布容積

〔文献2)，3)より一部抜粋，翻訳して転載〕

年齢はミダゾラムの薬物動態に影響をおよぼす。添付文書[1]によると、高齢者の消失半減期は3.3～5.6時間で、非高齢者の1.4～2.6時間と比較すると約2倍である。クリアランスはやや減少し、分布容積にほとんど差はない。小児では、1歳以上の半減期は成人健常者と同様もしくは短縮し、クリアランスは同様もしくは増加する。新生児では、半減期が6.5～12.0時間と著明に延長し、クリアランスは1.2～2.0 mL/分/kgと減少する。過去の研究結果から得られた、年齢がミダゾラムの薬物動態に及ぼす影響を示す(**表3**)[4)]。

表3　年齢がミダゾラムの薬物動態に及ぼす影響

パラメータ	非高齢男性 (n=10)	非高齢女性 (n=10)	高齢男性 (n=9)	高齢女性 (n=11)
年齢(歳)	27.9±1.0*	28.5±1.3*	67.6±1.4*	69.5±1.6*
中枢コンパートメントVd(L)	35.3±3.6	41.1±5.4	29.6±2.8	37.2±7.3
中枢コンパートメントVd(L/kg)	0.51±0.05	0.70±0.09	0.38±0.04	0.65±0.14
総Vd(L)	92±7*	118±11	129±10*	125±12
総Vd(L/kg)	1.34±0.08	2.00±0.17	1.64±0.14	2.11±0.19
$t_{1/2}\alpha$(時)	0.31±0.08	0.32±0.05	0.22±0.05	0.33±0.10
$t_{1/2}\beta$(時)	2.1±0.2†	2.6±0.3	5.6±1.4†	4.0±0.8
クリアランス(mL/分)	534±32*	551±53	339±43*	432±49
クリアランス(mL/kg/分)	7.75±0.41*	9.39±0.86	4.41±0.68*	7.50±0.95

平均値±S. E. ＊：p＜0.01(Student's t-test、非高齢男女 vs 高齢男女)、†：p＜0.025(Student's t-test、非高齢男女 vs 高齢男女)、Vd：分布容積、その他略語は表2参照。

〔文献4)より一部抜粋，翻訳して転載〕

うっ血性心不全患者の消失半減期は、健常者と比較して約2倍に延長し、クリアランスは25％減少する[1)]。

肝機能障害患者の消失半減期は健常者と比較して約2.5倍に延長、クリアランスは50％減少し、分布容積は20％増加する[1),5)]。慢性腎不全患者の消失半減期は健常者と同様であるものの、クリアランスと分布容積は約1.5〜2倍に増加する[1)]。過去の研究結果から得られた、肝機能障害と腎機能障害がミダゾラムの薬物動態に及ぼす影響を**表4**[6)]に示す。

表4　肝機能障害と腎機能障害がミダゾラムの薬物動態に及ぼす影響

投与群	Vd (L/kg)	$t_{1/2}\alpha$ (時)	$t_{1/2}\beta$ (時)	総クリアランス (mL/時/kg)
肝腎機能健常者(n=7)	0.70±0.13	0.28±0.04	2.75±0.42	606±81
腎不全群(n=7)	1.02±0.22	0.27±0.05	2.84±0.64	945±193
肝硬変群(n=9)	0.53±0.06	0.31±0.07	2.83±2.12	382±42*#

＊：$p<0.02$(vs 肝腎機能健常者群、Student's t-test)、＃：$p<0.05$(vs 腎不全群、Student's t-test)
略語は表2、表3参照。

〔文献6)より改変して転載〕

②ジアゼパム

ジアゼパムは、肝臓で第1相反応として脱メチル化と酸化を受けた後、第2相反応としてグルクロン酸抱合を受けて大部分は尿中に排泄されるが、一部は胆汁に排泄された後、腸管から再吸収される。脱メチル化産物のデスメチルジアゼパムや酸化産物のオキサゼパムはジアゼパム活性を有するため、投与後6〜8時間後に、再び鎮静や傾眠の薬理効果が発現する。

ジアゼパム(セルシン®、ホリゾン®)の分布半減期、分布容積、作用時間は、ミダゾラムと近似している(**表1**)。しかし、クリアランスが低いため、消失半減期はミダゾラムの10〜20倍と極めて長くなっている。高齢者では、クリアランスの減少により、消失半減期が延長する。肝機能障害や腎機能障害を有する患者では、排泄遅延のために薬物効果が延長する。添付文書によると、分布半減期20.4〜60分、消失半減期9〜96時間、分布容積0.32〜2.0 L/kg、クリアランス0.3〜0.8 mL/分/kgとされている[7),8)]。

大量投与や持続投与では、作用時間が著明に延長する点に注意する必要がある。局所麻酔下鎮静やアブレーション時の鎮静に用いる場合には持続投与ではなく、鎮静レベルを確認しつつ、必要最少量を単回投与することが望ましい。

③レミマゾラム

レミマゾラムベシル酸塩は、イミダゾベンゾジアゼピン骨格を有し、ジアゼピン環にエステル結合を含む側鎖をもつ(**図1**)。主に、肝臓のカルボキシルエステラーゼで速やかに代謝される超短時間作用型ベンゾジアゼピン系薬剤である。レミマゾラムの代謝にはシトクロームは関与しておらず、エステラーゼで加水分解される。その代謝産物は、$GABA_A$受容体のベンゾジアゼピン結合部位への親和性が母薬物の約1/170であるため、薬物活性を有しない[3)]。

レミマゾラムの単回静脈投与時の薬物動態を**表2**に示す。レミマゾラムの特徴は、ミダゾラムと比較して、分布半減期($t_{1/2}\alpha$)と消失半減期($t_{1/2}\beta$)が短く、血中濃度時間曲線下面積が小さいことである[3)]。これは、レミマゾラムが速やかに血中に分布し代謝されるために、血中に存在する時間が短いことを示している。単回静脈内投与と持続静脈内投与において、終末相まで含めた消失半減期が同様であることから、持続静脈内投与後にも速やかな薬理作用の消失が期待される。

高齢者におけるレミマゾラムの薬物動態は、青壮年層と近似しており、加齢による薬物動態の変化は無視できる。肝機能障害患者では、肝機能の重症化に伴って消失半減期は延長し、定常状態時分布容積は増加し、血中濃度時間曲線下面積も広くなる。レミマゾラムは肝臓のチトクローム P450 では代謝されず、肝臓のカルボキシルエステラーゼで代謝されることから、肝機能障害患者では健常人と比較して、レミマゾラムの投与量は増加し、薬理作用の消失は遅延すると考えられる。一方、腎機能障害患者の薬物動態は健常人と同様であったことから、レミマゾラムの薬理作用の消失は遅延しないことが示唆される[3)]。

2）体内分布[9)]

ミダゾラムおよびジアゼパム、レミマゾラムの体内分布は次の通りである。

①ミダゾラム

ミダゾラムの血漿蛋白結合率は高く、遊離型のミダゾラムの割合は 2.5～4.0%で、主結合蛋白はアルブミンである。また、胎盤通過性や胎児循環への移行、乳汁への移行が確認されている。

②ジアゼパム

ジアゼパムの血漿蛋白結合率はミダゾラムよりも高い(**表 2**)[2)]。投与後、速やかに脳灰白質に移行し、その後ゆっくりと脳白質や脂肪組織に再分布する。また、脂溶性が高く脂肪組織に移行しやすいため、体内に蓄積されやすい。ミダゾラムと同様に、胎盤通過性や胎児循環への移行、乳汁への移行が確認されている。

③レミマゾラム

レミマゾラムを健常男性成人に持続静脈内投与したときの V1(中心分布容積：血管内)と V2(血液流量の多い末梢組織への分布容積)、V3(血液流量の少ない末梢組織への分布容積)は、それぞれ 0.063 L/kg、14.5 L、15.5 L であり[10)]、各コンパートメントの分布容積が小さいことから、薬物の蓄積性が小さいことが示唆される。

オクタノール/水の分配係数である Log P については、レミマゾラムは 2.55、プロポフォールは 3.83 であることから、レミマゾラムの脳血液関門の通過性はプロポフォールよりも若干劣る[3)]。効果部位と血中濃度が平衡に到達するまでの時間は、2.7～2.9 分($t_{1/2}Ke_0$)である[10)]。胎盤通過性は、ラットの実験において、母体から胎児への移行が 0.05～0.07 であったことから、低いと予想される。一方、乳汁中への移行は高く、母体血中濃度の 91%であった[3)]。血漿蛋白結合率は、91.6%～92.1%であった[3)]。

3）薬理作用と薬力学

ベンゾジアゼピン系薬剤の作用機序には、抑制性の神経伝達物質である GABA(γ-アミノ酪酸)が関与している。GABA と結合する GABA 受容体のひとつに、Cl^-イオンチャネル型の $GABA_A$受容体がある。ベンゾジアゼピンが GABA 受容体の α-サブユニットと結合すると、Cl^-イオンチャネルの開口頻度が増加して Cl^-イオンの透過性が上昇する。その結果、GABA のもつ神経抑制作用が増強され、鎮静や催眠、抗不安、抗けいれん、筋弛緩などの効果をもたらす(**図 2**)[11),12)]。

抗けいれん作用は α1-サブユニットを介して誘導され、筋弛緩および抗不安効果は α2-および γ-サブユニットを介して生じる。筋弛緩効果では、主作用部位が脊髄であるため、鎮静効果や健忘効果、抗けいれん作用と比較して、より多くの投与量を必要とする。

ミダゾラムおよびジアゼパム、レミマゾラムの薬理作用と薬力学は、次の通りである。

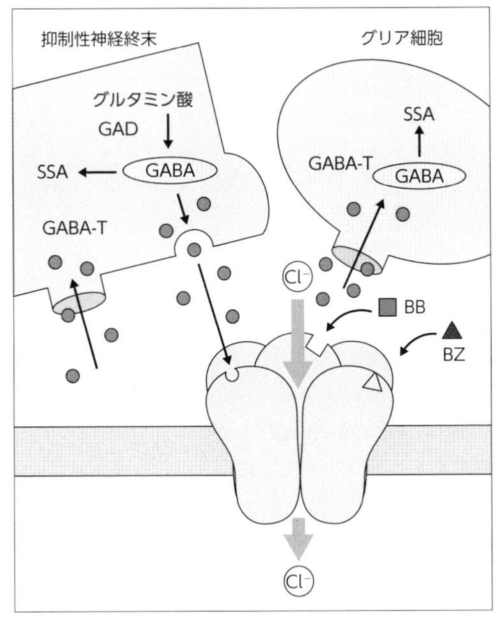

図 2

GABA 抑制系と $GABA_A$受容体

BB：バルビツール酸系薬剤，BZ：ベンゾジアゼピン系薬剤

①ミダゾラム

山本らは「ミダゾラムは大脳皮質第Ⅴ層の錐体細胞に入力するGABA作動性シナプスに作用し、シナプス前にあるニコチン性アセチルコリン受容体を誘導してGABAの遊離を増加させる」と報告している(**図3**)[13]。この薬理作用により、中枢神経系の興奮性が低下し、鎮静効果と前向性の健忘効果(anterograde amnesia)が生じる。患者の処置前の記憶を曖昧にし、不快感を想起させにくくするのが、ベンゾジアゼピン系薬剤の特徴である。

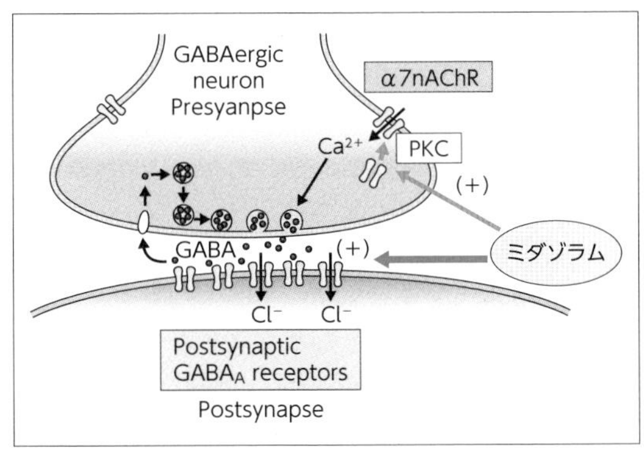

図 3

ミダゾラムの薬理作用

ミダゾラムにより、α7 nACh(nicotinic acetylcholine)受容体がPKC(protein kinase C)を介して細胞膜へ誘導される。
〔文献13)より転載〕

a. 循環器系

麻酔導入に使用される投与量では収縮期血圧の低下が認められ、その程度は後述するジアゼパムと比較して有意に大きい。この低下は心拍出量が不変であることから、末梢血管抵抗の減少に由来する。したがって、体液量の減少が考えられる患者では、想定以上に収縮期血圧が低下する恐れがあるため、注意する必要がある。

b. 呼吸器系

単独の麻酔導入量では一過性の無呼吸が生じるが、通常は換気(二酸化炭素に対する換気応答)の低下は軽微である。しかし、オピオイド鎮痛薬と組み合わせると、相乗効果により容易に呼吸抑制(換気低下)をきたす(**図4**)[14]。

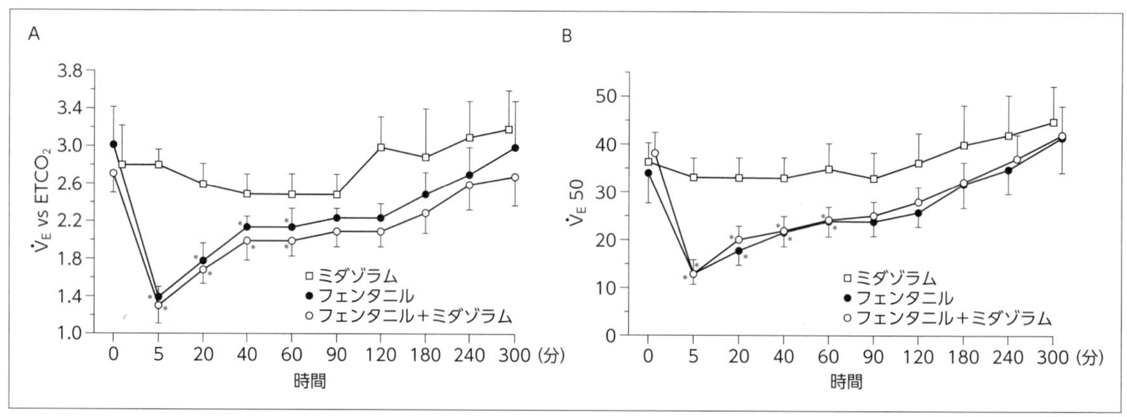

図4　ミダゾラムとオピオイド鎮痛薬（フェンタニル）の併用投与の換気応答に与える影響

併用投与は、ミダゾラムの単独使用と比較して有意に換気応答を低下させる。

A：呼気終末二酸化炭素分圧に対する換気応答（$\dot{V}_E/P_{ET}CO_2$ [L/mmHg/分]）の値の低下は、二酸化炭素の増加に応じて分時換気量が増加することなく、反対に低下していることを示す。

B：呼気二酸化炭素分圧が50 mmHgの時の分時換気量（$\dot{V}_E$）の経時的変化を示す。併用投与で、分時換気量は顕著に減少する。

〔文献14）より翻訳して転載〕

Plus 1！　ミダゾラムとオピオイド鎮痛薬（フェンタニル）の併用時は呼吸モニタリングに注意！

鎮痛には、フェンタニル25 μgの単回静注を10～15分間隔で適切な効果が得られるまで投与する。フェンタニルの有効効果部位濃度は1～2 ng/mLであり、2 ng/mLを超えると呼吸中枢抑制で呼吸数が低下し、換気不全に陥る危険性が高まる。ミダゾラムとの併用時には、適正な鎮痛の効果部位濃度であっても、換気不全や上気道閉塞が惹起する可能性のあることを念頭に置く必要がある。また、高齢者や睡眠時無呼吸患者はオピオイド感受性が高まっているため、フェンタニル投与時には細心の注意を払う必要がある。その他の鎮痛法として、呼吸抑制の少ないペンタゾシンを使用する選択肢もあるが、フェンタニルのような鎮痛は期待できない。

呼吸のモニタリングのなかで、最も鋭敏に呼吸数の低下や換気不全を検出するのはカプノグラムである。カプノグラムは波形と数値（呼吸数と呼気終末二酸化炭素分圧、あるいは濃度）により、上気道閉塞や肺胞換気の低下、呼吸数の減少をリアルタイムに示す。二酸化炭素センサーを備えた酸素マスク（cap-ONE、日本光電工業社製）も鎮静中の呼吸のモニタリングには有用かもしれない。あるいは、呼吸音を連続的に体外からモニタリングするacoustic respiration rate（RRa、Masimo社製）を装備したモニターを用いるのも効果的である。一方、標準的なモニタリングである末梢動脈酸素飽和度（SpO_2）やインピーダンス法による呼吸数の計測（胸壁に貼付した心電図電極による計測）では、換気不全や呼吸数の減少を鋭敏にとらえることが困難である。

c. 中枢神経系

脳酸素代謝率（cerebral metabolic rate for oxygen：$CMRO_2$）と脳血流量を低下させる。$CMRO_2$の低下作用には、天井効果がある。頭蓋内圧（intracranial pressure：ICP）は、ミダゾラム投与前後ではほとんど変化しない。また、ミダゾラムを含むベンゾジアゼピン系薬剤には、脳保護効果は確認されていない。

d．その他

ベンゾジアゼピン系薬剤は、アレルギー反応をほとんど引き起こさないのが特徴である。しかし、重症筋無力症や急性狭隅角緑内障の患者には禁忌である。

②ジアゼパム

ジアゼパムはミダゾラムと異なり、シナプス後に存在する$GABA_A$受容体と結合して神経興奮性を抑制し、鎮静効果をもたらす。

a．循環器系

ミダゾラムよりも末梢血管抵抗減少効果が小さいため、収縮期血圧の低下は軽微である。

b．呼吸器系

ミダゾラムと同様に、オピオイド鎮痛薬やほかの中枢神経系抑制効果をもつ薬剤と併用すると、呼吸抑制を起こしやすい。

c．中枢神経系

ミダゾラムと同様に天井効果が存在し、$CMRO_2$を低下させる。

d．その他

ジアゼパムには溶解目的で有機溶剤やプロピレングリコールが添加されているため、静脈内投与時に注入時痛が生じる。

③レミマゾラム

レミマゾラムは$GABA_A$受容体と結合して、ミダゾラムと同様の機序で麻酔や鎮静効果を創生している。レミマゾラムの薬理作用は催眠鎮静効果が主体であり、ミダゾラムが有する筋弛緩効果や抗けいれん効果をレミマゾラムが有しているか否かは、現時点(2022年5月)では明らかではない[3)]。

a．循環器系

レミマゾラムの循環に与える影響はプロポフォールと比較して、麻酔管理中の血管収縮薬の使用頻度が有意に低かったことから、小さいと考えられる[15)]。

b．呼吸器系

ほかのベンゾジアゼピン系薬剤と同様に、呼吸中枢ドライブの反応性を減弱し、高二酸化炭素血症に対する中枢、あるいは末梢の化学受容体の反応性を低下させる。さらに、吸気と呼気の呼吸筋力を低下させ、低換気を生じさせる[15)]。この結果、レミマゾラムは、1回換気量および呼吸数の低下による低酸素血症や高二酸化炭素血症を発現させる。

ミダゾラムにみられるような「頤舌筋を含む上気道筋群の緊張低下を引き起こし、舌根沈下や上気道閉塞を生じさせる」との報告は、治験の結果からもなされていないが、使用の際には過剰投与による呼吸や上気道への影響を念頭に置くことが肝要である。

c．中枢神経系

ベンゾジアゼピン系薬剤に由来するせん妄も、重症患者や高齢者で発生することが報告されている[3)]。

4) 実際の投与方法

ミダゾラムとジアゼパム、レミマゾラムの実際の投与方法は下記の通りである。

①ミダゾラム

ミダゾラムによる局所麻酔下の鎮静では、1〜2 mg の単回静注から開始する。高齢者への初期投与は、非高齢者の半量(1 mg あるいは 0.02〜0.025 mg/kg)から開始するとよい。持続投与では初期投与量 0.025〜0.1 mg/kg に続いて、0.25〜1 μg/kg/分での投与が推奨されている[9]。

50 歳男性(身長 170 cm、体重 65 kg)に、ミダゾラムを反復投与したとき(**図 5A**)と 3 mg の単回投与 15 分後に 4 mg/時(0.067 mg/kg/時)で持続投与したとき(**図 5B**)の、血中濃度と効果部位濃度のシミュレーションを示す。ミダゾラムの有効血中濃度は、50〜200 ng/mL であるが、このシミュレーションでは最小の有効血中濃度を維持するよう設定した。その結果、50 ng/mL 未満の血漿濃度で患者は容易に覚醒した。

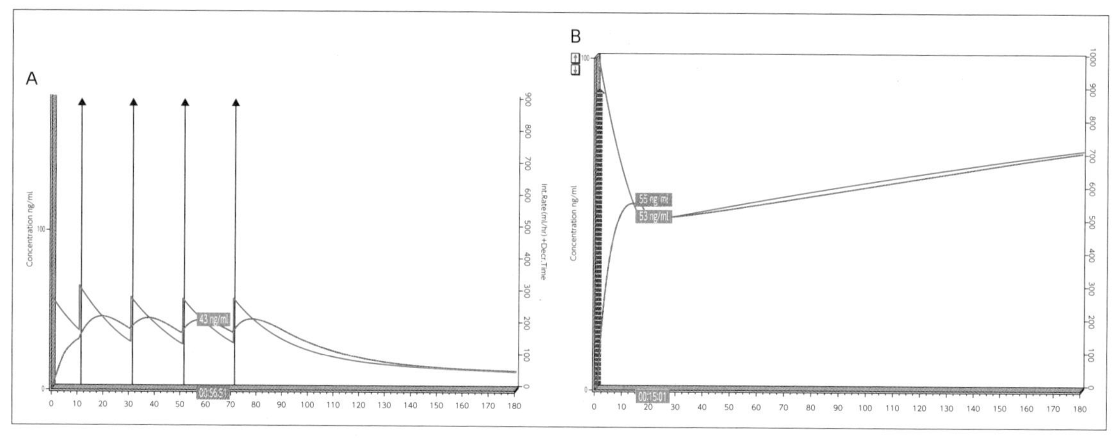

図 5　ミダゾラムの血中濃度と効果部位濃度のシミュレーション(TIVA trainer ver. 8 にて作成)

身長 170 cm、体重 65 kg の 50 歳男性。
A：ミダゾラム 2 mg を単回静注し、10 分後に 1 mg、その後 20 分ごとに 1 mg を定期的に静注投与したときのシミュレーション。
B：ミダゾラム 3 mg の単回静注投与 15 分後、4 mg/時(0.067 mg/kg/時)で持続投与したときのシミュレーション。

Hanaoka らの報告によると、Ramsay scale のレベル 4(大声で呼びかける、あるいは叩打により覚醒する比較的深い鎮静レベル)には、1 mg では 0%、2 mg では 32.0%、3 mg では 45.5%の患者が達し、その鎮静を維持するための持続投与量は、86%の患者で 0.005〜0.27 mg/kg/時であった[16]。また、健常成人に対して 0.075 mg/kg を 5 分、あるいは 0.05 mg/kg を 7 分で静脈内投与すると、それぞれ 120 分間と 90 分間の鎮静が得られたとの報告もある[17]。

ミダゾラムの効果には個人差があり、年齢による影響も受ける。鎮静レベルを確認しながら、1 mg ずつ、あるいは初回量の半量もしくは同量を必要に応じて投与し、維持するのが望ましい。

鎮静レベルの評価には、Ramsay score 以外に Observer's Assessment of Alertness/Sedation score (OAA/S score)を用いるが、Context-Sensitive Half-Time(**図 6**)が示すように、ミダゾラムは蓄積性を有し、定期的(定時的)な投与は過鎮静と覚醒遅延を招く危険性があることから、脳波モニタリング〔Bispectral Index(BIS)や Spectral edge frequency(SEF)、Patient safety index(PSI)〕を併用するのが望ましい。

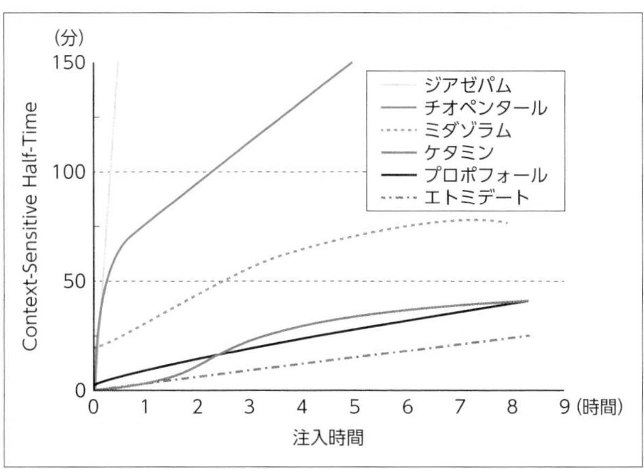

図 6　鎮静薬の Context-Sensitive Half-Time

持続投与していた薬剤を中止し、その血中濃度が半減する時間を、Context-Sensitive Half-Time(CSHT)と呼ぶ。長いCSHT は、その薬剤が生体内に蓄積されやすいことを示している。主に、脂肪組織などの non-active tissue に分布しやすい薬剤で、CSHT は長くなる傾向を示す。一方、CSHT が短いにもかかわらず薬理効果が延長する薬剤では、活性を有す代謝産物が存在することを示唆している。

〔文献 18) より転載〕

②ジアゼパム

ジアゼパムは脂溶性が高いため、ミダゾラムよりも速やかに効果が現れる。局所麻酔下処置やアブレーション時の鎮静には、0.1～0.2 mg/kg を太い血管から緩徐に静注するのが一般的であるが、2～3 mg を初回投与して、鎮静効果を判定しながら 1 mg ずつ、10 分程度の間隔を空けて投与するのが安全である。

鎮静を維持するためには、鎮静レベルを確認しながら必要に応じて 1～2 mg を単回投与する。有効血漿濃度は 0.6～1.0 μg/mL で、通常では 0.5 μg/mL 未満の血漿濃度で容易に覚醒する。処置後の覚醒が必要な場合は、総量で 20 mg を超えないようにする。鎮静からの回復はジアゼパムとミダゾラムで差は認められず、いずれも比較的長いことが知られている。持続投与は、集中治療での鎮静で 0.1～0.2/kg/2～4 時とされているが、代謝産物の半減期が 36～200 時間であることを考慮すると、避けるのが望ましい。

ミダゾラムと同様に、オピオイド鎮痛薬との併用では呼吸中枢抑制による換気低下や上気道閉塞をきたしやすいため、呼吸のモニタリングは必須である。また、ジアゼパムはミダゾラムと異なり、長時間薬理効果が持続するため、処置中のみならず処置後も継続した呼吸のモニタリングが必要である。

③レミマゾラム

レミマゾラムの適応は「全身麻酔の導入及び維持」であり、「鎮静」への適応はない。しかし、ICU における小児の鎮静や内視鏡処置時の鎮静への適応を拡大するために、医師主導の治験が進められている(2022 年 5 月現在)。したがって、全身麻酔の導入および維持について、以下に述べる。

薬物動態から、レミマゾラムでは持続投与による薬物の蓄積効果は少なく、Context-Sensitive Half Time (CSHT)は短いことが示唆される。Bispectral Index(BIS)と Modified Observer's Assessment of Alertness/Sedation(MOAA/S)score を指標とした CSHT を示す(**図 7**)[19]。

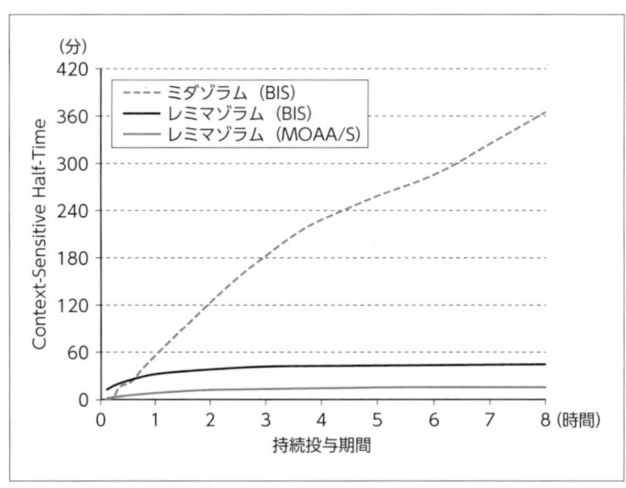

図７　レミマゾラムとミダゾラムの Context-Sensitive Half-Time

レミマゾラムはBIS値とMOAA/Sを指標とした鎮静での持続静脈内投与で、投与時間に対してCSHTがシーリング効果を表して蓄積性を示さない。一方、ミダゾラムはBIS値を指標にした鎮静での持続静脈内投与で、CSHTが右肩上がりに増加して蓄積性を示している。

〔文献19)より翻訳して転載〕

図７からも明らかなように、ミダゾラムは顕著な蓄積性を示すが、レミマゾラムには蓄積性がみられない。この結果から、レミマゾラムは持続静脈内投与でも覚醒遅延を心配することなく使用できるが、ミダゾラムは長時間の鎮静や麻酔を必要とする症例を除いて、持続静脈内投与ではなく間歇的静脈内投与が推奨される。

Antonik らによると、レミマゾラムを 0.1、0.15、0.2、0.25、0.3 mg/kg で単回静脈内投与した場合、深鎮静(MOAA/S scores≦2)の持続時間はそれぞれ 1、3、5、9、12 分[20]で、完全覚醒(MOAA/S score≧5)までに要する時間はそれぞれ 10.5、10.0、20.0、34.0、31.5 分であった[20]。

Schüttler らによると、レミマゾラムの持続投与(5 mg/kg を 5 分間投与後に 3 mg/kg で 15 分間、その後 1 mg/kg で 15 分間)では、MOAA/S score≦2 に到達するのが 5 分(4〜8 分)で、睫毛反射の消失が 6 分(4〜14 分)、角膜反射の消失が 12 分(4〜26 分)であった[10]。鎮静からの回復では、睫毛反射の出現が 12 分(1〜29 分)、完全回復(MOAA/S score≧5)に到達するのが 19 分(7〜33 分)、名前・場所・時刻を認識できるのが 19 分(10〜34 分)であった[10]。また、50%の被検者において、MOAA/S score の 3、2、1、0 を維持するレミマゾラムの効果部位濃度(EC50)は、それぞれ 481、506、640、1579 ng/mL であった[10]。Eisenried らによると、脳波モニタリング(Narcotrend Index)下での深鎮静(Index：40〜50)に必要な EC50 は、609 ng/mL であった[21]。これらの結果から、レミマゾラムの持続投与で深鎮静を維持するためには、600 ng/mL 以上の効果部位濃度が求められる。

レミマゾラムを成人に投与する場合、麻酔導入には 12 mg/kg/時で、意識消失まで持続静脈内投与する[3]。麻酔維持には 1 mg/kg/時で持続静脈内投与し、上限を 2 mg/kg/時として、麻酔深度に応じて適宜増減する[3]。麻酔維持中に覚醒兆候がみられた場合には、最大 0.2 mg/kg で単回静脈内投与、あるいは 30 mg/kg/時を超えない速度で持続静脈内投与する[3]。なお、患者の年齢や全身状態に応じて、麻酔導入速度や維持速度を調節する必要がある[3]。

患者の年齢や全身状態に応じた投与方法

a．患者重症度の高い場合

麻酔前患者重症度分類によるレミマゾラムの麻酔導入と維持の臨床経過を示す(**表5**)[3)]。麻酔前患者重症度が低い場合(ASA PS 1～2)に比し、麻酔前患者重症度が高い場合(ASA PS≧3)ではレミマゾラムの麻酔維持に必要な投与量は約40%減少する。

表5　レミマゾラム持続投与時の麻酔前患者重症度別の臨床経過

麻酔前患者重症度	ASA PS　1～2		ASA PS　≧3	
導入時投与速度	6 mg/kg/時	12 mg/kg/時	6 mg/kg/時	12 mg/kg/時
意識消失までの時間(秒)	102.0±26.6	88.7±22.7	97.2±23.0	81.7±24.9
意識消失までの投与量(mg/kg)	0.17±0.04	0.29±0.08	0.16±0.04	0.27±0.08
麻酔維持中の至適投与速度(mg/kg/時)	0.97±0.35	0.99±0.39	0.56±0.27	0.57±0.30
投与中止後開眼までの時間(分)	14.9±11.1	14.5±9.80	9.60±7.80	8.60±8.50

数値は平均±標準偏差．ASA PS：American Society of Anesthesiologists Physical Status

〔文献3)をもとに作成〕

b．高齢者の場合(非高齢者との比較)

レミマゾラムの単回投与での薬物動態パラメータは、高齢者(≧65歳)と非高齢者はほぼ同様であった[3)]。しかし、薬力学的には、麻酔導入と維持の必要量は、非高齢者に比し高齢者(≧65歳)で減少することが予想される。

国内第II相臨床試験の結果によると[3)]、高齢者における意識消失までの時間は、麻酔導入時の投与速度4、8、12 mg/kg/時において、それぞれ115.2秒、72.5秒、57.6秒と短縮していた。非高齢者では、麻酔導入時の投与速度12 mg/kg/時において70.3秒であったことから、高齢者の意識消失に必要なレミマゾラムの投与量は非高齢者に比し、約33%減少することが示唆される。

高齢者におけるレミマゾラムの麻酔導入量は、4 mg/kg/時が推奨されている[3)]。麻酔維持中のレミマゾラムの至適投与速度は、高齢者では0.4～1.0 mg/kg/時、非高齢者では0.8～2.0 mg/kg/時であり、高齢者では非高齢者に比し40%～50%低下することが示唆される。

投与終了から開眼までの時間は、高齢者では10.9分、非高齢者では13.9分であり、ほぼ同様であった。これは、薬物動態パラメータが両者間で有意差のないことから、麻酔維持に必要な投与量の減少に由来していると思われる。

c．腎機能障害患者および肝機能障害患者の場合

腎機能障害患者では健常者と同様に使用可能である。一方、重度肝機能障害患者(Child-Pugh分類のgrade C)では薬物の代謝および排泄が遅延して、薬理作用が延長する恐れがある。その場合、ベンゾジアゼピン系薬剤の拮抗薬であるフルマゼニルを使用する。フルマゼニルの消失半減期は約50分で、レミマゾラムと同様であることから、拮抗可能と考えられる。しかし、重度肝機能障害患者では薬理作用の延長が予想されるため、フルマゼニルで拮抗した後も意識状態や呼吸・循環状態を監視する必要がある。

副作用の発現について

レミマゾラムの副作用の発現頻度は、麻酔前患者重症度により異なる。ASA PS 1～2の患者群では血圧低下20.0～24.0%、嘔吐4.7～7.3%、悪心7.3～6.7%であった[3)]。一方、ASA PS≧3の患者群では血圧低下25.8～41.9%、嘔吐12.9～22.6%、悪心12.9～25.8%、せん妄0～6.5%であった[3)]。懸念された呼吸抑制や徐脈の発現頻度は、両群で5%未満であった[3)]。また、レミマゾラム投与終了後、30分以上経過しても開眼しない覚醒遅延の発現頻度は、両群で8.0%であった[3)]。

ベンゾジアゼピン系薬剤の拮抗薬とは？

フルマゼニルはベンゾジアゼピン受容体に結合し、ベンゾジアゼピン類の生物学的作用に拮抗するが、フルマゼニル自体は生物学的作用を欠いている、もしくは微弱であると考えられている。ジアゼパムやフルニトラゼパム、ミダゾラム、レミマゾラムなどのベンゾジアゼピン系薬剤による中枢作用(鎮静)に対して拮抗作用を示すが、フェノバルビタールやメプロバメートなどのベンゾジアゼピン受容体に作用しない中枢抑制薬に対しては、拮抗作用を示さない。この点で、フルマゼニルはベンゾジアゼピン系薬剤に特異的に拮抗する薬剤といえる。

フルマゼニルの薬物動態・体内分布・薬理作用について概説する。フルマゼニルは、**図8**に示すような構造をもつ薬剤である。

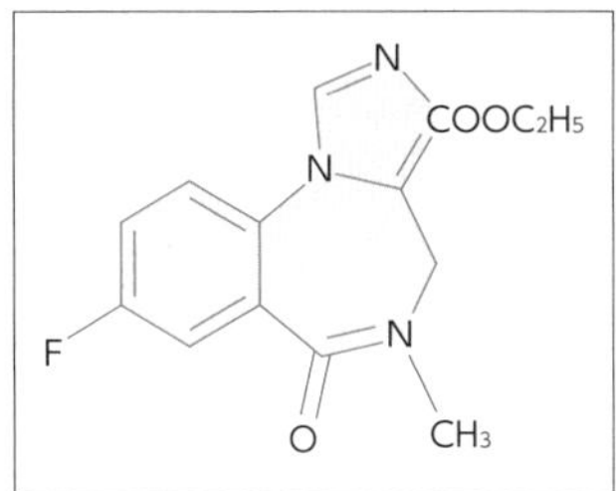

図8
フルマゼニルの構造式

1）薬物動態

フルマゼニルは、エチルエステルの加水分解により肝臓で大部分がカルボン酸体に代謝された後、その約40%がグロクロン酸抱合体に変化する。いずれの代謝物も尿中に速やかに排出される[22)]。

Klotzらによると、健常成人にフルマゼニル(アネキセート®)を、0.1 mg/kg単回静注投与した例では、消失半減期は69±8.4分、クリアランスは1114±207 mL/分、分布容積は1.53±0.43 L/kgであった[23)]。また、フルマゼニルの薬物動態は、鎮静効果をもつベンゾジアゼピン系薬剤が存在しても変化しないことも報告している(**図9**)[23)]。

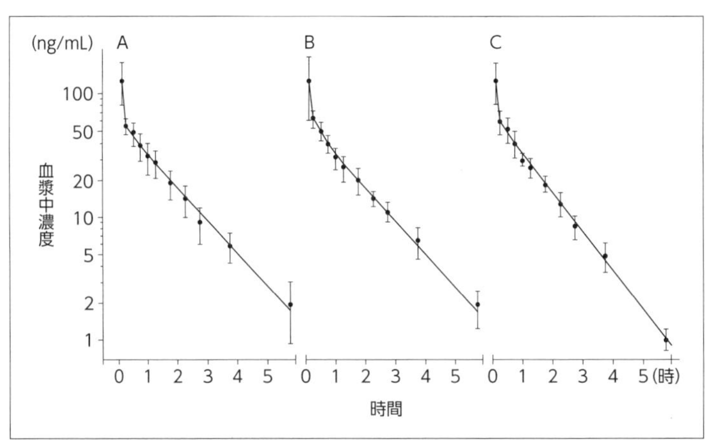

図9　フルマゼニルの薬物動態

ベンゾジアゼピン系薬剤の存在は、フルマゼニルの薬物動態に影響を与えないことが示唆される。
A：フルマゼニル0.1 mg/kg静注5分前にフルニトラゼパム0.03 mg/kgを静注投与したときのフルマゼニルの薬物動態。
B：生理食塩水投与後にフルニトラゼパム0.1 mg/kgを投与したときの薬物動態。
C：ロルメタゼパム0.06 mg/kg投与5分後にフルマゼニル0.1 mg/kgを静注投与したときの薬物動態。
〔文献23)より翻訳して転載〕

Roncariらによると、健常成人6名（平均年齢26.3歳、平均体重74.2 kg）に対し、0.27 mg/kgおよび0.54 mg/kgを単回静注投与したところ、血漿中濃度曲線下面積（area under curve：AUC）は、それぞれ314±54 ng/h/mLと572±105 ng/h/mLと投与量に比例して増加するが、消失半減期やクリアランス、分布容積は同様であった[24]。

2）体内分布

胎盤通過性があると推測されているが、胎児の催奇性はないとされている。また、授乳は避けるべきとされているため、乳汁移行への可能性は否定できない[9]。

3）薬理作用

フルマゼニルは、ベンゾジアゼピン系薬剤による呼吸抑制（一回換気量、動脈血炭酸ガス分圧および炭酸ガス換気応答）に対し、有意な改善作用を示す[25]。一方、抗うつ薬、特に三環系あるいは四環系抗うつ薬とベンゾジアゼピン系薬剤を併用して長期間服用している患者に対しフルマゼニルを投与すると、ベンゾジアゼピン系薬剤の作用が拮抗されて抗うつ薬の中毒作用が増強する恐れがあるため、注意を要する[8]。

4）実際の投与方法[9),22)]

フルマゼニルの投与の対象は、手術または検査時にベンゾジアゼピン系薬剤で鎮静された患者で覚醒遅延または呼吸抑制が認められた場合、ベンゾジアゼピン系薬剤を高用量あるいは長期にわたり投与された患者で過鎮静状態や必要以上に鎮静状態が持続した場合、あるいは中毒患者の場合である。

投与方法としては、初回は0.2 mgを緩徐に静脈内投与し、投与後4分以内に望まれる覚醒状態が得られない場合は、さらに0.1 mgを追加投与する。以後、必要に応じて、1分間隔で0.1 mgずつを総投与量1 mgまで、ICU領域では2 mgまで繰り返し投与できる。

ベンゾジアゼピン系薬剤のなかには、消失半減期がフルマゼニル（約50分）よりも長いものがある[9]。したがって、これらの薬剤を高用量投与していた場合は、フルマゼニルで患者が覚醒した後もベンゾジアゼピン系薬剤の作用、特に鎮静効果による呼吸抑制が再出現する可能性があるため、患者を十分モニタリングして監視下に置く必要がある。

フルマゼニルを用法・用量の範囲内で繰り返し投与しても、意識および呼吸機能に有意な改善が認められない場合は、ベンゾジアゼピン作用薬以外の原因を考慮する。

文献

1) ドルミカム® 注射液 10 mg（ミダゾラム注射液）添付文書（2019年7月改訂　第2版）

2) Eilers H：Chapter 9-Intravenous anesthetics. Basics of Anesthesia（Stoelting RK, Miller RD）, 5th edition. Churchill Livingstone, Philadelphia, 2007；97-111

3) アネレム® 静注用 50 mg（注射用レミマゾラムベシル酸塩）医薬品インタービューフォーム（2020年8月改訂　第2版）.

4) Greenblatt DJ, et al.：Effect of age, gender, and obesity on midazolam kinetics. *Anesthesiology*, 1984；61：27-35

5) MacGilchrist AJ, et al：Pharmacokinetics and pharmacodynamics of intravenous midazolam in patients with severe alcoholic cirrhosis. *Gut*, 1986；27：190-195

6) 澄川耕二, ほか：腎不全および肝不全を有する麻酔症例におけるミダゾラム薬物動態. 臨床麻酔, 1991；15：167-170

7) ホリゾン® 注射液 10 mg（ジアゼパム注射液）添付文書（2019年7月改訂　第4版）

8) セルシン® 注射液 5 mg・10 mg（ジアゼパム注射液）添付文書（2019年8月改訂　第13版）

9) 日本麻酔科学会：麻酔薬および麻酔関連薬使用ガイドライン　第3版.（2019年9月5日第3版4訂掲載）（https://anesth.or.jp/users/person/guide_line/medicine）（2022年5月閲覧）

10) Schüttler J, et al.：Pharmacokinetics and Pharmacodynamics of Remimazolam（CNS 7056）after Continuous Infusion in Healthy Male Volunteers：Part I. Pharmacokinetics and Clinical Pharmacodynamics. *Anesthesiology*, 2020；132：636-651

11) Reves JG, et al.：Chapter 10-Intravenous nonopioid anesthetics. Miller's Anesthesia,（Miller RD）, 6th edition. Churchill Livingstone, Philadelphia, 2005；317-378

12) Harrison NL, et al.：Chapter 24-Intravenous anesthetic barbiturates, etomidate, propofol, ketamine, and steroids. Anesthetic Pharmacology（Evers AS, Maze M）. Churchill Livingstone, Philadelphia, 2004；395-416

13) 山本純偉：ベンゾジアゼピンのミダゾラムによる大脳皮質第V層のGABA作動性シナプスにおける$\alpha 7$ニコチン受容体の誘導（2007年5月2日投稿）. 日本生理学会サイエンストピックス（http://physiology.jp/science-topic/5931/）（2022年5月閲覧）

14) Bailey PL, et al.：Frequent hypoxemia and apnea after sedation with midazolam and fentanyl. *Anesthesiology*, 1990；73：826-830

15) 鈴木祐二, ほか：レミマゾラムの薬理学的特徴. *LiSA*, 2021；28：604-607

16) Hanaoka K, et al.：A dose-ranging study of midazolam for postoperative sedation of patients：A randomized, double-blind, placebo-controlled trial. *Crit Care Med*, 2002；30：1256-1260

17) 三浦一恵：ミダゾラム静脈内鎮静法の研究：異なる投与速度による鎮静と回復の関係について. 日歯麻会誌, 1996；24：228-237

18) Miller R（武田純三監修）：ミラー麻酔科学. メディカル・サイエンス・インターナショナル, 東京, 2007；251-299

19) Wiltshire HR, et al.：A placeo- and midazolam-controlled Phase I single ascending-dose study evaluating the safety, pharmacokinetics, and pharmacodynamics of remimazolam（CNS 7056）：Part II. Population pharmacokinetics and pharmacodynamic modeling and simulation. *Anest Analg*, 2012；115：284-296

20) Antonik LJ, et al. : A placeo- and midazolam-controlled Phase I single ascending-dose study evaluating the safety, pharmacokinetics, and pharmacodynamics of remimazolam (CNS 7056) : Part I. Safety, efficacy, and basic pharmacokinetics. *Anest Analg*, 2012 ; 115 : 274-283

21) Eisenried A, et al. : Pharmacokinetics and pharmacodynamics of remimazolam (CNS7056) after continuous infusion in healthy male volunteers. Part II. Pharmacodynamics of electroencephalogram effects. *Anesthesiology*, 2020 ; 132 : 636-651

22) アネキセート® 注射液 0.5 mg(フルマゼニル注射液)添付文書(2021 年 9 月改訂　第 13 版)

23) Klotz U, et al. : Flunitrazepam and lormetazepam do not affect the pharmacokinetics of the benzodiazepine antagonist Ro 15-1788. *Br J Clin Pharmacol*, 1985 ; 19 : 95-98

24) Roncari G, et al. : Pharmacokinetics of the new benzodiazepine antagonist Ro 15-1788 in man following intravenous and oral administration. *Br J Clin Pharmacol*, 1986 ; 22 : 421-428

25) 土井松幸，ほか：ジアゼパムの呼吸抑制作用に対するフルマゼニルの拮抗作用の検討．麻酔，1990 ; 39 : 1377-1382

Ⅳ．バルビツール酸系薬剤

国際医療福祉大学成田病院麻酔・集中治療科　稲垣 喜三

Keywords：チオペンタール、チアミラール、メトヘキシタール、GABA

バルビツール酸系薬剤とは？

バルビツール酸は、GABA 受容体サブユニットのひとつである $GABA_A$ 受容体のバルビツール酸誘導体結合部位に結合し、GABA 作用を増強、もしくは単独で Cl^- イオンチャネルを開口する(**図 1**)[1),2)]。チャネルが開口し Cl^- イオンが透過して過分極となり、シナプス後抑制が起こることから、バルビツール酸系薬剤は鎮静および催眠作用を有するとされている。また、興奮性神経伝達物質(グルタミン酸やアセチルコリン)によるシナプス伝達を抑制する。さらに、局所的な脳保護効果を有する薬剤としても知られている。

主なバルビツール酸系薬剤の種類(**表 1**)と化学構造式(**図 2**)を示す。バルビツール酸の 2 の部位が、チオペンタールおよびチアミラールでは硫黄、メトヘキシタールでは酸素に置換されている。本稿ではチオペンタールおよびチアミラール、メトヘキシタールについて概説する。

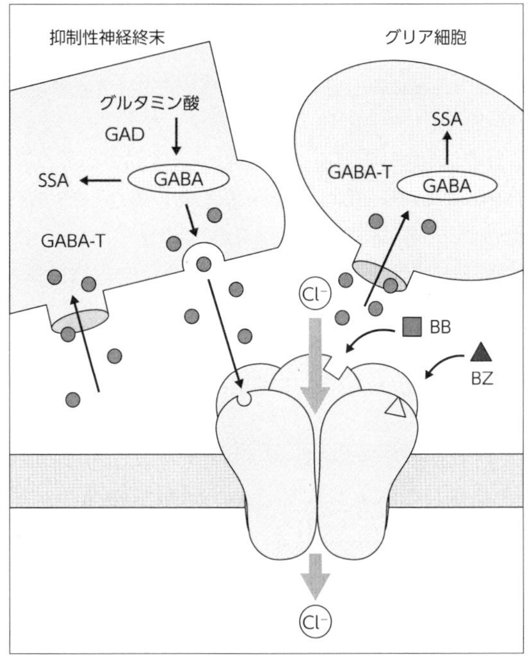

図 1　GABA 抑制系と $GABA_A$ 受容体

BB：バルビツール酸系薬剤、BZ：ベンゾジアゼピン系薬剤

表 1　バルビツール酸系薬剤

薬剤名	適応	作用時間
チオペンタール チアミラール	全身麻酔導入と短期維持、てんかん発作の緊急治療、脳保護	超短時間作用型 (5～15 分)
メトヘキシタール	全身麻酔の導入と維持、処置時の鎮静	超短時間作用型 (4～7 分)
ペントバルビタール	不眠、術前の鎮静、てんかん発作の緊急治療	短時間作用型 (3～8 時間)
アモバルビタール	不眠、術前の鎮静、てんかん発作の緊急治療	短時間作用型 (3～8 時間)
フェノバルビタール	てんかん発作の治療、てんかん重積の解除	長時間作用型 (数日)

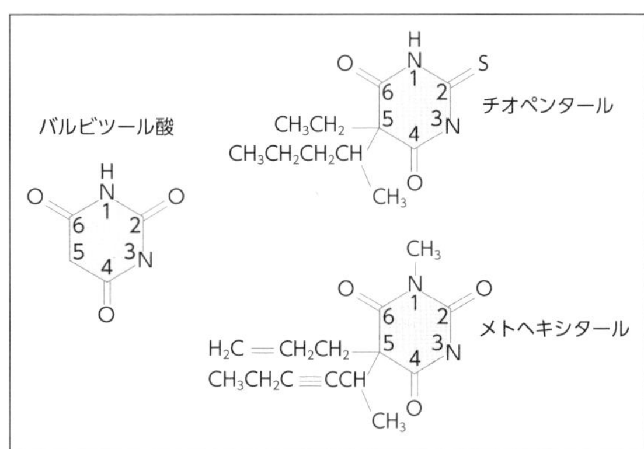

図 2　バルビツール酸とバルビツール酸系薬剤の構造

1）薬物動態

チオペンタールおよびチアミラール、メトヘキシタールは、主に肝臓で代謝されて胆汁と尿中に排泄される。Cytochrome P450（CYP450）などの薬物代謝酵素は、現在のところ明らかではない（2022 年 5 月現在）。バルビツール酸系薬剤およびプロポフォールの薬物動態指標を**表 2** に示す[3),4)]。メトヘキシタールおよびチアミラールは、チオペンタールよりも速く代謝、排泄されるため、消失半減期が短い。また、蛋白結合率は、チオペンタール 83%、メトヘキシタール 73%である。

表 2　バルビツール酸系薬剤およびプロポフォールの薬物動態指標

薬剤名	導入量 (mg/kg)	作用時間 (分)	分布容積 (L/kg)	$t_{1/2}\alpha$ (分)	蛋白結合率 (%)	クリアランス (mL/kg/分)	$t_{1/2}\beta$ (時)
チオペンタール[3)]	3～5	5～10	2.5	2～4	83%	3.4	11
メトヘキシタール[3)]	1～1.5	4～7	2.2	5～6	73%	11	4
プロポフォール[3)]	1～2.5	3～8	2～10	2～4	97%	20～30	4～23
（参考） チアミラール[4)]	4.0±1.0	—	0.23±0.13	3.90±2.28	—	40.38	1.19±0.42

$t_{1/2}\alpha$：分布半減期、$t_{1/2}\beta$：消失半減期
注：チアミラールのみ、平均 42.5 歳の健康成人に 4.0±1.0 mg/kg を単回静注した場合の数値。また、チアミラールは 1 分以内で最高血中濃度に到達する。
〔文献 3）より一部抜粋，翻訳して転載，文献 4）より転載〕

チアミラールのインタビューフォーム[5)]では、同薬剤が血液–脳関門を通過することが示されており、さらに静注後 30 秒以内で側脳室内の脳脊髄液中に移行するとされている。また、胎盤通過性も高く、2.5%チアミラールナトリウム 4 mg/kg を 20 秒間で妊婦に静注したところ、投与開始 40 秒前後で胎児臍帯血中に検出され、1～2 分で胎児の最高血中濃度に達したと報告されている。なお、乳汁への移行は明らかにされていない。

チアミラール 400 mg を単回静注投与したところ、血中濃度は 2 分後で 28 μg/mL、15 分後で 7/ μg/mL、90 分後で 3 μg/mL であった。この結果から、就眠に必要なチアミラールの血中濃度は 3 μg/mL 前後で、覚醒時の血中濃度は 10 μg/mL 前後と推測される。なお、チオペンタールおよびチアミラールの血中濃度は、心拍出量や年齢、体重などに影響されるため、それらを考慮する必要がある。

チオペンタールはプロポフォールやメトヘキシタールと比較して消失半減期は長いものの（**表 2**）[3)]、単回投与後の覚醒はプロポフォールやメトヘキシタールと同様である。これは、チオペンタールが脂肪組織などの非活動組織に再分布されるためである。Eilers はチオペンタール静注投与後の体内分布の経時的変化について、血液中から速やかに消失して血流豊富な高灌流組織（特に脳）に移行後、骨格筋に再分布し、脂肪組織にゆっくりと移行することを示している（**図 3**）[3),8)]。なお、このときの覚醒時（投与後 10～15 分）の代謝率は 20%前後であった。また、Harrison ら[1)]は、チオペンタール 3～5 mg/kg をボーラス投与すると 15～20 分で覚醒するが、代謝されたのは投与量の 18%であったと報告している。

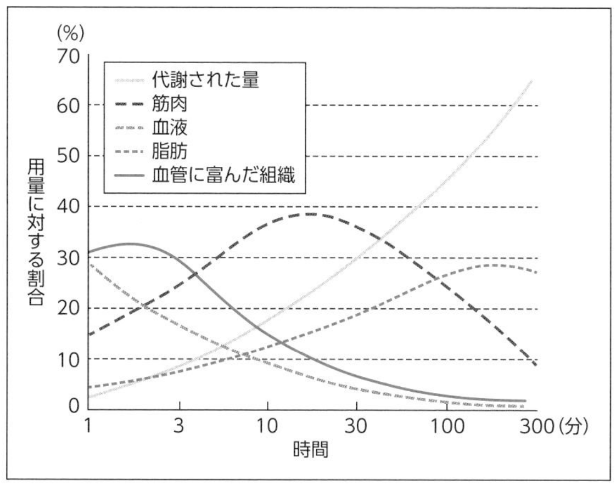

図 3
チオペンタール静注投与後の体内分布の経時的変化
〔文献 8)より転載〕

2）薬理作用と薬力学

チオペンタールおよびチアミール、メトヘキシタールの薬理作用は次のとおりである。

①チオペンタールおよびチアミラール

日本麻酔科学会のガイドライン[6)]では、チオペンタールは鎮静作用と催眠作用、用量依存性に脳代謝を抑制する作用をもち、脳波が等電位(平坦脳波)に至ると投与量を増加しても、それ以上脳代謝を減少(正常の50%)させないと記されている。また、脳代謝の減少に伴い、脳血流量と頭蓋内圧も低下する。チオペンタールやチアミラールの投与で平均動脈圧は低下するが、頭蓋内圧も低下するために脳灌流圧は維持されるとの記載もある。参考にチオペンタール、プロポフォール、ミダゾラムの薬力学について比較する(**表 3**)[3)]。

表 3　チオペンタール、プロポフォール、ミダゾラムの薬力学の比較

	チオペンタール	プロポフォール	ミダゾラム
初期投与量(mg/kg)	3〜5	1.5〜2.5	0.1〜0.3
収縮期血圧	↓	↓	→〜↓
心拍数	↑	→〜↓	→
末梢血管抵抗	↓	↓	→〜↓
換気能	↓	↓	→
呼吸数	↓	↓	→
二酸化炭素応答	↓	↓	→
脳血流量	↓	↓	→
脳酸素代謝率	↓	↓	→
頭蓋内圧	↓	↓	→
抗けいれん効果	(+)	不明	(+)
抗不安効果	(−)	(−)	(+)
鎮痛効果	(−)	(−)	(−)
覚醒時興奮	(−)	(−)	(−)
嘔気・嘔吐	→	↓	→〜↓
副腎皮質機能抑制	(−)	(−)	(+)
注入時痛	(−)	(+)	(−)

↑；増加、↓；減少、→；変化なし、(+)；あり、(−)；なし
〔文献 3)より翻訳して転載〕

a. 循環器系

チオペンタールおよびチアミラールの麻酔導入量および鎮静量を投与すると、末梢血管が拡張されるため、血液貯留が生じて心臓への静脈還流量が減少し、心拍出量と収縮期血圧が低下する。また、延髄の血管運動中枢抑制作用を有しており、交感神経系の活動を制御することからも収縮期血圧が低下する。しかし、その程度はプロポフォールを投与したときに比べて小さい。同薬剤は圧受容体反射を消失させるものの、代償的に心拍数を増加させることにより、過剰な血圧の低下を制御するが、脱水状態の患者や大量出血している患者、心タンポナーデの患者、心臓疾患を有する患者は心拍数を増加させることができないため、極端な血圧低下が生じる恐れがある。なお、チオペンタールおよびチアミラールの陰性変力作用は、圧受容体反射の反応により、通常は顕在化しない。

b. 呼吸器系

チオペンタールおよびチアミラールは、1回換気量と呼吸数を減少させることによって、分時換気量を低下させる。チオペンタールおよびチアミラールによる麻酔導入量の投与では一過性の無呼吸が生じ、低酸素や高二酸化炭素に対する換気応答を減弱させる。自発呼吸の再開は特徴的であり、呼吸数は少なく1回換気量も小さい。喉頭反射や咳嗽反射の抑制は、プロポフォールよりも小さい。また、ほかの呼吸抑制を生じさせる薬剤と併用すると、無呼吸を遷延させるため注意する必要がある。さらに、不十分な投与量かつ不適切な気道反射抑制時、すなわち浅い鎮静下での吸引や喉頭鏡の挿入、ラリンジアルマスクの挿入などの上気道や気管の刺激は、喉頭けいれんや気管支けいれんを誘発するため、慎重な対応が求められる。

c. 中枢神経系

チオペンタールおよびチアミラールは脳血管を収縮し、脳血流(CBF)と脳血液量、頭蓋内圧(ICP)を低下させ、脳酸素代謝率($CMRO_2$)を用量依存性に減少させる。脳局所虚血に対する脳保護効果を有しているものの、全脳虚血に対する脳保護効果は有していない。

d. その他

バルビツール酸がδ-アミノレブリン酸合成酵素を誘導することから、急性間歇性ポルフィリン症を増悪させて発作を誘発する。また、ヒスタミン放出が知られており、さらに気道刺激抑制効果が弱いため、重症気管支喘息患者への使用は避けるべきである。そのほか禁忌となるのは、急性間歇性ポルフィリン症患者、重症気管支喘息患者、アジソン病患者、重症心不全患者、ショックや大量出血による循環不全患者である。

誤って動脈内に投与されると激痛が起こり、また組織の血管収縮、壊死に至る重症の組織損傷が生じる恐れがあるため、注意を要する。また、バルビツール結晶を形成し、細動脈や微小動脈を閉塞する場合があり、その治療には、動脈内への生理食塩水の投与や血栓予防のためのヘパリンの全身投与、交感神経ブロックなどが行われる。

皮下への投与あるいは血管外漏出によって皮膚組織が刺激され、痛みを伴う発赤や組織損傷が生じる場合もあり、この際、0.5%リドカイン5～10 mLを皮下に浸潤させて薬剤濃度を希釈すると効果的である。

②メトヘキシタール

メトヘキシタールの中枢神経系への作用はチオペンタールと異なり、脳波活動を抑制せず、反対にてんかん巣を活性化させる。そのため、てんかんの外科的手術の際、てんかん巣の同定目的で使用される。さらに、脳の興奮性を高めることから、電気けいれん療法の麻酔の第1選択薬とされている。なお、循環器系および呼吸器系への作用、その他の作用はチオペンタールと同様である。

3) 実際の投与方法

チオペンタールおよびチアミラール、メトヘキシタールの実際の投与方法は次のとおりである。

①チオペンタールおよびチアミラール

チオペンタールやチアミラールの適応は、(1)全身麻酔の導入、(2)短時間全身麻酔の維持、(3)電気けいれん療法時の麻酔、(4)けいれん重積症に対する治療、(5)脳保護である。鎮静に最も近いのは、(2)の短時間全身麻酔の維持の投与方法となる。就眠量として、チオペンタールおよびチアミラール 3~5 mg/kg を緩徐に静注すると、1~2 分以内に就眠に至る。鎮静維持には、10~15 分を目安に、50~100 mg(1~2 mg/kg)を追加投与する。

50 歳男性(身長 170 cm、体重 65 kg)で、チオペンタールおよびチアミラール 4 mg/kg を単回投与の 1 分 30 秒後から 5 mg/kg/時で持続投与したときの血中濃度と効果部位濃度のシミュレーションを示す(**図 4**)。鎮静に必要なチオペンタールの血漿濃度は、7.5~15.0 μg/mL で、覚醒時のそれは 4~8 μg/mL である[7]。このシミュレーションでは、覚醒濃度よりも少し高い 10 μg/mL を維持している。

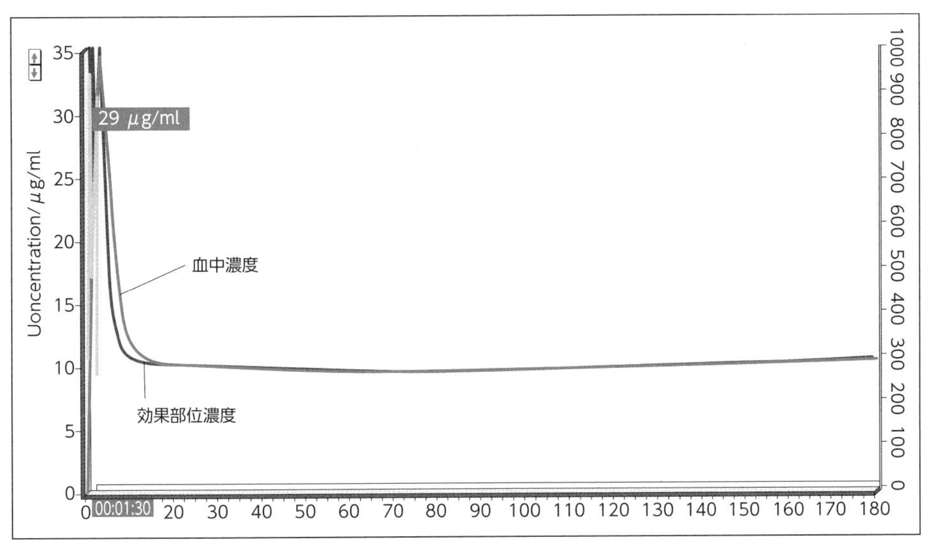

図 4 チオペンタール持続投与の血中濃度と効果部位濃度のシミュレーション

チオペンタールおよびチアミラールの呼吸や循環への影響はプロポフォールより小さいとされるが、モニタリングを十分に行う必要がある。しかし、チオペンタールおよびチアミラールの長時間大量投与(脳波上での burst and suppression の形成)では、Context-Sensitive Half-Time が極めて長いため、覚醒までの時間が著明に延長する(**図 5**)[8]。また、フェンタニルと併用する場合には、ベンゾジアゼピン系薬剤と同様に、呼吸モニタリングに注意する必要がある(「Ⅲ. ベンゾジアゼピン系薬剤と拮抗薬」Plus1 !「ミダゾラムとオピオイド鎮痛薬(フェンタニル)の併用時は呼吸モニタリングに注意!」p.42 参照)。

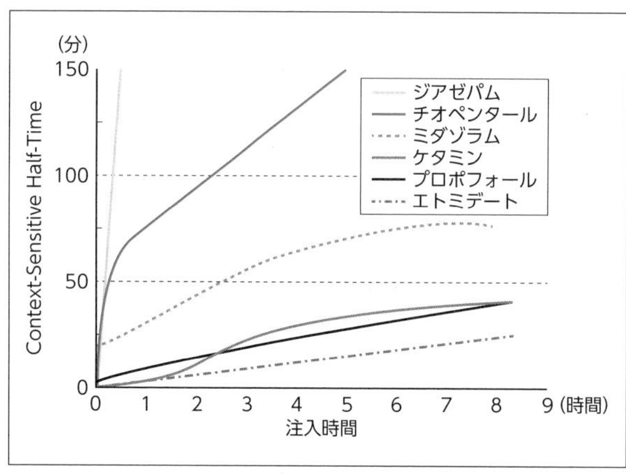

図5

Context-Sensitive Half-Time

チオペンタールの Context-Sensitive Half-Time は他剤に比べ長いため、持続静注で鎮静する場合には、中止時期を考慮することが肝要である。
〔文献8)より転載〕

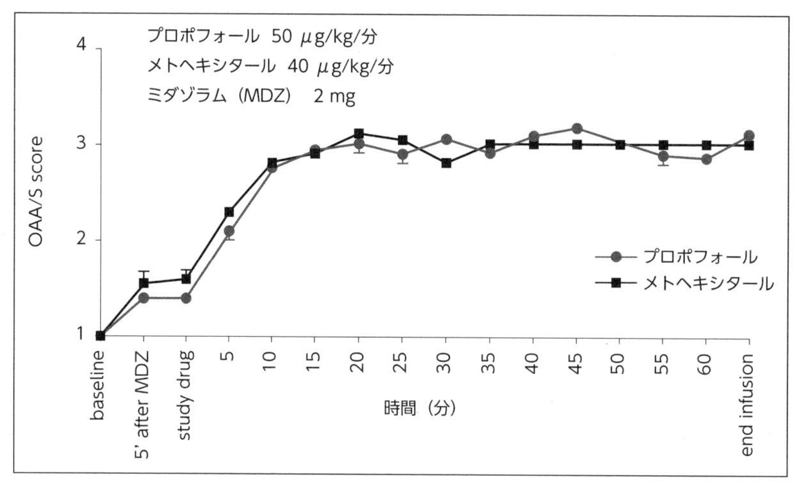

図6　メトヘキシタールとプロポフォールの持続投与による鎮静の経時的推移

ミダゾラム 2 mg の静注投与に続いてそれぞれの速度で持続投与すると、両者は同様の鎮静効果を示した。

〔文献9)より翻訳して転載〕

②メトヘキシタール

メトヘキシタール 1〜1.5 mg/kg を単回静注投与すると、10〜30 秒で効果が発現する。鎮静維持のためには、20〜40 mg を 4〜7 分ごとに鎮静の程度を観察しながら投与[2]、あるいは、初期投与量 0.25〜1 mg/kg の単回静注投与に続けて、10〜50 μg/kg/分で持続投与する[7]。

Sá Rêgo らは、ミダゾラム 2 mg の麻酔前投薬後に、メトヘキシタールを 40 μg/kg/分で持続投与すると、OAA/S Score 3 の鎮静レベルに約 10 分で到達し、その速さは、プロポフォール 50 μg/kg/分の持続投与と同様であったと報告した(**図6**)[9]。鎮静に必要なメトヘキシタールの血漿濃度は 2〜5 μg/mL で、覚醒時のそれは 1〜3 μg/mL である。

文献

1) Harrison NL, et al.：Chapter 24-Intravenous anesthetic barbiturates, etomidate, propofol, ketamine, and steroids. Anesthetic Pharmacology (Evers AS, Maze M). Churchill Livingstone, Philadelphia, 2004；395-416

2) Reves JG, et al.：Chapter 10-Intravenous nonopioid anesthetics. Miller's Anesthesia, (Miller RD), 6th edition. Churchill Livingstone, Philadelphia, 2005；317-378

3) Eilers H：Chapter 9-Intravenous anesthetics. Basics of Anesthesia (Stoelting RK, Miller RD), 5th edition. Churchill Livingstone, Philadelphia, 2007；97-111

4) 森川則文，ほか：単回および持続投与時の thiamylal (TH) の体内動態．薬剤学，1990；50：246-255

5) 注射用チアミラールナトリウム イソゾール® 注射用 0.5 g 医薬品インタビューフォーム (2021 年 5 月改訂第 6 版)

6) 日本麻酔科学会：麻酔薬および麻酔関連薬使用ガイドライン　第 3 版．(2019 年 9 月 5 日第 3 版 4 訂掲載) (https://anesth.or.jp/users/person/guide_line/medicine) (2022 年 5 月閲覧)

7) Glass PSA, et al.：Chapter 12-Intravenous drug delivery systems. Miller's Anesthesia (Miller RD), 6th edition. Churchill Livingstone, Philadelphia, 2005；439-480

8) Miller R (武田純三監修)：ミラー麻酔科学．メディカル・サイエンス・インターナショナル，東京，2007；251-299

9) Sá Rêgo MM, et al.：The cost-effectiveness of methohexital versus propofol for sedation during monitored anesthesia care. *Anesth Analg*, 1999；88：723-728

V. オピオイド鎮痛薬とオピオイド拮抗薬

大阪府済生会野江病院麻酔科　福田 和彦

Keywords：オピオイド、モルヒネ、フェンタニル、レミフェンタニル

オピオイド鎮痛薬とは？

オピオイド鎮痛薬(麻薬)はアヘンに関係し、オピオイド受容体(μ、δ、κ)に作用する強力な薬剤で、鎮静、麻酔管理、術後鎮痛、癌性疼痛緩和などに必須の薬物である。様々なオピオイド鎮痛薬が静注、筋注、経口投与、硬膜外投与、くも膜下投与、貼付などにより使用されるが、鎮静や手術中の鎮痛の目的ではフェンタニル、レミフェンタニル、モルヒネが用いられる。オピオイド鎮痛薬の構造を**図1**に示す。本稿では、主なオピオイド鎮痛薬として、フェンタニル、モルヒネ、レミフェンタニルの薬物動態などについて概説する。

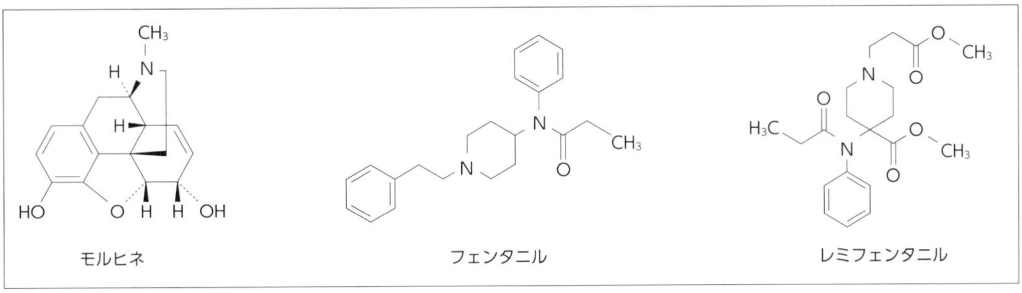

モルヒネ　フェンタニル　レミフェンタニル

図1　オピオイド鎮痛薬の構造

1）薬物動態[1)]

すべてのオピオイド鎮痛薬は、血中においてアルブミン、α1酸性糖蛋白を含む血漿蛋白と結合している。オピオイド鎮痛薬の薬物動態は、3コンパートメントモデルで表現される(**図2**)[2),6)]。中心コンパートメントに投与されたオピオイドは、排泄あるいは代謝により消失するか、2種類の末梢コンパートメントに移動する。単回投与後の血中濃度の経時変化は、3コンパートメントモデルでは3つの指数関数の和として表現される。

オピオイド鎮痛薬は脂溶性が高いため全身組織に広く分布し、薬物動態では定常状態における見かけ上の分布容積が大きいことを意味する。持続静注により薬剤の血中濃度を一定に維持した後、投与を中止して血中濃度が半分に低下するまでの時間をContext-Sensitive Half-Time[3)]と呼び、投与中止までの持続静注時間に依存する(**図3**)[2),3)]。

①フェンタニル

フェンタニルの作用出現は迅速で、静注後最大鎮痛効果を生じるまでの時間は約5分である。作用時間は30分〜1時間と短いが、反復投与によって進行性に蓄積する。

術後鎮痛に必要なフェンタニルの血中濃度は0.6〜3 ng/mLで、手術中の鎮痛に必要な濃度は3〜10 ng/mLである。呼吸抑制が生じる血中濃度は0.7 ng/mL以上であるが、血中濃度が0.6〜2.0 ng/mLでは臨床的に問題となるような呼吸抑制は生じない。

成人では、大部分が肝臓で水酸化とN-非アルキル化を受けて不活化され、6%が代謝されずに腎臓から排

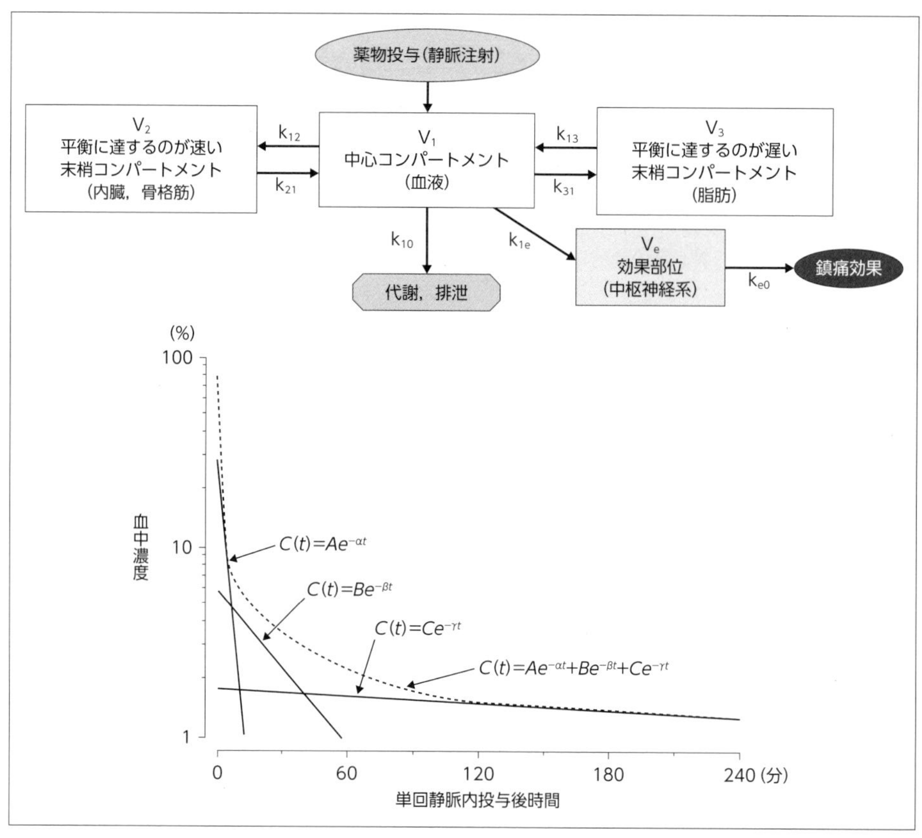

図 2　オピオイド鎮痛薬の薬物動態を表現する 3 コンパートメントモデルと単回投与後の血中濃度変化のシミュレーション

〔文献 6）より改変して転載〕

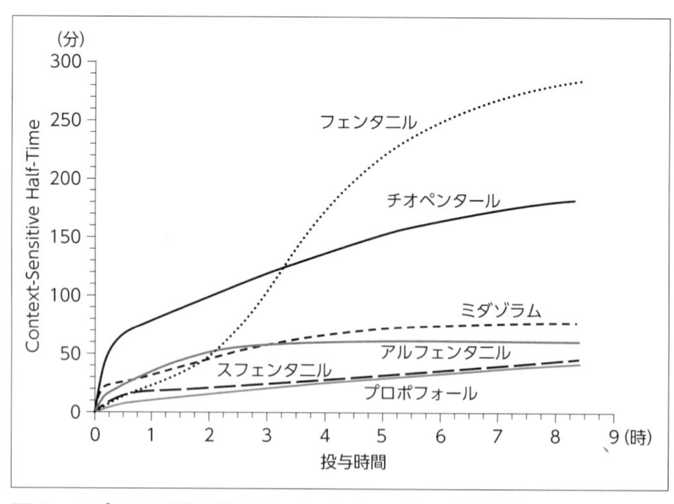

図 3　オピオイド鎮痛薬の Context-Sensitive Half-Time

〔文献 3）より転載〕

泄される。フェンタニルのクリアランスは、腎・肝機能そのものより肝血流量に依存する。高齢者では肝血流量が低下しているため、排出が遷延して作用時間が延長する可能性がある。Context-Sensitive Half-Time は持続静注時間に影響され、長期投与後には血中濃度低下に時間を要する点に注意しなければならない。

②モルヒネ

モルヒネ静注後、最大鎮痛効果を生じるまでの時間は約15分である。モルヒネは肝細胞ミクロソーム分画に存在するグルクロニルトランスフェラーゼによる代謝を受け、モルヒネ-3-グルクロニドならびにモルヒネ-6-グルクロニドとなるが、後者は強い鎮痛作用を示す。大部分がグルクロン酸抱合体として、24時間までにほとんどが腎臓、10%程度が胆道系より排泄される。

③レミフェンタニル

レミフェンタニルの大きな特徴は、エステル結合の存在である。エステル結合のために、レミフェンタニルは血中あるいは組織中の非特異的エステラーゼによる加水分解を受け、代謝が速い。レミフェンタニルは偽コリンエステラーゼの基質ではないため、スキサメトニウムのように薬物動態が偽コリンエステラーゼ欠乏症に影響されることはない。代謝産物には鎮痛活性がないため、鎮痛作用の消失も速い。フェンタニルとは異なり、Context-Sensitive Half-Time は持続静注時間の影響をほとんど受けない。

2) オピオイド鎮痛薬の薬物動態に影響する因子[1),4)]

オピオイド鎮痛薬の薬物動態は、次の因子により影響を受ける。

①年齢

オピオイド鎮痛薬の薬物動態は年齢に影響される。新生児は、おそらくチトクローム P-450 系を含む代謝機構が未熟であるため、オピオイド鎮痛薬の排泄速度が遅くなる。しかし、排泄速度は、生後1年以内には成人の値に向かって急速に上昇する。高齢者でオピオイド鎮痛薬の必要量が減少するのは、薬物動態の変化よりもむしろ薬力学的な変化による。レミフェンタニルの中心コンパートメント容積、クリアランス、力価は年齢と逆相関するため、高齢者ではレミフェンタニルの投与量を少なくとも50%以上減らす必要がある。

②体重

多くのオピオイド鎮痛薬の薬物動態の指標、特にクリアランスは除脂肪体重(Lean Body Mass)とよく相関するため、オピオイド鎮痛薬投与計画は全体重ではなく除脂肪体重に基づくほうが適切である。肥満患者において、全体重に基づいて投与量を決定すると、除脂肪体重に基づく場合よりもレミフェンタニルの効果部位濃度がかなり高くなる。一方、やせた患者では、全体重に基づく投与量決定で得られる効果部位濃度は、除脂肪体重に基づく場合に比べてあまり高くない。

③腎不全

モルヒネの代謝産物モルヒネ-6-グルクロニドの排泄は、腎臓に依存する。腎不全患者では、モルヒネ-6-グルクロニド血中濃度が非常に高いレベルに達し、遷延性の意識障害や呼吸抑制が起こる可能性がある。フェンタニル、レミフェンタニルの薬物動態は、腎機能障害では変化しない。レミフェンタニルの主要な代謝産物の排泄は腎臓に依存するが、腎不全患者において代謝産物の蓄積により臨床的な問題を生じる可能性は低い。

④肝不全

肝疾患患者では、代謝能力の低下以外に肝血流量、肝細胞量、血漿蛋白結合も低下する恐れがある。肝臓は主にオピオイドの代謝を担う臓器であるが、肝移植患者は例外として、周術期患者で通常認められる程度の肝機能不全は、大部分のオピオイド鎮痛薬の薬物動態に大きな影響を及ぼさない。肝血流が低下すると、モルヒネ、フェンタニルの血漿濃度低下が遅れる可能性がある。レミフェンタニルは、肝疾患において薬物動態がまったく変化しない。

⑤出血性ショック

オピオイド鎮痛薬の血行動態への悪影響を最小限にとどめ、かつ効果遷延を防ぐには、出血性ショック患者に対してはオピオイド鎮痛薬の投与量を減らす必要がある。出血性ショックでは、クリアランスと分布容積が有意に減少するため、投与量によらずフェンタニル濃度は高くなる。出血性ショックはレミフェンタニルの薬物動態も変化させる。一定の血漿濃度を維持するために必要なレミフェンタニル量は少なくなるが、レミフェンタニルの代謝は速いため、Context-Sensitive Half-Time の変化は小さい。

3）薬理作用[1)]

オピオイド鎮痛薬の薬理作用は、次のとおりである。

①中枢神経系

オピオイド鎮痛薬の鎮痛効果は、主にμオピオイド受容体に対する作用に基づき脊髄後角に始まる疼痛情報の上位中枢への伝達を抑制することと、中脳に始まり吻側腹内側延髄を経て脊髄後角まで下降するアドレナリン作動性、あるいはセロトニン作動性疼痛抑制回路を活性化することによりもたらされる[5)]。さらに、前脳部や扁桃体、視床などの上位中枢にも作用すると考えられている。**表1**[4)]に拮抗性鎮痛薬（ペンタゾシン、ブトルファノール）を含む各種のオピオイド関連鎮痛薬の鎮痛効力比を示す。

表１　オピオイド関連鎮痛薬の効力

		モルヒネを１とした効力比
オピオイド鎮痛薬	モルヒネ	1
	フェンタニル	100
	レミフェンタニル	100
拮抗性鎮痛薬	ブトルファノール	5〜8
	ペンタゾシン	0.25〜0.5
非麻薬性鎮痛薬	ブプレノルフィン	20〜30
	トラマドール	0.1

〔文献4）より改変して転載〕

オピオイド鎮痛薬には鎮静作用があるが、単独では大量に投与しても完全な意識消失は起こりにくい。疼痛患者では、オピオイド鎮痛薬投与により不安、恐怖、不快感などの情動反応を軽減し、多幸感がもたらされる。増量に従って、発揚状態から催眠作用が現れ、朦朧状態となり、モルヒネ 30 mg の全身投与で深い睡眠に陥る。オピオイド鎮痛薬の延髄（Chemoreceptor Trigger Zone）に対する作用により、悪心・嘔吐が生じ、制吐薬投与が必要になる場合がある。

また、動眼神経（Edinger-Westphal 核）に対する大脳皮質からの抑制が解除され、縮瞳をきたす。長期使用により、耐性、依存性、習慣性をきたすことがある。鎮痛を目的として投与されている場合、身体的依存は生じるが、精神的依存は生じにくい。

②循環器系

通常投与される用量では、心拍数、血圧への影響は軽度で、血行動態が不安定な患者にも使用可能である。高用量投与で最も注意を必要とするのは顕著な心拍数低下で、アトロピンのような迷走神経遮断薬の前投与がないと徐脈が認められることがある。

a. フェンタニル

フェンタニルによる徐脈に対しては、通常アトロピン(0.4～0.8 mg)の投与が有効とされるが、1 mg以上のアトロピンやイソプロテレノールの投与が必要な場合もある。徐脈を助長する可能性があるため、徐脈性不整脈患者には注意して投与する。フェンタニルにはモルヒネのようなヒスタミン遊離作用がないため、血管拡張作用は少ない。

b. モルヒネ

モルヒネには肥満細胞からヒスタミンを放出させる作用があり、大量投与により血管拡張、血圧低下を引き起こす。

c. レミフェンタニル

レミフェンタニルは、投与量に依存して血圧低下を引き起こす。

③呼吸器系

オピオイド鎮痛薬投与により、体幹筋、とりわけ胸・腹壁筋に硬直が生じる。中枢性の呼吸抑制作用も有するため、静注時に筋硬直が生じると、換気困難から呼吸補助が必要になることがある。筋硬直の予防には、急速投与を避けなければならない。高齢者はオピオイド鎮痛薬に対する感受性が高く、呼吸抑制があらわれやすいため注意を要する。慢性肺疾患患者は呼吸抑制が増強される可能性があるため、注意して投与する。

モルヒネによる呼吸抑制作用は、静注後5～10分で最高に達し、鎮痛使用量での分時換気量の減少は4～5時間持続する。モルヒネによる呼吸抑制はナロキソンで拮抗できるが、鎮痛作用も拮抗されて疼痛再発によるモルヒネ再投与が必要になる可能性もあるため、最終的な手段と考える。オピオイド鎮痛薬により重篤な呼吸抑制が生じた場合には、とりあえずオピオイド鎮痛薬投与を中止して酸素投与と人工呼吸を行い、呼吸・疼痛を評価しながらオピオイド鎮痛薬投与の再開を検討する。疼痛に対して適切な用量を投与する限り、呼吸抑制が生じる可能性は低い。除痛が得られた状態で呼吸抑制が認められた場合は、オピオイド鎮痛薬の過量投与の可能性があるため、減量を考慮する。

④消化器系

消化管の蠕動運動を抑制し、下部食道括約筋を弛緩させる。胃内容物の腸への移動を遷延させる。便秘に対しては、緩下剤の投与が必要な場合がある。Oddi括約筋を収縮させて、胆道内圧の上昇を引き起こす。

⑤泌尿器系

膀胱括約筋の収縮により尿閉を起こすため、前立腺肥大のある患者では注意を要する。コリン作動薬ジスチグミン、ベタネコール、α受容体遮断薬タムスロシンを投与する。症状が持続する場合には、導尿が必要なことがある。

⑥かゆみ

かゆみはオピオイド鎮痛薬に特徴的な副作用であるが、その機序は完全には明らかにされていない。ナロキソンはオピオイド鎮痛薬によるかゆみを軽減し、オンダンセトロン、非ステロイド性抗炎症薬も有効な可能性がある。

4）実際の投与方法[1)]

オピオイド鎮痛薬は、区域麻酔下手術における鎮痛補助、全身麻酔における鎮痛のために用いられる。各々のフェンタニル、モルヒネ、レミフェンタニルの実際の投与方法について概説する。麻酔と鎮痛のための一般的なフェンタニルとレミフェンタニルの投与量、投与速度を**表 2**[4)]に示す。

表 2　麻酔と鎮痛のための一般的なフェンタニルとレミフェンタニルの投与量、投与速度

	麻酔			鎮痛	
	初回負荷量 (μg/kg)	維持投与速度 (μg/kg/分)	追加投与量 (μg/kg)	初回負荷量 (μg/kg)	維持投与速度 (μg/kg/分)
フェンタニル	2～15	0.03～0.1	0.5～2	1～3	0.01～0.05
レミフェンタニル	0.5～1	0.1～1	0.1～1	—	—

〔文献 4）より改変して転載〕

①区域麻酔下手術における鎮痛補助

オピオイド鎮痛薬は、区域麻酔で行われる手術において、除痛、鎮痛補助のためにしばしば使用される。

a. フェンタニル

フェンタニルは静脈内 1 回投与（1～3 μg/kg）で効果が認められ、短時間の鎮痛が得られる。持続投与を行う場合、フェンタニルは 0.01～0.05 μg/kg/分程度で投与する。

b. モルヒネ

モルヒネは作用発現が遅いため、効果に対応した迅速な投与量の調節が難しい。

②全身麻酔における鎮痛

異なる麻酔要素（鎮痛、健忘、筋弛緩、恒常性維持と自律神経反射の消失）を単一薬剤による全身麻酔で達成するためには、極端な循環抑制を生じるほどの用量が必要となる可能性がある。そのため、複数の薬剤を組み合わせて全身麻酔を行うことが多い。

全身麻酔の要素としてオピオイド鎮痛薬を用いると、術前の疼痛と不安を緩和する効果、侵害刺激による体性反射と自律神経反射を減少する効果、血行動態の安定性を改善する効果、全身麻酔薬の必要量を減らす効果、術直後の鎮痛効果などが期待される。したがって、現在行われている全身麻酔では、オピオイド鎮痛薬は必須の要素である。

a. フェンタニル

通常、麻酔を導入する際は、負荷量のフェンタニル（2～15 μg/kg）、静脈麻酔薬（一般的にはチオペンタールもしくはプロポフォール）、筋弛緩薬を使用する。麻酔維持は、手術の侵襲度と時間に対して必要とされる麻酔深度に応じて、酸素、低濃度の揮発性麻酔薬、フェンタニルの追加（15～30 分ごとに 25～50 μg の間欠的投与あるいは 0.03～0.1 μg/kg/時間の持続注入）により行うことができる。フェンタニルの大量反復投与や大量持続注入は、手術終了時に自発呼吸の抑制をきたしやすいため、注意が必要である。

b. モルヒネ

心臓手術などの全身麻酔で、モルヒネを大量に投与して手術ストレスを軽減する方法が用いられることがあった。しかし、モルヒネは作用時間が長く調節性に乏しいオピオイド鎮痛薬であり、呼吸抑制作用が術後も続くため、術後人工呼吸が必要であるので、現在では使われていない。

c. レミフェンタニル

全身麻酔のためのレミフェンタニルの維持注入速度は、0.1～1.0 μg/kg/分である。レミフェンタニルは、侵害刺激に対する自律神経反応、血行動態反応、体性反応を確実に抑制し、安全で迅速な麻酔からの覚醒を可能にする。持続注入速度を0.1±0.05 μg/kg/分にすると、鎮痛状態が維持されたまま10〜15分以内に自発呼吸と反応性が回復する。

レミフェンタニルの投与中止により、鎮痛効果は急速に消失する。そのため、麻酔覚醒より早く、あるいは同時に術後鎮痛を開始しなければならない。モルヒネあるいはフェンタニルの単回投与、持続投与や、非ステロイド性抗炎症薬の投与が行われることもある。

オピオイド拮抗薬とは？

臨床的にオピオイド拮抗薬として用いられる薬剤はナロキソンで、オピオイド受容体（μ、δ、κ）においてオピオイドの作用を競合的に拮抗することにより、これらの薬物に起因する呼吸抑制などの副作用を改善させる。オピオイド拮抗薬の構造を図4に示す。

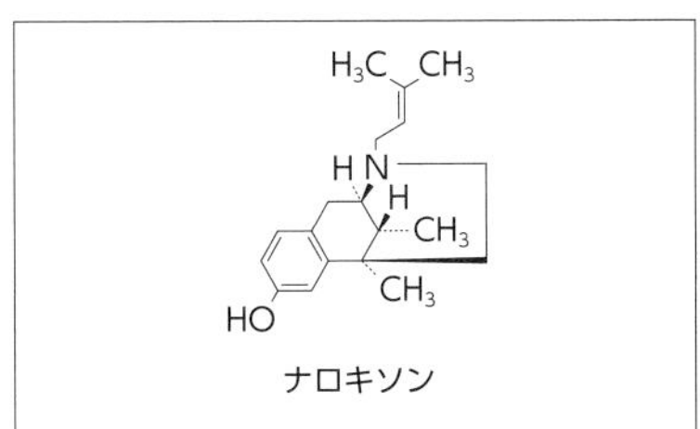

図4　オピオイド拮抗薬の構造

1）薬物動態[1),4)]

静注では1〜2分、筋注、皮下注、気管内投与時では2〜5分で作用が発現し、持続作用は20〜60分であるが、投与後30分で効果は著明に減少する。肝臓でグルクロン酸抱合を受け、N-脱アルキル化および還元によって不活化される。静注6時間以内で投与量の25〜40%、24時間で50%、72時間で60〜70%が尿中に排泄される。

2）薬理作用[1),4)]

オピオイド拮抗薬の薬理作用は次のとおりである。

①オピオイド鎮痛薬の作用に対する拮抗

モルヒネ、フェンタニル、レミフェンタニルによる呼吸抑制作用に拮抗する。オピオイド鎮痛薬の呼吸抑制に対するナロキソンの拮抗作用は、鎮痛に対する拮抗作用の2〜3倍強力である。呼吸抑制に対する拮抗作用の効果発現は通常3分以内で、最大効果は5〜15分で得られる。呼吸回数と分時換気量が増加し、動脈血炭酸ガス分圧の低下が認められる。オピオイド鎮痛薬による鎮静に対しても拮抗作用を示す。

②オピオイド鎮痛薬非投与下における作用

健常人に常用量のナロキソンを投与しても、作用を示すことはない。ナロキソンには、アナフィラキシー、エンドトキシン、循環血液量減少、脊髄損傷によるショックにおける低血圧を改善する作用がある。敗血症性ショックでは、内因性エンドルフィンによる低血圧に一過性に拮抗するといわれている。

3）実際の投与方法[1),4)]

オピオイド鎮痛薬を投与する際は、拮抗薬を用いる必要がないように心がけるべきである。オピオイド拮抗薬の投与が必要と判断したら、目標を定めて注意深く投与量を調節する。ナロキソンの初回投与量を投与した後は、その副作用を念頭に置いて十分に患者の状態の観察を行いながら、状況に応じて維持量を投与する。

また、オピオイド鎮痛薬の効果を急速に拮抗することで、悪心、嘔吐、発汗、頻脈、過呼吸、振戦が認められることがある。さらに、ナロキソンにより肺水腫が現れることがあるため、観察を十分に行い、異常が認められた場合には直ちに投与を中止して適切な処置を行う。心血管系危険因子（高血圧、心臓病、脳血管障害）を有する患者、特に高齢者では、ナロキソンにより危険な循環器系合併症を生じる恐れがあるため、十分に注意しなければならない。

オピオイド鎮痛薬の投与経路としては静注（1 回または持続静注）、静注が困難な場合は、筋注・皮下注・気管内投与も可能である。実際の投与方法、主な注意点は次のとおりである。

①オピオイド鎮痛薬による呼吸抑制・覚醒遅延の治療

オピオイド鎮痛薬による呼吸抑制・覚醒遅延に対し、成人では初回投与量としてナロキソン塩酸塩 0.04〜0.08 mg を静注し、反応を確認しながら必要に応じて追加投与する。遷延性呼吸抑制に対しては、2〜10 μg/kg/時で持続静注する。あるいは、初回投与 15 分後に初回投与量の 1/2 を再投与し、1 時間あたり初回投与量の 2/3 の投与を繰り返す。

オピオイド鎮痛薬によっては、作用時間がナロキソンよりも長いものが存在し、呼吸抑制が再発することがある。したがって、ナロキソンに十分反応する患者の場合は、監視を怠らず、呼吸抑制の再発に対しては必要に応じて反復投与あるいは持続投与を行う。

オピオイド鎮痛薬による呼吸抑制に対する拮抗作用は、鎮痛に対する拮抗作用に比べて強い。そのため、通常は鎮痛作用を減弱せずに呼吸抑制を緩解しうるが、疼痛が現れて興奮、血圧上昇をきたすことがある。

②その他の適応

急性オピオイド鎮痛薬過量投与の治療補助、および薬物依存が疑われる場合の診断目的における使用の際は、通常成人で 1 回 0.4〜2 mg を緩徐に静注し、必要に応じてさらに 2〜3 分間隔で繰り返し投与する。

総量 10 mg を投与しても改善が認められない場合には、ナロキソンには反応しないほかの薬物中毒あるいは疾患を原因として疑う。急性オピオイド鎮痛薬過量投与が疑われる場合は、ナロキソン投与により急性退薬症候群が生じる可能性があるため、必ず心肺蘇生のできる環境で使用する。

文 献

1) 日本麻酔科学会：麻酔薬および麻酔関連薬使用ガイドライン 第3版.（2019年9月5日第3版4訂掲載）(https://anesth.or.jp/users/person/guide_line/medicine) (2022年5月閲覧)

2) Struys MMRF, et al.: Intravenous Drug Delivery Systems. Miller's Anesthesia 8th edition (Miller RD). Elsevier, New York, 919-957, 2015

3) Hughes MA, et al.: Context-sensitive half-time in multicompartment pharmacokinetic models for intravenous anesthetic drugs. *Anesthesiology*, 1992; 76: 334-341

4) 福田和彦：Ⅲ 静脈麻酔薬の薬理：各論，2 鎮痛薬．静脈麻酔(稲垣喜三編)．克誠堂出版，東京，60-80，2015

5) Fields HL, et al.: Neurotransmitters in nociceptive modulatory circuits. *Annu Rev Neurosci*, 1991; 14: 219-245

6) Miller R(武田純三監修)：ミラー麻酔科学．メディカル・サイエンス・インターナショナル，東京，2007, 55-85

Ⅵ．浅い鎮静時に用いる薬剤

日本医科大学循環器内科　岩﨑 雄樹

Keywords：ヒドロキシジン、ペンタゾシン、ブプレノルフィン、浅鎮静、深鎮静

浅い鎮静の重要性

J-CARAF の調査によると、鎮静を行わない、もしくは最小限の浅い鎮静で心房細動アブレーションを施行している施設は1割程度にとどまっている[1]。換言すると、8割以上の施設は、中等度から深鎮静を選択しているということである。

これは、患者の精神的・肉体的ストレスを最小限にとどめ、十分に鎮静してから手術を行ったほうが好ましいと感じている医師が多いためと考えられる。また、複数回の治療を必要とする場合もあるため、患者自身の治療への抵抗感を軽減するためには、深鎮静で行うほうがよいとの判断も考えられる。

しかし、過鎮静により呼吸状態が不安定に陥り、気道確保や人工呼吸管理が必要となり、血行動態が悪化する可能性もある。そのため、症例によっては、薬剤の種類や投与量について悩ませられる。

一方、局所麻酔を十分に使用し、血管確保のための穿刺時やアブレーションに伴う疼痛に配慮をすれば、最小限の鎮静でアブレーションが安全に施行できるという報告もある[2]。右室流出路起源の心室期外収縮など、鎮静状態では不整脈が認められない症例には、浅い鎮静でアブレーションを継続することが多い。

また、術中に生じる疼痛は生体防御反応の一部分であり、浅い鎮静により患者とコンタクトを取りながら手術を行うことで、合併症の予防や早期発見につながる可能性もある。臓器障害や既存の疾患があり深鎮静のリスクが高い症例では、浅い鎮静が必要となる場合もある。したがって、浅い鎮静下における不整脈手術の技術や知識の習得は重要である。

本稿では、浅い鎮静下における不整脈手術時（カテーテルアブレーション、デバイス植込み術など）に比較的多く用いられるヒドロキシジンと、麻薬拮抗性鎮痛薬に分類されるペンタゾシン、ブプレノルフィンについて概説する。

1）ヒドロキシジン

ヒドロキシジンは抗ヒスタミン作用を有し、麻酔前投与薬として用いられる。重篤な副作用はほとんどないが、鎮痛効果はないため、侵襲的な不整脈手技に用いる場合には、鎮痛薬を併用するのが一般的である。古くから、後述するペンタゾシンと合わせて通称“ソセアタ”として、循環器領域に限らず、患者の鎮痛・鎮静を目的に日常診療で広く用いられている。ヒドロキシジンの構造式を**図1**に示す。

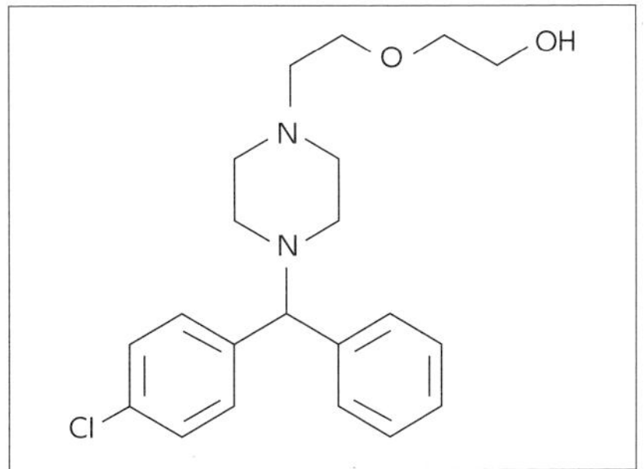

図1　ヒドロキシジンの構造式

①薬物動態

主として、CYP3A4/CYP3A5およびアルコール脱水素酵素により肝臓で代謝される。

②薬理作用

視床、視床下部、大脳辺縁系などに存在するH1受容体を可逆的・競合的に阻害することにより作用し、中枢神経抑制効果を示す。鎮静、催眠、抗不安作用を有する。

③実際の投与方法と注意点

ヒドロキシジン塩酸塩として、1回25～50 mgを静注する。年齢や症状に応じて適宜増減するが、1回投与量100 mgを超えてはならない。ヒドロキシジンには制吐作用があり、術前・術後の悪心・嘔吐の防止で効能が認められている。後述する麻薬拮抗性鎮痛薬に伴う嘔吐の副作用に対しても、合目的に併用可能である。なお、2015年にヒドロキシジン投与によるQT延長の報告を受け[3]、我が国におけるヒドロキシジン使用添付文書は改訂された。したがって、QT延長のリスクについて十分に理解したうえで使用する必要がある。

2）麻薬拮抗性鎮痛薬

麻薬拮抗性鎮痛薬とは、単独使用でオピオイド作動薬が存在しない状態では作動薬として作用するが、オピオイド作動薬が存在する状態ではその作用に拮抗する薬剤で、ペンタゾシン、ブプレノルフィンなどが代表とされる。

術後や集中治療領域での鎮痛管理は、モルヒネやフェンタニルなどのオピオイド系薬剤が主体となるが、麻薬および向精神薬取締法に基づく院内での使用手続きが煩雑なことから、施設によっては血管造影室では用いられない。一方、麻薬拮抗性鎮痛薬は麻薬および向精神薬取締法に該当しないことから、一般病棟や救急外来で広く用いられており、不整脈に関連する手術が多く行われる血管造影室での使用も可能である。

このように、麻薬拮抗性鎮痛薬は簡便で使用期間も手術時のみと限定されているため、薬剤の特徴を理解し適切に使用すれば、有効に用いることができる。**表**に各薬剤の特徴を示す[4]。

表　オピオイド関連鎮痛薬の特徴

	等価（mg）	持続時間（時）	受容体	血圧	脈拍	肺動脈圧
モルヒネ	10	4～5	κ、μ	↓	→～↓	→～↓
ペンタゾシン	40	>3	κ	↑	↑	↑
ブプレノルフィン	0.3～0.4	>6	μ	↓	↓	↓

〔文献4）をもとに作成〕

①ペンタゾシン

ペンタゾシンの構造式を**図 2** に示す。ペンタゾシンの薬物動態、薬理作用および実際の投与方法は次の通りである。

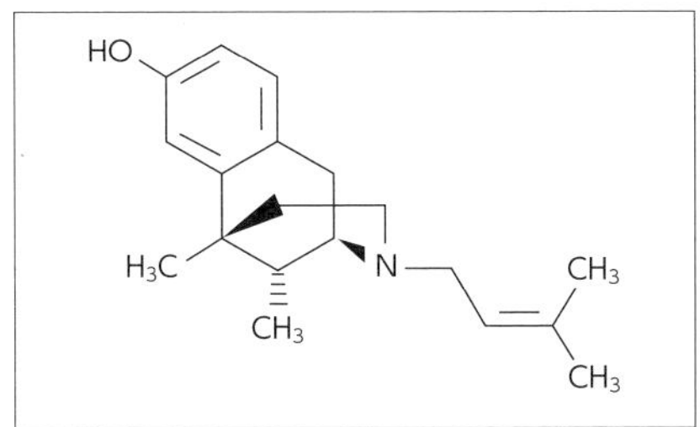

図 2　ペンタゾシンの構造式

a. 薬物動態

ペンタゾシン 0.5 mg/kg 静脈投与時の半減期は 0.73 ± 0.60 時間であり、肝臓で CYP2D6 により代謝され、グルクロン酸抱合を受けた後、8.4〜24.0%が未代謝物として尿中に排出される。

b. 薬理作用

ペンタゾシンは、κ オピオイド受容体を刺激することで鎮痛効果をもたらす。ペンタゾシンの鎮痛効果はモルヒネの 4 分の 1 から 2 分の 1 とされており、比較的弱めである。心収縮力の抑制作用もあり、血圧、心拍数、全身血管抵抗、肺動脈圧を増加させる。副作用として、悪心・嘔吐があり、オピオイドの作用を減弱させるため、麻酔科領域や集中治療室で用いられる機会はなくなりつつあるが、不整脈手術の現場ではいまだ必要とされている。

c. 実際の投与法

麻酔前投薬および麻酔補助に用いる場合は、ペンタゾシンとして 30〜60 mg を筋肉内、皮下または静脈内に注射する。初回の投与量は 15 mg である。カテーテルアブレーション時、初回の静注投与から 1〜2 時間経過後、手技に伴う疼痛の訴えや、体動が見られた場合には適宜追加する。症例により適宜増減する必要はあるが、総手技時間が数時間以内で終了する通常のカテーテルアブレーションやデバイス植込み術の場合は 30 mg の投与で十分である。ペンタゾシンは血管痛をきたすため、静脈注射する際にはあらかじめ患者に伝えることが大切である。

②ブプレノルフィン

ブプレノルフィンの構造式を**図 3** に示す。ブプレノルフィンの薬物動態、薬理作用および実際の投与方法は次の通りである[5)]。

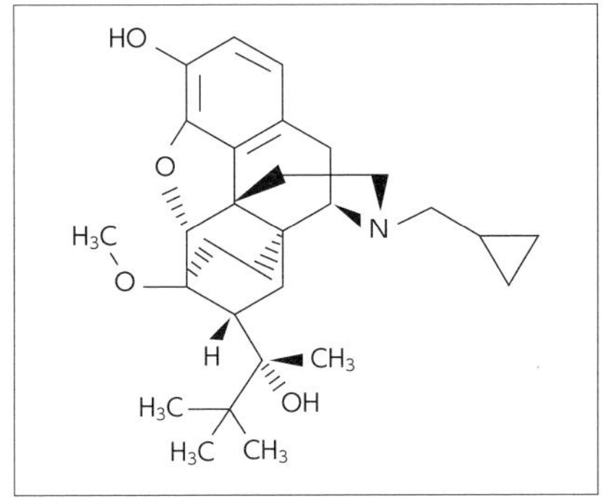

図 3　ブプレノルフィンの構造式

a. 薬物動態

術後患者に 0.3 mg を静脈内および筋肉内投与したときの消失半減期は、約 2〜3 時間である。主に肝臓で CYP3A4 により代謝され、代謝物としてノルブプレノルフィンが生成される。糞中への排泄率は約 70%で、残りは尿中へ排泄される。

b. 薬理作用

ブプレノルフィンの鎮痛作用は、μ-オピオイド受容体に対し、部分作動薬として作用し、痛覚伝導系を抑制することでもたらされる。κ-オピオイド受容体への拮抗作用を有する。モルヒネよりも約 33〜40 倍強い鎮痛効果を示し、作用時間も長いという特徴がある。呼吸抑制作用も有する。ブプレノルフィンには、投与量を増量しても鎮痛作用が強まらない ceiling effect が存在するが、不整脈手術で用いる場合には問題にならない。

c. 実際の投与方法

麻酔補助を目的とする場合、ブプレノルフィンとして 0.2〜0.4 mg(体重当り 4〜8 μg/kg)を最初に静脈内に注射する。症状、手術時間、併用薬などに応じて適宜増減する。

3) 浅い鎮静下の術中における注意点

浅い鎮静下に限ったことではないが、不整脈に関連する手技・手術の内容、鎮静が手術成績に与える影響のみならず、患者背景、患者の希望、術中の患者の精神的・肉体的ストレスなどを総合的に勘案したうえで、鎮痛薬・鎮静薬を慎重に選択する必要がある。

術中に心房細動が生じて電気的除細動を行うために深鎮静を要する場合、術中に患者が不安を感じて深鎮静下での治療継続を希望した場合など、手術中の経過や患者の状態を十分に把握し、柔軟に対応しなければならない。また、大学病院などの教育機関では、学生や研修医に説明しながら手技を進めたり、研修医や経験の浅い医師が手技を行ったりする場合がある。あらかじめ患者に説明し同意を得ていたとしても、不必要な不安を与えてしまう可能性があるため、施設ごとの特徴や患者の希望を考慮することが望ましい。

文 献

1) Inoue K, et al.: Current status of catheter ablation of atrial fibrillation in Japan: Summary of the 4th survey of the Japanese Catheter Ablation Registry of Atrial Fibrillation (J-CARAF). *J Cardiol*, 2016; 68: 83-88

2) Ichihara N, et al.: Simple minimal sedation for catheter ablation of atrial fibrillation. *Circ J*, 2015; 79: 346-350

3) Vigne J, et al.: QT prolongation induced by hydroxyzine: a pharmacovigilance case report. *Eur J Clin Pharmacol*. 2015; 71: 379-381

4) Miller R(武田純三監修)：ミラー麻酔科学．メディカル・サイエンス・インターナショナル，東京，2007

5) 日本麻酔科学会：麻酔薬および麻酔関連薬使用ガイドライン 第 3 版．(2019 年 9 月 5 日第 3 版 4 訂掲載) (https://anesth.or.jp/users/person/guide_line/medicine) (2022 年 5 月閲覧)

Ⅶ. 鎮静薬と鎮痛薬の効果的な組み合わせ

福岡市立こども病院麻酔科　泉 薫

Keywords：鎮痛、鎮静、オピオイド、静脈麻酔薬、薬剤相互作用

鎮痛・鎮静法の選択

不整脈手技中の鎮静の目的は、患者の不快感軽減と術野の不動化である。不整脈手技には、2時間程度で終了するものから6時間程度を要するものまであり、また苦痛の程度にも差が認められるため、状況に応じた適切な鎮痛・鎮静法を選択しなければならない[1)]。また、十分な鎮痛を得た上で鎮静を行うことに留意する。

1）処置の種類および患者背景による選択

鎮静、全身麻酔にかかわらず、治療の目的となる不整脈を抑制しない薬剤を選択するのは当然である。薬剤の副作用で留意する点としては、循環抑制および呼吸抑制があげられる。呼吸抑制は、積極的な呼吸管理を伴わない鎮静では問題になるが、気道確保デバイスや呼吸補助を用いた全身麻酔においてはさほど問題にならない。

成人や年長小児に対する短時間の処置では、穿刺部位の局所麻酔や浅い鎮静でも可能である。しかし、協力が得られない患者の長時間処置や、正確なマッピングとアブレーションのために胸郭運動停止を伴う完全な不動化が必要な場合には、全身麻酔を選択する。

アブレーションを行う際には疼痛を伴うが、局所麻酔剤による鎮痛はできないため、オピオイド系鎮痛剤などの投与が必要である。また、高周波アブレーションは冷凍凝固アブレーションに比べて疼痛が強いとされている。

2）薬剤の特性による選択

まず、使用薬剤がもつ作用(鎮痛、鎮静、鎮痛および鎮静)を理解しておく必要がある。プロポフォール、バルビツール酸系薬剤、ミダゾラムおよびその他のベンゾジアゼピン系薬剤は鎮痛作用をもたないため、鎮痛剤を併用しなければならない。フェンタニル、レミフェンタニルなどのオピオイド系鎮痛薬や、解離性麻酔薬であるケタミン、α_2受容体刺激薬のデクスメデトミジンは鎮痛作用と鎮静作用を併せもつ。デクスメデトミジンは鎮痛作用発現量での呼吸抑制が比較的弱いため、非挿管患者においては特に有用である。

3）薬剤相互作用による選択

2種類以上の薬剤を投与した場合、ある薬剤のC_{50}(患者の50%において、皮膚切開などの特定の刺激に対する反応を抑制する薬剤濃度)は、2番目に投与する薬剤により変化する。これらの薬剤相互作用は、薬剤の作用する受容体や機序が同一であれば相加的に、異なれば相乗的に働くと考えられている[2)]。

意識消失に関するプロポフォールおよびフェンタニルの相互作用を示す(**図1**)[3)]。実線は各年代の患者の50%において、口頭指示に対する反応が消失した際のプロポフォールおよびフェンタニルの血漿濃度を示す。20代の患者のうち、50%が意識消失するプロポフォールの血漿濃度($Cp_{50}s$)は5 μg/mLであるが、フェンタニル1 ng/mL存在下での$Cp_{50}s$は4 μg/mLであった。このことから、フェンタニル1 ng/mLは$Cp_{50}s$を20%低下させることがわかる。

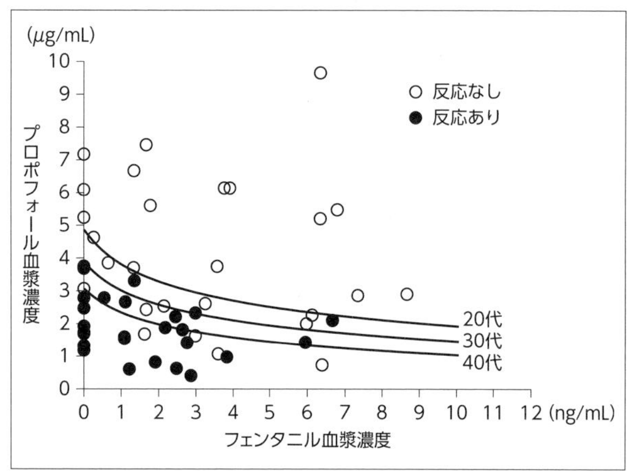

図1　プロポフォールとフェンタニルの意識消失に関する相互作用

〔文献3)より翻訳して転載〕

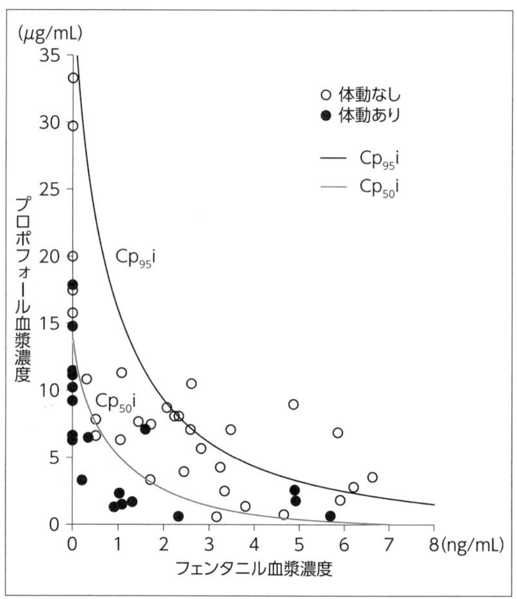

図2　プロポフォールとフェンタニルの皮膚切開時の体動に関する相互作用

〔文献3)より翻訳して転載〕

図2に、皮膚切開時の体動に関する相互作用を示す。実線は、患者の50%および95%において、皮膚切開に対する反応が消失した際のプロポフォールとフェンタニルの血漿濃度($Cp_{50}i$および$Cp_{95}i$)を示す。患者の50%が皮膚切開に反応しなかったプロポフォール血漿濃度($Cp_{50}i$)は15 μg/mLであるが、フェンタニル1 ng/mL存在下での$Cp_{50}i$は7 μg/mLであった。このことから、フェンタニル1 ng/mLは$Cp_{50}i$を63%低下させることがわかる。フェンタニル3 ng/mLは$Cp_{50}i$を89%低下させるが、これより濃度を上げても$Cp_{50}i$にさほど影響を与えない。

図1と**図2**を比較すると、薬剤の相乗作用の程度は到達目標ごとに異なることがわかる。プロポフォールとフェンタニルの組み合わせでは、催眠作用の目標である意識消失に関しての相互作用は弱いが、鎮痛作用の目標である皮膚切開に対する反応に関しての相互作用は強い。したがって、複数の薬剤を投与する場合は、期待する到達目標に合わせた薬剤の組み合わせや投与量を選択する必要がある。

また、薬剤を組み合わせて使用すると、それぞれの使用量を減らすことができるため、毒性の減少が期待されるが、多剤併用は呼吸抑制作用や循環抑制作用にも相乗的に働く可能性があるため、注意しなければならない[4)]。

鎮痛薬と鎮静薬の効果的な組み合わせ

目的に合わせて薬剤相互作用を利用することで、良好な鎮静状態が得られると考えられる。薬剤の効果的な組み合わせは目的とする鎮痛・鎮静状態によって異なるが、最も有益で危険性の少ない組み合わせについて言及した文献は、ほとんど見当たらない。薬剤に対する感受性は個人差が大きく、かつ刺激の強さも経時的に変化するため、理想的な鎮静状態を保つのは容易ではない。実際に薬剤を投与し、患者の状態や反応をよく観察しながら、薬剤の組み合わせや投与量をきめ細かく調節し、有効で有害事象の少ない鎮静を目指す必要がある。

鎮痛薬と鎮静薬の代表的な組み合わせを下記にあげる。鎮痛薬のみ、あるいは鎮静薬のみの組み合わせについても、相互作用に注意する必要があるものについて概説する。

1）プロポフォール and フェンタニル（オピオイド鎮痛薬）

前述したように、プロポフォールとフェンタニルとの組み合わせには、意識消失に対する弱い相互作用と、疼痛への反応抑制に対する強い相互作用がある。

図1および**図2**に示すように、フェンタニル1 ng/mLは$Cp_{50}i$（患者の50%で、皮膚切開に反応しないプロポフォールの血漿濃度）を63%抑制するが、$Cp_{50}s$（患者の50%で、意識を消失するプロポフォールの血漿濃度）は20%しか抑制しないため、強い鎮痛作用と浅い鎮静を求める場合に適している。

フェンタニル血漿濃度を3 ng/mLまで上げると$Cp_{50}i$は89%減少し、ごく低いプロポフォール濃度で疼痛への反応を抑制できる。疼痛への反応抑制のために必要なプロポフォール濃度を限界まで下げると、鎮静レベルはさらに浅くなる。逆に、より低いフェンタニル濃度では、疼痛への反応抑制のために高いプロポフォール濃度が必要となり、鎮静レベルは深くなる。いわゆる、“Moderate Sedation and Analgesia”を期待する場合は、フェンタニルとの併用がより効果的と考えられる。

プロポフォールは麻酔導入量（1～2.5 mg/kg）で循環抑制作用を有するが、フェンタニル単独ではたとえ大量投与しても、ほとんど循環抑制作用を有さない。フェンタニルとの併用でプロポフォール投与量を減らすメリットがあると思われる。なお、プロポフォールには異所性上室頻拍を抑制する可能性があるため、注意しなければならない。

プロポフォールとフェンタニルは、呼吸抑制に相乗的に働くと考えられているが、抑制の程度を具体的に示した文献はほとんど見当たらない。ラリンゲルマスク挿入のための麻酔で、プロポフォールとフェンタニルの相互作用を検討した研究によれば、フェンタニル0.5 μg/kg併用では呼吸抑制を生じることなくプロポフォール使用量を減らすことができるが、フェンタニル1 μg/kg併用では呼吸回数低下を認めたと報告されている[5)]。この報告は、フェンタニル投与の目安となるかもしれない。

2）ケタミン

ケタミンは解離性麻薬であり、呼吸抑制作用が弱く、カテコラミン遊離による血圧上昇・心拍数増加・心拍出量増加作用を有するため、低血圧が懸念される患者においてしばしば用いられる。副作用として、口腔内分泌物増加、悪心・嘔吐、幻覚などがある。鎮静目的で使用する際は、0.2～0.8 mg/kgを10分かけて静注する。

①and デクスメデトミジン

デクスメデトミジンによる徐脈に、ケタミンのカテコラミン遊離作用が拮抗的に働く[6)]。この2剤は呼吸抑制作用も比較的弱いため、非挿管患者において有用な組み合わせである。

②and プロポフォール

プロポフォールとフェンタニル（オピオイド鎮痛薬）の組み合わせと比べ、呼吸抑制作用や循環抑制作用は少ない。また、ケタミンのもつ副作用（悪心・嘔吐、幻覚・悪夢）に対し、プロポフォールは制吐作用や幻覚予防作用を有するため、よい組み合わせといえる。

③and ミダゾラム

ケタミンの副作用である悪夢や幻覚は、少量のミダゾラム（0.02～0.03 mg/kg）との併用で予防される。

3）デクスメデトミジン

デクスメデトミジンは鎮痛作用と鎮静作用を兼ね備えた薬剤で、呼吸抑制作用が弱いため非挿管下の鎮静に適している。投与量の目安としては、1 μg/kg を 10 分間かけて投与した後、0.2～0.7 μg/kg/時で持続投与する。局所麻酔などで十分な鎮痛が得られていれば単独使用も可能であるが、除細動やアブレーションなどの疼痛を伴う処置に対しては、ほかの鎮痛薬との併用が必要となる。循環器への影響として、徐脈、急速投与時の高血圧および低血圧があげられる。小児では洞結節や房室結節に対する循環器抑制作用が問題となるが、成人では電気生理学的処置の妨げにはなりにくいようである[7)]。

①and フェンタニル

疼痛刺激を加える 3~5 分前にフェンタニル 0.5 μg/mL を投与することで、効果的な鎮痛が得られる。

②and レミフェンタニル

カテーテルアブレーション中に、レミフェンタニル 1.0～2.4 μg/kg/時（0.02～0.04 μg/kg/分）を併用したところ、比較的安定した呼吸状態と十分な鎮静を得られたという報告がある[8)]。

4）ミダゾラム

ミダゾラムは比較的作用時間が短いベンゾジアゼピン系薬剤だが、プロポフォールに比べると作用持続時間が長いため、深い鎮静や長時間の鎮静には適さない。

①and オピオイド鎮痛薬

ミダゾラムは、少量のオピオイド鎮痛薬と併用し、いわゆる“Minimal Sedation”としてしばしば用いられる。オピオイド鎮痛薬との併用により、鎮静作用は相乗的に働くが、鎮痛作用はむしろ抑制される。そのため、“Minimal Sedation”として用いる場合を除き、ミダゾラムを主たる鎮静薬として用いるのは適切ではない。また、オピオイド鎮痛薬との併用は呼吸抑制作用、循環抑制作用などに相乗的に働くため、注意する必要がある。

②and プロポフォール

ミダゾラムとプロポフォールを併用すると、鎮静作用は相乗的に働く。また、いずれもクリアランスは低下する。

5）２種類以上のオピオイドの薬剤相互作用

フェンタニル、モルヒネ、ペチジン、レミフェンタニルなどのいわゆる“Full Opioid Agonist”を２種類以上併用した場合、薬剤の作用は相乗的に働くと考えられる。“Full Opioid Agonist”に引き続き、ペンタゾシンなどの“Agonist－Antagonist Opioid”を投与すると、先行投与したオピオイドの作用が一部拮抗され、疼痛が増強する可能性があるため、注意を要する。

文献

1) Elizabeth MC Ashley, et al. : Anaesthesia for electrophysiology procedures in the cardiac catheter laboratory. *Continuing Education in Anaesthesia Critical Care & Pain*, 2012 ; 12 : 230-236

2) Struys MMRF, et al. : Intravenous Drug Delivery System. Miller's Anesthesia (Miller RD, et al.), 8th. Elsevier Saunders, Philadelphia, 2015, 920-958

3) Smith C, et al. : The Interaction of Fentanyl on the Cp50 of Propofol for Loss of Consciousness and Skin Incision, *Anesthesiology*, 1994 ; 81 : 820-828

4) Hendrickx JF, et al. : Is synergy the rule? A review of anesthetic interactions producing hypnosis and immobility. *Anesth Analg*, 2008 ; 107 : 494-506

5) Kodaka M, et al. : Relation between fentanyl dose and predicted EC50 of propofol for laryngeal mask insertion. *Br J Anaesth*, 2004 ; 92 : 238-241

6) Shukry M, et al. : Update on dexmedetomidine : use in nonintubated patients requiring sedation for surgical procedures. *Ther Clin Risk Manag*, 2010 ; 6 : 111-121

7) Drabek T, et al. : Anesthetic management of electrophysiological procedures for heart failure. *Int Anesthesiol Clin*, 2012 ; 50 : 22-42

8) Cho JS, et al. : Improved sedation with dexmedetomidine-remifentanil compared with midazolam-remifentanil during catheter ablation of atrial fibrillation : a randomized, controlled trial. *Europace*, 2014 ; 16 : 1000-1006

第３章　鎮静中の呼吸管理

患者の安全を確保するために必要な呼吸管理とは

Ⅰ．術前の気道評価とリスク評価、呼吸のモニタ法

弘前大学大学院医学研究科循環器腎臓内科学講座　佐々木 真吾

Keywords：気道評価、危険因子、呼吸モニタリング

気道評価・リスク評価および呼吸モニタリングの必要性

鎮静薬の導入により、呼吸器系の制御機構、特に上気道の開存を維持する能力が損なわれる恐れがある。鎮静中の安全確保のためには導入時のみならず、術前の気道評価やリスク評価、施行中の呼吸モニタリングに注意を払う必要がある。本稿では、術前に行うべき気道評価・リスク評価、呼吸モニタリングの注意点について述べる。

1）術前の気道評価とリスク評価

気道確保困難を予測し、危険をできる限り回避するために、術前の気道評価を行う。気道確保困難を予測するのは非常に難しいことではあるものの、患者の安全を確保するために必須といえる。

疫学的調査によると、気道確保が困難となるパターンとその発生頻度は、フェイスマスク換気が困難な場合が5%[1)]、直視型喉頭鏡による喉頭展開が困難な場合が5.8%[2)]、フェイスマスク換気および直視型咽頭鏡による咽頭展開が困難な場合が0.4%[3)]、フェイスマスク換気が不能な場合が0.15%[4)]と報告されており、あらゆる麻酔・鎮静において気道確保困難例に遭遇する可能性のあることが指摘されている。

そのため、米国麻酔科学会の「Practice Guidelines for Management of the Difficult Airway」[5)]、「日本麻酔科学会気道管理ガイドライン2014」[6)]では、あらゆる麻酔・鎮静において術前の気道評価を行い、気道確保計画を立案することを推奨している。また、誤嚥や睡眠時無呼吸症候群の有無など、病歴の聴取を十分に行う必要がある。

①Mallampati分類

Mallampati分類[7),8)]は簡便でかつ非侵襲的で実臨床に即しており、有用な気道評価方法といえる。Samsoonらによる Mallampati分類を示す（**図1**）[9)]。Mallampati分類では、被検者が可能な限り大きく開口し、検者がその対側正面から口腔の構造を観察し、観察しうる範囲（構造）に応じてClass分類（Ⅰ～Ⅳ）する。気道確保困難のリスクが高いほど高Classとなり、ClassⅢ（軟口蓋と口蓋垂基部のみ観察可能）、ClassⅣ（軟口蓋がまったく観察できない）に分類される場合（例：小顎の患者、開口制限のある患者など）は、気道確保が困難に

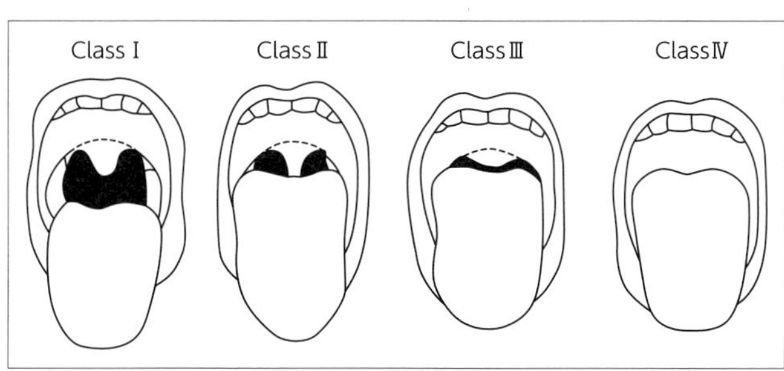

図1　Mallampati分類による気道評価

〔文献9）より転載〕

なることが予測されるため、医師およびスタッフ間で情報を共有しつつ、事態を想定して十分な準備を行う必要がある。

②気道確保困難を予測するための、術前に評価すべき12の危険因子

Kheterpal[3]らは、全身麻酔手術を受けた成人492,239人のうち、フェイスマスク換気と直視型喉頭鏡による喉頭展開がなされた176,679例を対象に、両方の気道確保が困難となる臨床背景について検討した。その結果、両方の気道確保が困難であった698例(0.4%)の臨床背景から、予測モデルを提唱した。この予測モデルは、術前に評価すべき12の危険因子(**表1**)[6]と危険因子の保有数により発生頻度を予測するもので(**表2**)[6]、我が国においても有用性が期待される。

表1　術前に評価すべき12のリスク因子

Mallampati classⅢ or Ⅳ	46歳以上
頚部放射線後、頚部腫瘤	顎髭の存在
男性	太い首
短い甲状オトガイ間距離	睡眠時無呼吸の診断
歯牙の存在	頚椎の不安定性や可動制限
Body Mass Index 30 kg/m^{2}以上	下顎の前方移動制限

〔文献6)より転載〕

表2　マスク換気困難と直視型喉頭鏡による喉頭展開困難が同時に発生する可能性

術前予測危険クラス	クラス内での発生頻度	Odds比(95%信頼区間)
Ⅰ(危険因子数0～3)	0.18%	1.0
Ⅱ(危険因子数4)	0.47%	2.56(1.83～3.58)
Ⅲ(危険因子数5)	0.77%	4.18(2.95～5.96)
Ⅳ(危険因子数6)	1.69%	9.23(6.54～13.04)
Ⅴ(危険因子数7～11)	3.31%	18.4(13.1～25.8)

〔文献6)より転載〕

③そのほかの気道評価

直視型喉頭鏡を用いた喉頭展開[10]による気道評価(**図2**)[9]が代表的であるが、フェイスマスク換気や気管挿管手技、エアウェイや声門上器具の挿入などを施行する可能性のあるすべての手技について、難易度を評

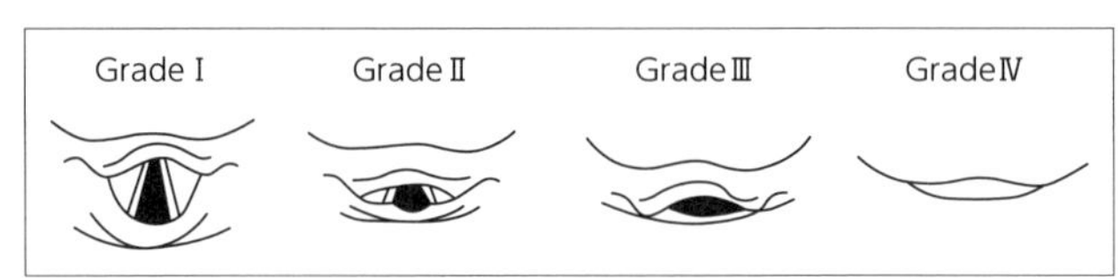

図2　喉頭鏡による気道評価

〔文献9)より転載〕

価する必要がある[6)]。そのほか、気道確保困難の既往歴、低酸素血症になりやすいか否か、誤嚥の危険性についても評価する必要がある[6)]。

2）呼吸モニタリング

鎮静の合併症で最も多いのは呼吸抑制であり、酸素化の維持の大きな障害となる。そのため、血圧・体温・心電図の標準的モニタリングはもちろん、呼吸のモニタリング、特に酸素化および換気のチェックが必須である。

①酸素化のチェック

「日本麻酔科学会気道管理ガイドライン 2014」によると、麻酔導入中では酸素化の維持が最も重要とされている[6)]。日本麻酔科学会の「安全な麻酔のためのモニター指針」[11)]では、酸素化のチェックについて、①患者の皮膚や粘膜、血液の色などを看視する、②パルスオキシメータを装着することとされている。なかでも、パルスオキシメータは、動脈血酸素飽和度（SpO_2）を非侵襲的かつ間接的、連続的に測定でき、早期に低酸素血症を検出するのにも有用である。正常なSpO_2値は 95～100％で、肺と末梢組織の酸素化が十分であることを示す。なお、パルスオキシメータは換気のチェックには適さない。

術中はパルスオキシメータの接触不良や脱落、周辺医療機器の影響によるノイズの混入などに注意する。SpO_2が急速に低下すると、比較的短時間で致死的不整脈や心停止が起こるため、速やかかつ適切に対処する必要がある[6)]。

②換気のチェック

日本麻酔科学会の「安全な麻酔のためのモニター指針」[11)]では、換気のチェックについて、①胸郭や呼吸バッグの動きおよび呼吸音を看視すること、②全身麻酔ではカプノメータを装着すること、③換気量モニタを適宜使用することが望ましいとされている。なかでも、カプノメータは麻酔中の換気の有効性を評価できる方法として、「日本麻酔科学会気道管理ガイドライン 2014」でも推奨されている[6)]。

カプノメータを用いた呼気中の二酸化炭素の測定は、肺胞換気や呼吸パターンの間接的かつ客観的な指標として有用である。特に、呼気終末二酸化炭素（$ETCO_2$）の計測は、換気のモニタとして非常に有用であり、その正常値は 35～37 mmHg である。

カプノメータは、低換気や無呼吸をすばやく検出できるのが最大のメリットである。酸素化の指標であるパルスオキシメータとの併用により、肺塞栓や気道閉塞などの合併症をより早期に検出できることが期待される。

文献

1) Langeron O, et al.：Prediction of difficult mask ventilation. *Anesthesiology*, 2000；92：1229-1236

2) Shiga T, et al.：Predicting difficult intubation in apparently normal patients：a meta-analysis of bedside screening test performance. *Anesthesiology*, 2005；103：429-437

3) Kheterpal S, et al.：Incidence, predictors, and outcome of difficult mask ventilation combined with difficult laryngoscopy：a report from the multicenter perioperative outcomes group. *Anesthesiology*, 2013；119：1360-1369

4) Kheterpal S, et al.：Prediction and outcomes of impossible mask ventilation：a review of 50,000 anesthetics. *Anesthesiology*, 2009；110：891-897

5) Apfelbaum JL, et al.；American Society of Anesthesiologists Task Force on Management of the

Difficult Airway : Practice guidelines for management of the difficult airway : an updated report by the American Society of Anesthesiologists Task Force on Management of the Difficult Airway. *Anesthesiology*, 2013 ; 118 : 251-270

6) Japanese Society of Anesthesiologists : JSA airway management guideline 2014 : to improve the safety of induction of anesthesia. *J Anes*, 2014 ; 28 : 482-493〔日本麻酔科学会：日本麻酔科学会気道管理ガイドライン 2014(日本語訳)．より安全な麻酔導入のために．(2015 年 4 月改訂) (https://anesth.or.jp/files/pdf/20150427-2guidelin.pdf) (2022 年 5 月閲覧)〕

7) Mallampati SR : Clinical sign to predict difficult tracheal intubation (hypothesis). *Can Anaesth Soc J*, 1983 ; 30 : 316-317

8) Mallampati SR, et al. : A clinical sign to predict difficult tracheal intubation : a prospective study. *Can Anaesth Soc J*, 1985 ; 32 : 429-434

9) Samsoon GL, Young JR : Difficult tracheal intubation : a retrospective study. *Anaesthesia*, 1987 ; 42 : 487-490

10) Cormack RS, Lehane J : Difficult tracheal intubation in obstetrics. *Anesthesia*, 1984 ; 39 : 1105-1111

11) 日本麻酔科学会：安全な麻酔のためのモニター指針．2019 年 3 月改訂．(https://anesth.or.jp/files/pdf/monitor3_20190509.pdf) (2022 年 5 月閲覧)

Ⅱ．NPPV、ASV の使用方法

幕張不整脈クリニック　濵 義之

Keywords：ASV、NPPV、鎮静

非侵襲的陽圧換気(NPPV)および適応補助換気(ASV)とは

不整脈手技、とりわけ心房細動に対するアブレーションは痛みを伴うことから、鎮静を行う施設が増加している。鎮静により呼吸状態が不安定になった症例に対しては、非侵襲的陽圧換気(Noninvasive Positive Pressure Ventilation：NPPV)が有用であり、その機種のひとつとして、適応補助換気(Adaptive Servo-Ventilation：ASV)が用いられる場合もある。しかし、NPPV や ASV を使用する際に不安を覚える循環器内科医も多いと思われる。本稿では、筆者の経験をもとに代表的なマスク式人工呼吸器である NPPV と ASV の使用方法や注意点について概説する。

1）NPPV とは

非侵襲的陽圧換気(Noninvasive Positive Pressure Ventilation：NPPV)は、気管挿管を行うことなくマスクで呼吸を補助する人工呼吸器で、換気効率向上を追求して換気補助を行う。医療者が扱うことを前提としているため、適応補助換気(Adaptive Servo-Ventilation：ASV)に比べて操作が煩雑である。

NPPV には従量式と従圧式があるが、通常は従圧式人工呼吸器モードを選択する。多くの NPPV 専用機種では二相式気道用圧(bilevel positive airway pressure：bilevel PAP)を採用しており、吸気圧(inspiratory positive airway pressure：IPAP)と呼気圧(expiratory positive airway pressure：EPAP)が設定できるようになっている。ASV と異なり、サポート圧を十分にかけることができ、酸素濃度の調節も可能である。万が一の場合の気管挿管にも対応している。

代表的な NPPV 専用機種として、Carina®(ドレーゲル社製)、V60®(フィリップス社・レスピロニクス社製)の基本的な設定方法を記す。

①Carina® の設定方法

Carina®(**図 1**)は小型軽量で容易に移動できるため、さまざまな機器が置いてあるカテーテル室でも、さほど場所をとることなく設置可能である。電源を入れてスタートボタンを押せば、前回電源を切ったときと同じ設定で換気が開始される。**図 2** に術中の Carina® の設定例を示す。

a. 換気モード

PC SIMV(pressure control SIMV)モードを用いる。PC SIMV モードでは、設定された換気回数を Pinsp までサポートし、サポートする時間は Ti で設定する。設定回数を超えた自発呼吸は、ΔPS でサポートする(**図 3**)。

b. 最高気道内圧(Pinsp)

10～20 cmH_2O の間で調節する。Carina® では、PEEP からプラスでかかる圧ではなく、0 からの絶対値が表記されている(**図 3**)。低換気もしくは酸素化が不良の場合には設定を上げ、過換気の場合には下げる。

c. 吸入酸素濃度(fraction of inspiratory oxygen：FiO_2)

40％を基本とする。高濃度酸素による肺胞障害を予防するため、SpO_2が低下した場合でも 50％を超えないようにする。

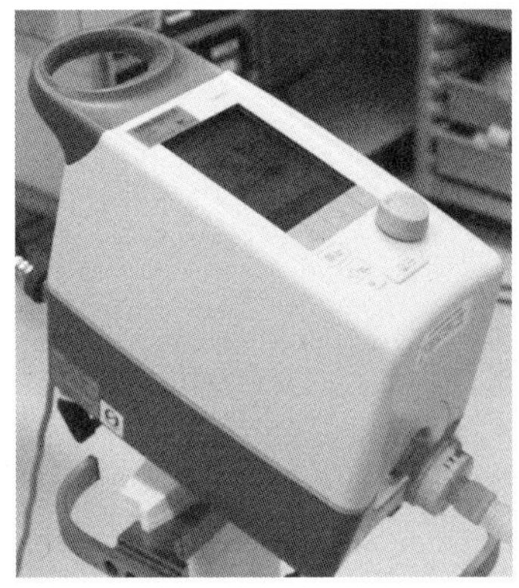

図1　Carina®（ドレーゲル社製）

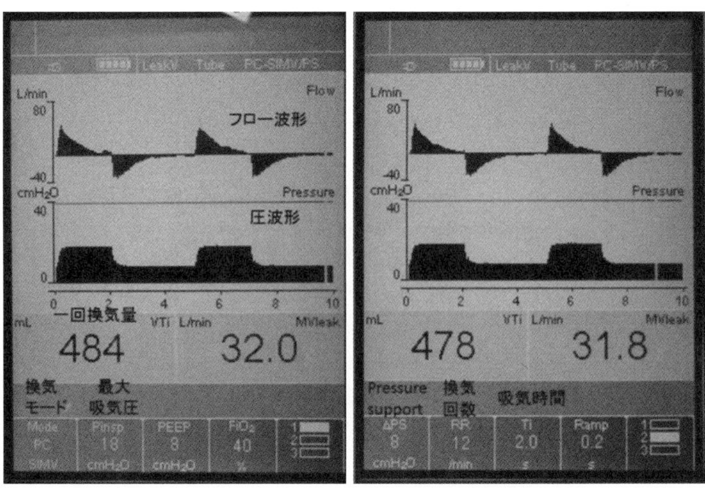

図2　**Carina® の設定画面**

下右端のボタンを押すと、1頁から3頁まで移動する。

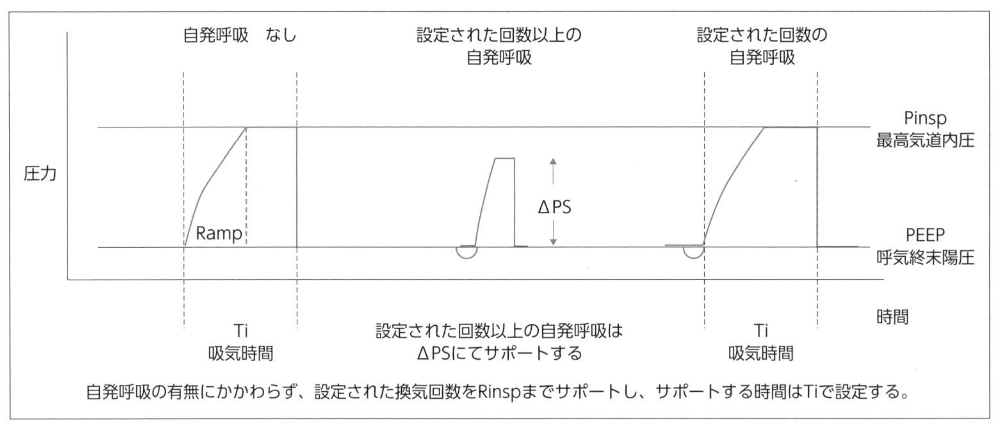

図3　**Carina® の PC SIMV モードによる換気補助**

d. 呼気終末陽圧（positive end expiratory pressure：PEEP）

5 cmH_2O で開始し、SpO_2を確認しながら5〜10 cmH_2O で調節する。

e. 圧支持（pressure support：ΔPS）

設定された換気回数以上の自発呼吸時に、PEEP に加えてかける圧を指す。深鎮静下ではほとんどが強制換気であるが、目安となる一回換気量が得られるように調整する。おおむね 8 cmH_2O に設定する。

f. 換気回数（resiratory rate：RR）

初期値は 12 回とし、$etCO_2$を確認しながら調整する（$etCO_2$ 低下→過換気のため下げる、$etCO_2$ 上昇→低換気のため上げる）。

g. 吸気時間（inspiratory time：Ti）

吸気フロー波形が基線に戻るように 1〜2 秒で調整する。喘息や COPD などの呼気抵抗が強い場合には 1.0 秒以下まで調整し、呼気フロー波形が基線に戻るように設定する。

h. 最高気道内圧に達するまでの時間（Ramp）

おおむね 0.2 秒に設定する。

i. 警報設定

高圧による気道損傷を予防するため、高圧警報は 30 cmH_2O に設定する。

j. 一回換気量の目安

一回換気量は身長から求められる predicted body weight の 6～8 mL/kg 程度を目安にする[1]。換算表(**表**)では、計算された predicted body weight に 8 mL/kg をかけて、換気量を算出している。男性は身長 150 cm で 400 mL 程度、160～170 cm で 500 mL 程度、180 cm で 600 mL 程度、女性は 140 cm で 300 mL 程度、150～160 cm で 400 mL 程度、170 cm で 500 mL 程度とし、$etCO_2$の値を確認しながら増減させる。

表　一回換気量の目安

身長	男性 Predicted body weight	一回換気量	身長	女性 Predicted body weight	一回換気量
150 cm	47.8 kg	382 mL	140 cm	34.2 kg	273 mL
160 cm	56.9 kg	455 mL	150 cm	43.3 kg	346 mL
170 cm	66 kg	528 mL	160 cm	52.4 kg	419 mL
180 cm	75.1 kg	600 mL	170 cm	61.5 kg	492 mL

Predicted body weight の計算方法：男性 50＋0.91×(身長 cm－152.4)、女性 45.5＋0.91(身長 cm－152.4)。

②V60® の設定方法

V60® は Carina® に比べると大型であるが、トリガー機能に優れており、より適確に呼吸をサポートする(**図 4**)。

a. 換気モード

深鎮静下で行うと自発呼吸がなくなることが多いため、S/T モード(spontaneous/timed)もしくは PCV モード(pressure control ventilation)を選択する。**図 5** に術中の PCV モードの設定を示す。自発呼吸がない場合には、両モードとも同様の換気補助を行う。自発呼吸がある場合には、S/T モードは患者に合わせて吸気補助を行うのに対し(**図 6**)、PCV モードでは設定された吸気時間のみ補助を行う(**図 7**)。自発呼吸時の吸気補助時間が異なるのみで、いずれの換気モードでも設定する項目は同じである。

b. 吸気気道陽圧(inspiratory positive airway pressure：IPAP)

Carina® の Pinsp に該当する。吸気時に負荷する圧力で、10～20 cmH_2O で調整する。

c. 呼気気道陽圧(expiratory positive airway pressure：EPAP)

Carina® の PEEP に該当する。呼気時に負荷する圧力で、5～15 cmH_2O で調整する。

d. 換気回数(Rate)

初期値は 12 回とし、$etCO_2$を確認しながら調整する。

e. 吸気時間(I-Time)

Carina® の Ti に該当する。吸気フロー波形が基線に戻るように 1～2 秒で調整する。喘息や COPD などの呼気抵抗が強い場合には 1.0 秒以下まで調整し、呼気フローが基線に戻るよう設定する。

f. 立ち上がり速度(rise time：Rise)

吸気圧が IPAP に上昇する速度。5 段階あり、1 が最速である。

g. 酸素濃度(O_2)

供給される酸素濃度。40% を基本とする。

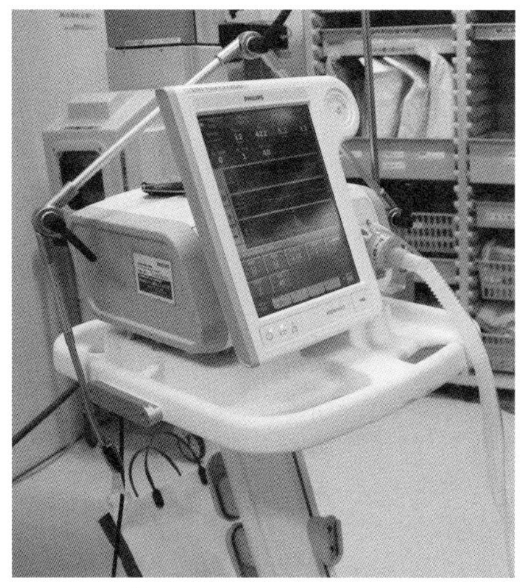

図 4　V60®

（フィリップス社・レスピロニクス社製）

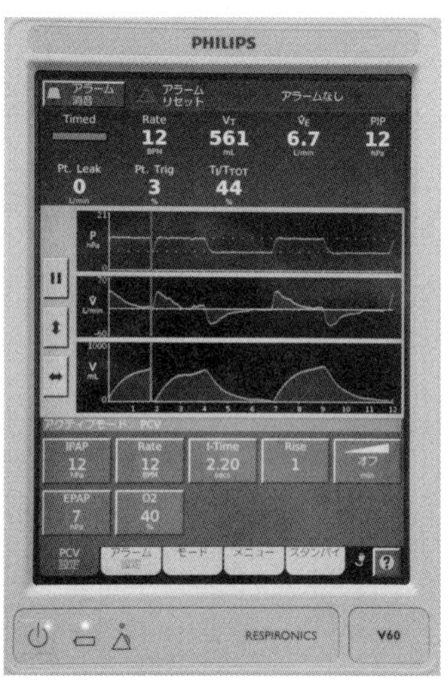

図 5　V60® の PCV モード設定項目

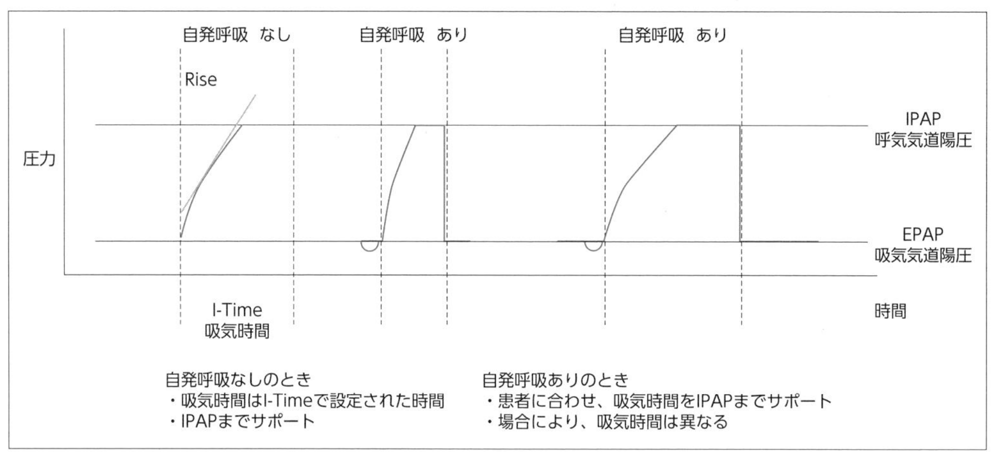

図 6　V60® の S/T モードによる換気補助

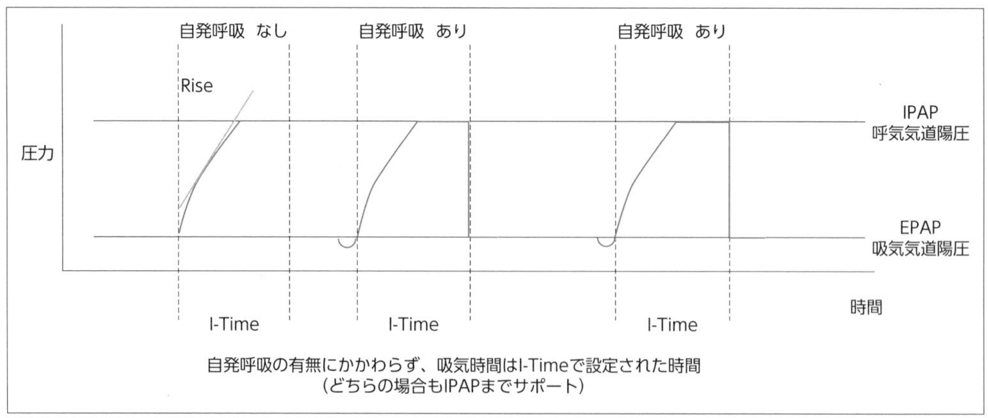

図 7　V60® の PCV モードによる換気補助

2）ASV とは

適応補助換気(Adaptive Servo-Ventilation：ASV)は、呼吸補助を目的として使用するマスク式人工呼吸器で、NPPV のひとつである。本邦では、レスメド社製のオートセット CS(**図 8**)がよく使用されている。NPPV の多くが換気効率の向上を追求した機器であるのに対し、オートセット CS(ASV)は意識下における快適性の向上を追求した機器である(**図 9**)。ASV の代表として、オートセット CS の使用方法などについて概説する。

オートセット CS は、患者が在宅で使用できるよう、小型軽量に設計されている。本機器は、呼吸フローパターンを特定の 13 ポイントでモニタし、演算処理することにより、各症例の呼吸パターンに同調したサポート圧が供給できる。また、直近 3 分間の平均分時換気量の 90％を目標に換気を行い、不安定な呼吸にも自動的に対応する(**図 10**)。

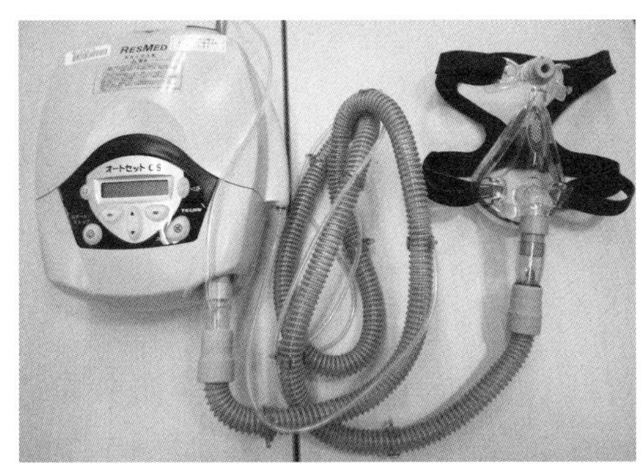

図 8
オートセット CS
(レスメド社製)

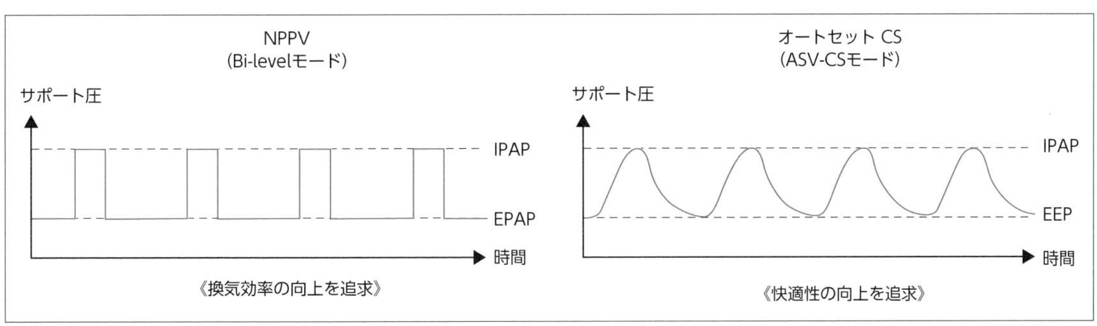

図 9　NPPV とオートセット CS の違い　(提供：帝人ファーマ社)

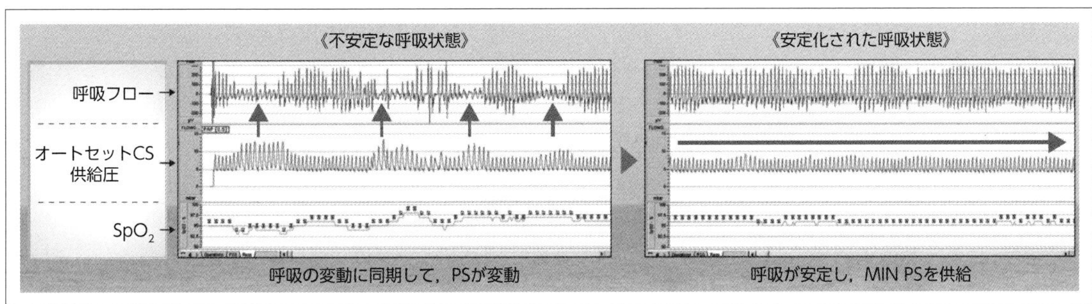

図 10　オートセット CS における呼吸パターンに同調したサポート圧供給

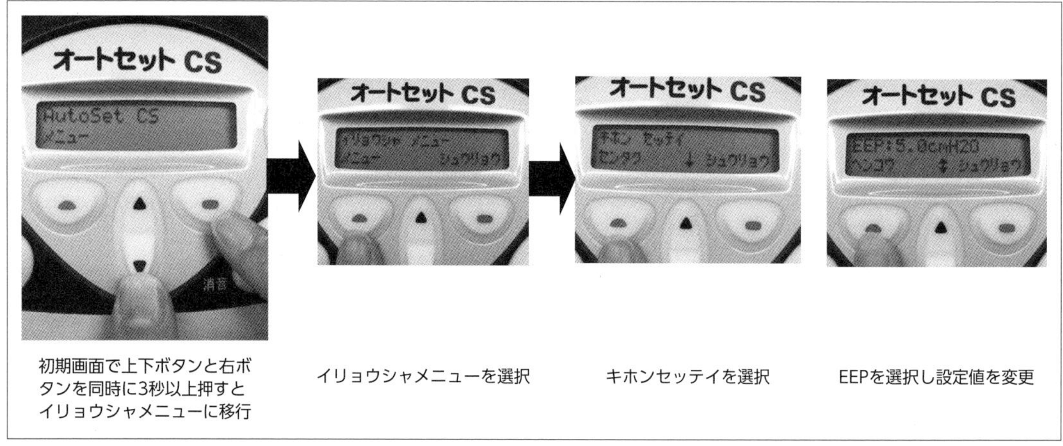

図 11　ASV 設定値の変更方法（例：EEP 変更方法）　　（提供：帝人ファーマ社）

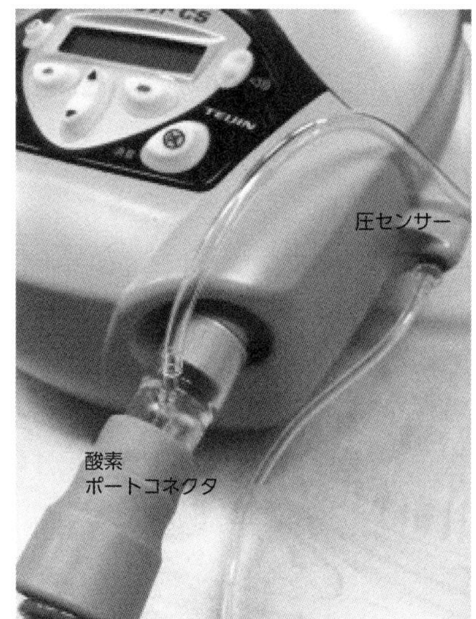

図 12
酸素ポートコネクタの接続方法
酸素ポートコネクタはマスクではなく、本体に接続する。

使用方法は簡単で、電源をいれると自動的に呼吸を感知して換気補助を開始する。呼吸終末圧力（EEP≒EPAP）、最小サポート圧（MIN PS）、最大サポート圧（MAX PS）は、それぞれ 5.0 cmH_2O、3.0 cmH_2O、10.0 cmH_2O に初期設定されており、そのまま使用する場合がほとんどであるが、変更する場合は**図 11** のような手順で行う。なお、調節範囲は NPPV 専用機種と比べて狭い。

不整脈手技中に ASV を使用する際には、浅鎮静の換気補助として酸素を併用している施設が多いようである。酸素を併用する際には、専用の酸素ポートコネクタを本体側に取り付ける必要がある（**図 12**）。

3）NPPV および ASV 使用の際の注意点

NPPV に伴う合併症としては、顔面皮膚の紅斑や不快感、閉所恐怖症、鼻根部潰瘍、ニキビ様皮疹、副鼻腔や耳の痛み、鼻粘膜の浮腫、鼻や口の乾燥、眼の刺激、腹部膨満、誤嚥性肺炎、低血圧、気胸があげられる[2)]。間質性肺炎のある症例では、気胸をきたしやすいと報告されているため注意を要するが[3)]、不整脈手技中という短い時間であれば、さほど問題にならない。

深鎮静下で使用する場合、NPPV のみでは舌根沈下を解除できず、呼吸が不安定になる恐れもある。筆者の経験上、経口エアウェイや下顎挙上デバイス(Joe Elevation Device)の併用が、呼吸を安定させるのに有用であった。特に、比較的サポート圧の弱い ASV では、十分な換気補助を行うのは難しい。深鎮静下で ASV を用いる際には、経口エアウェイや下顎挙上デバイス(Joe Elevation Device)などの併用が望ましい。

フェイスマスク(口鼻マスク)は、まず緩めに装着し、徐々に締めて顔にフィットさせる。そのさい、クッションが均等に当たるように、締め過ぎないことが重要である。頬のこけている症例や入れ歯の症例では、うまくフィットせずリークが問題になることから、トータルフェイスマスク(**図 13**)を用いる。

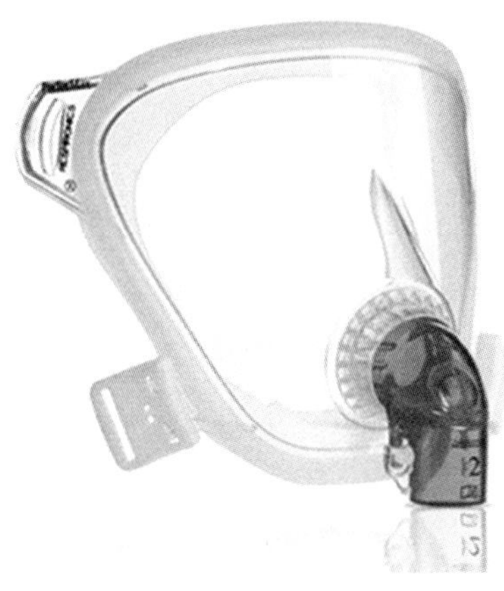

図 13
トータルフェイスマスク

トータルフェイスマスクはフェイスマスクに比べ高価であり、眼球乾燥が問題になる。深鎮静下では、いずれのマスクを用いる場合にも、眼球乾燥を防ぐために目パッチを貼付するとよい。

文 献

1) 日本呼吸療法医学会・多施設共同研究委員会：ARD に対する Clinical Practice Guideline. 人工呼吸, 21：44-61

2) Mehta S, et al.：Noninvasive ventilation. *Am J Respir Crit Care Med*, 2001；163：540-577

3) 福島一雄, ほか：非侵襲的陽圧換気療法患者における気胸合併の実態と背景の検討. 日呼吸会誌, 2008；46：870-874

Ⅲ．経鼻エアウェイ

日本医科大学循環器内科　岩﨑 雄樹

Keywords：閉塞性無呼吸、経鼻エアウェイ、小児用挿管チューブ、鼻出血

経鼻エアウェイとは？

心房細動をはじめ、さまざまな不整脈に対してカテーテルアブレーションが行われるが、多くの症例で三次元マッピングシステムを用いられる。三次元マッピングシステムを使用する際に患者の身体の位置や呼吸が変動すると、カテーテルの位置情報が不正確となるため、安定した呼吸管理は安全・確実に手技を行ううえで重要である。

安定した呼吸管理のために、本邦では約 4 割の施設で深鎮静を行っているとの報告がある[1]。深鎮静ではしばしば舌根沈下（**図 1**）が起こり、それに伴い閉塞性無呼吸が生じうる。閉塞性無呼吸状態は低酸素をきたすのみならず、閉塞した上気道に対し強制的に努力様呼吸運動を行うことで横隔膜が大きく移動し、それに伴って心臓も大きく偏位する。

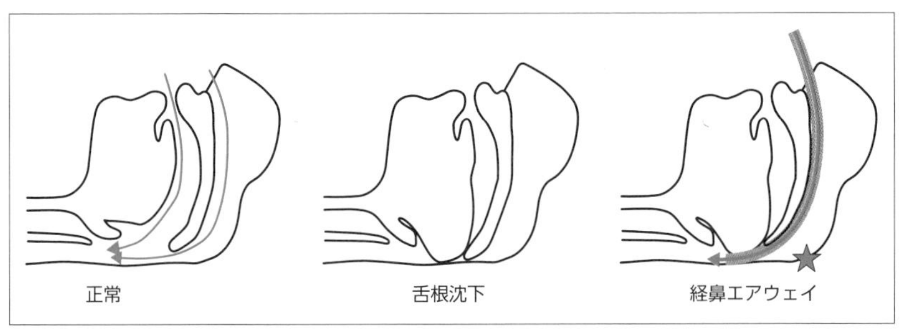

図 1　鎮静による舌根沈下と経鼻エアウェイ

実際、X 線透視像で確認すると、閉塞性無呼吸に伴って横隔膜が大きく偏位していることがわかる（**図 2**）。舌根沈下による閉塞性無呼吸は、合併症のリスクを増加させる。閉塞性無呼吸の状態が強くなると胸腔内圧の陰圧化も強くなり[2]、カテーテル挿入時や三方活栓操作時に空気が入り込む危険性がある。また、カテーテル操作による穿孔のリスク回避のためにも、術中の呼吸管理は極めて重要である。

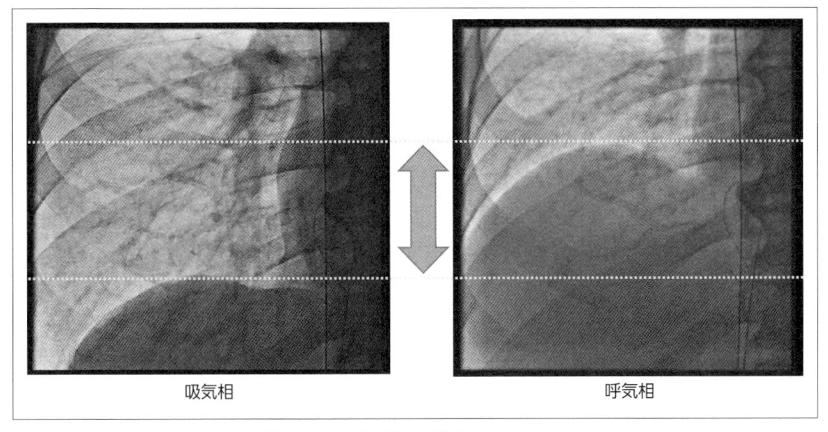

図 2　閉塞性無呼吸に伴う横隔膜（X 線透視画像）

深鎮静を必要とする不整脈手技中の気道確保には、さまざまな気道確保デバイスがある。そのなかでも、経鼻エアウェイは簡便かつ安全な手法であり、気道閉塞をきたした症例、もしくはきたす可能性の高い症例に対し、まず試みるべき有用なツールといえる。本稿では、経鼻エアウェイの具体的な挿入方法、注意点、合併症予防の対策などを紹介する。

1）経鼻エアウェイの選択

舌根沈下をきたしている患者に対し、安全に気道確保を行うためには、適切なサイズの経鼻エアウェイを選択する必要がある。通常は、鼻腔の大きさにフィットした口径の経鼻エアウェイを選択するが、カテーテルアブレーションの際には、比較的細めの経鼻エアウェイを選択するとよい(**図3**)。太めだと鼻腔内を通過する際に擦過し、鼻出血を生じる可能性があるためである。特に心房細動例では薬剤による抗凝固療法が行われており、術中もヘパリンを使用するため、鼻出血を生じるリスクが高くなる。また、鼻腔狭窄や鼻出血の既往があるために、対側の鼻腔から食道温度プローブカテーテルを挿入するのを避けたい症例にも、細めの経鼻エアウェイを選択することにより、同側から両方を挿入することが可能になる。

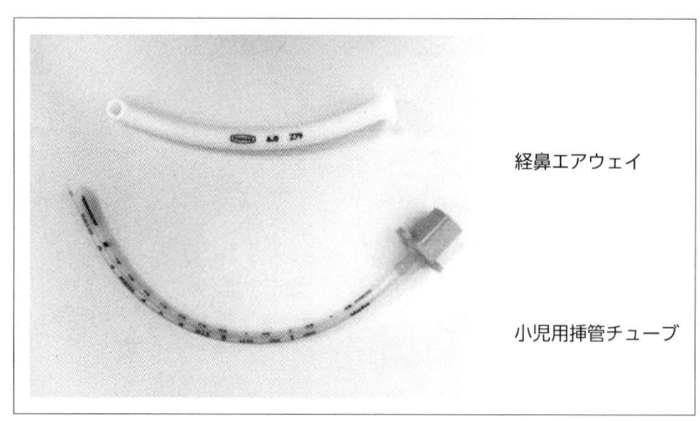

図3　経鼻エアウェイ(上)と小児用挿管チューブ(下)

2）経鼻エアウェイの挿入方法

経鼻内視鏡の前処置同様、挿入する鼻腔内に十分量のキシロカインゼリーを事前投与する。これは、挿入に伴う鼻出血を予防するのみならず、鼻腔内挿入に伴う不快感や反射を予防する意味でも大切な処置である。著者の施設では、3 cc程度のキシロカインゼリーを2回に分けて鼻腔内に投与した後、同ゼリーを塗布した経鼻エアウェイを挿入している。鼻中隔湾曲や耳鼻科疾患の術後など、経鼻エアウェイの挿入が好ましくない場合もあるため、あらかじめ問診で聴取しておくとよい。また、口腔内分泌物が多い症例では、経鼻エアウェイの内腔が閉塞してしまう恐れがあるため、適宜口腔内分泌物を吸引する必要がある。

経鼻エアウェイは、喉頭蓋よりも数cm手前に留置するのが望ましい。透視により先端位置を確認するが、経鼻エアウェイから呼気音が聞こえてくるため、慣れれば容易に調整できるようになる。留置後は、位置がずれないようにしっかりと固定することが大切である。心房細動のアブレーション中、食道温プローブカテーテルの位置を変える際に、経鼻エアウェイも動いてしまう場合がある。経鼻エアウェイが動いて気管を刺激すると咳嗽反射が生じ、手技の中断を招いたり、体動のために鎮静薬の増量が必要になったりして、結果的に三次元マッピングの精度が低下する可能性もあるため、注意を要する。

カテーテルアブレーション終了後にはカテーテルおよびシース抜去を行うが、経鼻エアウェイを最後に抜去すれば、鎮静からの覚醒がままならない場合の管理も継続して可能である。

3) 経鼻エアウェイの挿入が困難な症例の対応

鼻腔内から上咽頭にかけて抵抗があり、経鼻エアウェイの挿入が難しい場合は、サクションチューブを使用する方法がある。より柔らかい素材のサクションチューブを経鼻エアウェイのなかに通して鼻腔より先行させ、喉頭蓋まで挿入した時点でサクションチューブをガイドにして経鼻エアウェイを挿入する。これにより、鼻腔内の損傷を最小限に抑えることができる(**図 4**)。

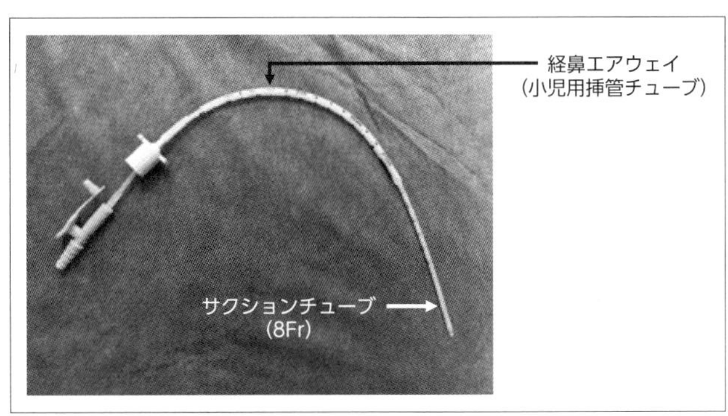

図 4　経鼻エアウェイとサクションチューブ

サクションチューブが柔らかすぎてスムーズに挿入できない場合は、血管確保で使用したガイドワイヤーをサクションチューブに挿入するとコシが強くなり、挿入が容易となる。また、透視上で位置を確認できるため、誤挿入のリスクを防げるメリットもある。

鼻出血の既往を有している場合や、抗凝固療法継続でアブレーションを行う場合など、鼻出血のリスクが高く、通常の手法では経鼻エアウェイの挿入が困難である症例には、最初から吸引チューブを用いると、安全な挿入が可能となる。

上咽頭通過の際、経鼻エアウェイ先端が上咽頭後壁に直角に接すると、スムーズに挿入できなくなる場合がある(**図 1 ★**)。その場合、用手で経鼻エアウェイの先端に屈曲をつけて、上咽頭後壁との角度を浅くすると、おおよその症例で安全に経鼻エアウェイを挿入できる。

片方で通過が難しい場合には、対側から試みるとスムーズに挿入できる場合もある。それでも挿入に抵抗がある場合には、決して無理に押し込んではならない。また、口腔内分泌物が多い症例では、経鼻エアウェイの内腔が閉塞してしまう恐れがあるため、適宜口腔内分泌物を吸引する必要がある。

4) 経鼻エアウェイの合併症

経鼻エアウェイを使用するうえで最も注意すべき合併症は、鼻出血である。上述のような方法を駆使し、細心の注意を払って経鼻エアウェイを挿入しても、鼻出血のリスクはゼロにはならない。手技の初期には問題がなかったとしても、ヘパリン使用により活性化全凝固時間(ACT)が延長した状態では、出血が顕性化する場合もある。鼻出血持続による手技の中断はほとんどないが、生じた鼻出血が後鼻漏として咽頭内に貯留し、血液誤嚥をきたす危険性はある。また、手技中は顔がドレープに覆われているため、鼻出血の発見が遅れ、誤嚥性肺炎をきたしてしまう可能性もあることから、注意深く観察する必要がある。術後、ヘパリンを中和し ACT が正常化すれば、鼻出血が持続して耳鼻科的処置が必要となることはほとんどないが、術後は鎮静効果が残存し傾眠傾向になるため、術中のみならず、病棟での観察も怠ってはならない。まれに鼻出血が持続する場合には、耳鼻科に加療を依頼する。

5）経鼻エアウェイのメリット

舌根沈下に伴う気道閉塞により、胸腔内圧の陰圧化が強くなる[2)]。著者らは基礎研究を行い、食道内圧測定による閉塞性無呼吸のモニタリング方法を確立し[3)]、臨床に応用し心房細動アブレーション中の閉塞性無呼吸時の食道内圧の変化について報告した[4)]。

図 5 にアブレーション中の深鎮静により閉塞性無呼吸を呈している症例の食道内圧波形を示す[4)]。深鎮静により舌根沈下が生じたことから、胸腔内圧の指標となる食道内圧の陰圧化が強くなり、－50 mmHg にも及んでいる所見が認められる。このように、閉塞性無呼吸の状態は臨床的な閉塞性無呼吸症候群と同様に、非常に強い胸腔内圧の陰圧化をきたすことがわかる。

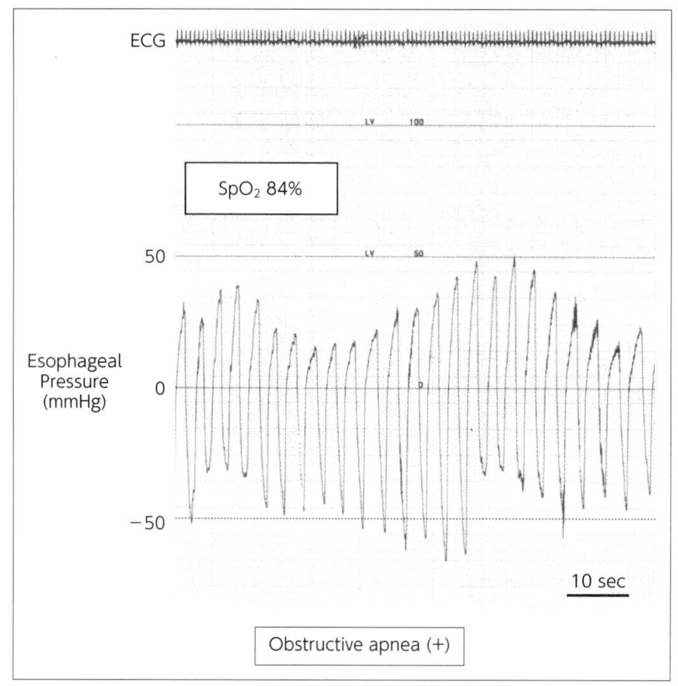

図 5　閉塞性無呼吸中の食道内圧の変化

〔文献 4）より転載〕

また、経鼻エアウェイの挿入により、胸腔内圧の陰圧化が解除されていることが確認できる（**図 6**）[4)]。経鼻エアウェイには酸素化を保つのみならず、閉塞性無呼吸に伴って横隔膜が過度に動くのを予防し、思わぬ合併症を回避するメリットもある。

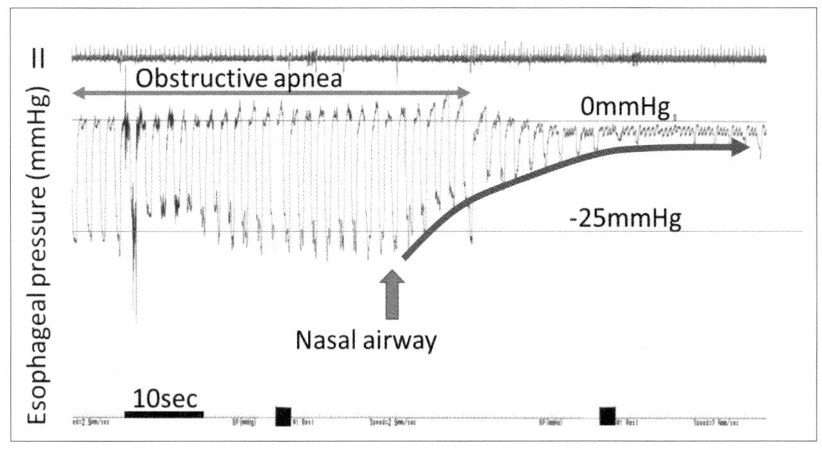

図6　閉塞性無呼吸に対する経鼻エアウェイと食道内圧の変化

〔文献4)より転載〕

経鼻エアウェイが1本のみでは舌根沈下に伴う閉塞性無呼吸の解除が不十分である場合には、2本使用する方法もある。2本の経鼻エアウェイにより内腔から気道が確保されるのみならず、経鼻エアウェイ間にも間隙ができるため、舌根沈下へのより有効な対応が可能となる。一方、鼻出血のリスクも増加するため、挿入困難な場合には後述する陽圧換気との併用も検討する。

6）経鼻エアウェイの限界

経鼻エアウェイを挿入しても、舌根沈下を十分にコントロールできない症例もある。酸素化の問題がない場合でも、閉塞性無呼吸に伴う努力様呼吸運動には、カテーテルによる心臓穿孔を原因とする心タンポナーデ発症のリスクもある。そのような場合には陽圧換気が有効であるため、早めにASVもしくはNPPVを併用するとよい。しかし、陽圧換気にも落とし穴があり、肥満などが原因で舌根沈下が著しい場合には、陽圧換気による空気が誤送気されて、胃の過膨張をきたす恐れがある。換気が不十分になり、低酸素血症、高二酸化炭素血症を惹起するのみならず、それに伴って横隔膜は挙上し、胸腔内インピーダンスも変化し、三次元マッピングシステムの精度を著しく低下させる危険性が生じる。陽圧換気のみでは不十分な症例においては、経鼻エアウェイの併用により陽圧換気の誤送気を予防することができる。

文献

1) Inoue K, et al.：Japanese Heart Rhythm Society Members：Current status of catheter ablation of atrial fibrillation in Japan：Summary of the 4th survey of the Japanese Catheter Ablation Registry of Atrial Fibrillation (J-CARAF). *J Cardiol*, 2016；68：83-88

2) Bradley TD, et al.：Obstructive sleep apnoea and its cardiovascular consequences. *Lancet*, 2009；373：82-93

3) Iwasaki Y-K, et al.：Atrial Fibrillation Promotion With Long-Term Repetitive Obstructive Sleep Apnea in a Rat Model. *J Am Coll Cardiol*, 2014；64：2013-2023

4) Iwasaki Y-K, et al.：Esophageal pressure monitoring for airway management during catheter ablation of atrial fibrillation. *Int J Cardiol Heart Vasc*, 2021；33：100771. doi:10.1016/j.ijcha.2021.100771.

Ⅳ. 気道確保デバイス

佐賀大学医学部先進不整脈治療学講座　山口 尊則

Keywords：鎮静、気道確保デバイス、口腔咽頭エアウェイ、i-gel™、Jaw elevation device

気道確保デバイスとは

鎮静薬による事故の主因は気道閉塞と呼吸抑制であり、鎮静深度と上気道閉塞、呼吸抑制はトレードオフ関係にある。とりわけ深鎮静の導入に際しては、上気道閉塞および呼吸抑制は必発である。したがって、鎮静には気道の確保が極めて重要である。気道閉塞時には用手的気道確保とマスク換気が基本的手技であるが、カテーテルアブレーション時に持続的に行うのは難しい。そのような場合、気道確保デバイスの使用が有効である。気道確保デバイスにはさまざまな種類があるが、それぞれの特性を踏まえたうえで、使い分ける必要がある。本稿では、口腔咽頭エアウェイ、声門上気道デバイスのJaw elevation device（JED）およびi-gel™の使用方法と注意点について概説する。

1）口腔咽頭エアウェイとは

口腔咽頭エアウェイ（ゲデルエアウェイ）は挿入が容易で、比較的安全に使用できる気道確保デバイスである（**図1**）。口腔咽頭エアウェイのみで気道確保を行った研究として、Kottkampらは、心房細動アブレーション時にプロポフォールで深鎮静を施行した650例について報告している[1]。それによると、全症例で深鎮静を完遂し、そのうち8例（1.2%）で2分以内のマスク換気を必要としたが、鎮静に関連した合併症は1例も認めなかった。実際に、適切な鎮静レベルで、適切なサイズの口腔咽頭エアウェイを挿入することにより、多くの症例で気道を確保することができる。口腔咽頭エアウェイの適切なサイズの選択方法、使用における注意点、使用中の鎮静について述べる。

①口腔咽頭エアウェイの選択

口腔咽頭エアウェイは、男性は全長100 mm、女性は全長90 mmを用いることが多い（**図2**）。しかしながら、サイズが短すぎると舌を圧迫して気道閉塞を助長し、長すぎると喉頭蓋を圧迫し気道を閉塞させたり、喉頭痙攣・咳嗽反射を起こしたりする恐れがあるため、患者の頭部を側面から観察し、口角から下顎角までの長さに一致するものを選択するのが望ましい。

②口腔咽頭エアウェイの使用における注意点

口腔咽頭エアウェイの使用における最大のリスクは、咳嗽反射や嘔吐反射、さらに喉頭痙攣の誘発である。これらは鎮静が浅い場合に生じやすいため、鎮静薬とオピオイド系薬剤を用いて十分な鎮静と鎮痛を維持し、顎関節がある程度弛緩した後に口腔咽頭エアウェイを挿入する必要がある。

口腔咽頭エアウェイを挿入する際に舌が押し込まれると、舌根沈下により気道が閉塞する恐れがある。口腔咽頭エアウェイを反転した状態で口腔内に挿入する、もしくは舌を前に引き出すようにして挿入すると、気道を閉塞させることなく留置できる。口腔咽頭エアウェイ挿入後は、頭部後屈位で頸部を軽く左回旋した位置にて維持すると、より安定した気道の開存性が得られる。

また、口腔咽頭エアウェイ挿入後は、視診および聴診により換気を確認する必要がある。カプノグラフィを用いて呼気終末二酸化炭素濃度（$ETCO_2$）をモニタリングすることで（**図3**）、気道の開存が持続的に確認できる。

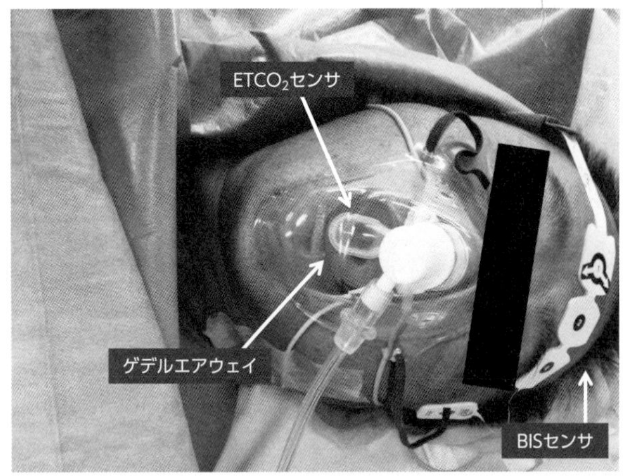

図１　口腔咽頭エアウェイを挿入した状態

頚椎を軽く左回旋した状態で維持している。BIS センサ、$ETCO_2$センサも装着している。

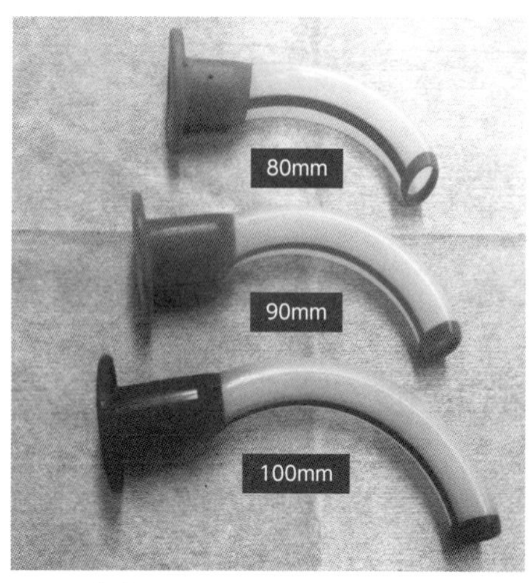

図２　ゲデルエアウェイのサイズ

通常、男性は 100 mm、女性は 90 mm が適している。

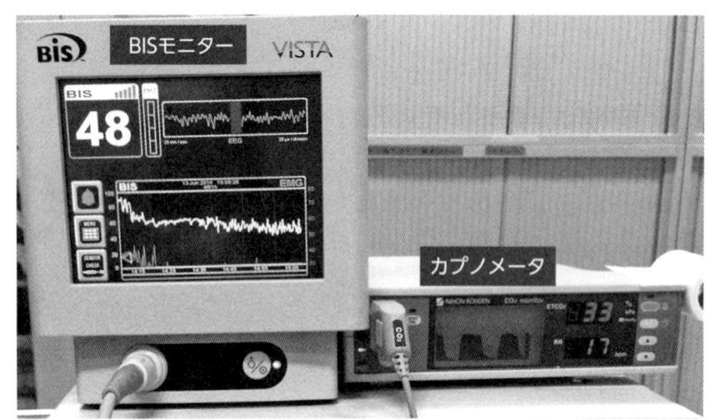

図３　BIS モニタとカプノメータ

③口腔咽頭エアウェイ使用中の鎮静

口腔咽頭エアウェイ使用中の鎮静レベルは、American Society of Anesthesiologists（ASA）における深鎮静のレベル（繰り返し、または痛みを伴う刺激に反応できる）が適切である[2)]。中等度鎮静（問いかけ、または触覚刺激に対して意図して反応できる）のレベルでは、カテーテルアブレーション時の疼痛などにより容易に覚醒するリスクを有し、それに伴い咳嗽反射などが出現する恐れもある。全身麻酔（痛みや刺激にも反応しない）のレベルまで深い鎮静状態になると、自発呼吸が低下したり消失したりするため、口腔咽頭エアウェイ単独による気道確保が困難になり、補助換気が必要となる。なお、適切な鎮静レベルを確保しても、全身麻酔レベルや中等度鎮静に容易に移行しうるため、モニタリングを欠かしてはならない。BIS モニタリング（**図３**）は鎮静中の脳波を数値化し、鎮静レベルを一定に維持することができるため、有用である。

口腔咽頭エアウェイ単独による気道確保が困難な症例（高度のいびきや呼吸停止などの気道閉塞所見が出現する症例、十分に気道確保されているものの呼吸抑制により換気量が低下している症例など）では、まず鎮静レベルを確認する。適切な鎮静レベルでも気道閉塞所見が出現する症例、もしくは呼吸抑制による換気量の低下を認める症例には、①口腔咽頭エアウェイ挿入を維持したうえでNoninvasive Positive Pressure Ventilation（NPPV）による補助換気を行う、②深鎮静を中止し、中等度鎮静に変更する、③プロポフォール投与量を減量し、オピオイド系薬剤(フェンタニル)を増量する、④プロポフォールは呼吸抑制や気道閉塞をきたしやすいため、ベンゾジアゼピン系薬剤(ミダゾラムなど)やデクスメデトミジンに変更する、⑤その他の気道確保器具(JED や i-gel™)に変更する、⑥麻酔科医に全身麻酔を依頼するなどの手段を講じる。その際、気道閉塞や呼吸抑制の程度、患者の全身状態、カテーテルアブレーションの進行状況などを総合的に検討したうえで、手段を選択する。特に、肥満や睡眠時無呼吸などの症例では、このような現象が生じやすいため、注意を要する。

2）Jaw Elevation Device とは

Jaw elevation device(JED)は声門上気道デバイスのひとつで、外側から下顎を挙上して気道を確保する方法である(**図 4**)。

口腔内デバイスとは異なり、口腔内に器具を挿入しないことから、咳嗽反射や喉頭痙攣、口腔内出血などの恐れのないのが利点である。著者らが実際に経験した、JED を用いた深鎮静の症例について述べる。

著者らは、心房細動アブレーション時のプロポフォールを用いた深鎮静(部分的には全身麻酔レベル)に際し、150 例で JED を用いた気道確保を行った。そのうち 70%で JED 単独による気道確保と呼吸管理が可能であったが、残りの 30%では深鎮静のレベルを維持するために、口腔咽頭エアウェイの併用を必要とした。

有害事象としては、明らかな因果関係は不明であるが、3 例に片側の口角のみが下がる部分的な顔面神経麻痺を認め、1 例に耳下腺腫脹を認めた。前者は、JED の下顎を支えるアームによる顔面神経枝の圧迫が原因と推測され、全例で 1 週間以内に回復した。後者は耳下腺の圧迫が原因と推測された。なお、平均鎮静時間は 152±39 分であった。気道確保に際して、JED により下顎を強く挙上したことが圧迫障害の原因となった可能性も考えられた。

短時間の深鎮静や中等度鎮静を維持する場合には、JED は有用かもしれないが、長時間にわたる強い下顎挙上は圧迫による末梢神経障害の恐れがある。今後の臨床研究の報告が待たれる。

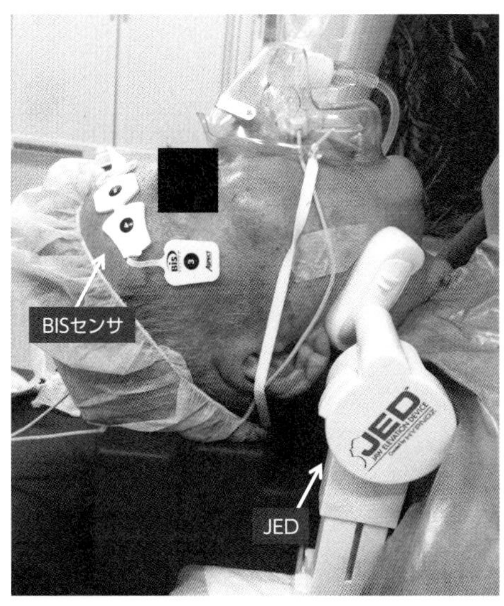

図 4
JED を用いた気道確保
本症例では口腔咽頭エアウェイも併用している。

3）i-gel™とは

声門上気道デバイスの 1 つである i-gel™（**図 5**）は、挿入が容易で気道確保の成功率も高いため、緊急時の気道確保用として救命救急などに準備されている施設もある。i-gel™の特徴は**表 1** の通りである。

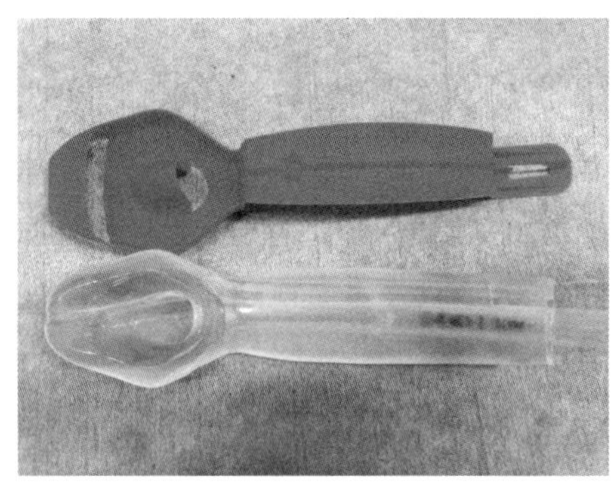
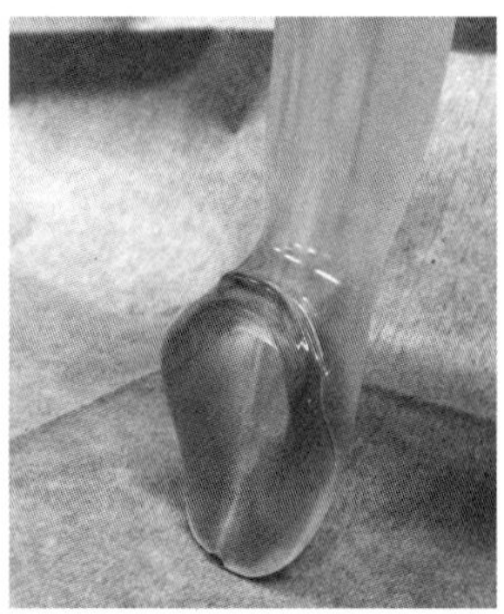

図 5　i-gel の全体像（左）と開口部（非膨張性カフ）（右）

表 1　i-gel™の特徴

- マスク接触面は喉頭の解剖に基づいて作成され、ラリンゲルマスクのようなカフがなく、エアを注入しなくともよい。
- 挿入が容易なため、97％の患者で 5 秒以内に挿入できる。
- 喉頭にフィットし、気密性が高い。
- チューブは二腔構造で、一方は換気用、もう一方は胃管挿入用となっている（3 号と 4 号は 12 Fr、5 号は 14 Fr）。心房細動アブレーション時に食道温プローブを挿入する場合は、この胃管挿入用ルーメンから挿入できる。
- チューブの近位側は強化され、バイトブロックの機能を果たす。
- 術後の咽頭痛が少ない（3％）。

①i-gel™の使用方法

まず、水溶性ゲルをカフの背面と側面に塗布する。前面のマスク開口部に塗布すると、挿入後に潤滑剤が気道に落ち込んで気道反射を誘発させるため、注意を要する。チューブ近位端をもち、頭部を後屈させる。必要時には下顎を引いて開口させ、背面を硬口蓋に当てながら滑らせて挿入する。この際、ラリンゲルマスクのように指を挿入する必要はない。チューブは抵抗があるまで、しっかり挿入する。

②i-gel™を用いた全身麻酔

i-gel™を用いた心房細動アブレーション中の全身麻酔について、著者らの経験と報告をもとに概説する[3)]。

著者らは、深鎮静中に経口エアウェイ単独で良好な気道確保が得られなかった 10 例に対し、麻酔科医の指導のもとに i-gel™を挿入し、人工呼吸器による機械換気を行った（**図 6**）。麻酔はプロポフォールおよびフェンタニルのみとし、筋弛緩剤は使用しなかった。鎮静深度は全身麻酔レベルとした。その結果、確実な気道確保が得られ、また機械換気により呼吸変動が消失したことから、3D マッピング下の手技が極めて安定した。

この経験に基づき、著者らの施設の許可および患者の同意を得たうえで、連続 160 例の心房細動アブレーション術症例に対し、同様の手法で全身麻酔を行った[3)]。麻酔はアトロピン 0.5 mg、フェンタニル 50 μg を投与し、筋弛緩剤は使用しなかった。プロポフォール 1.0～2.0 mg/kg を 0.5 mg/kg/10 秒で投与し、全身麻酔の深度に到達した時点で i-gel™を挿入した。i-gel™のサイズは患者の体重に基づいて決定した（**表 2**）。

次いで、5 mg/kg/時でプロポフォールの持続静注を開始した。BIS モニタを用い、鎮静深度を BIS 40 程

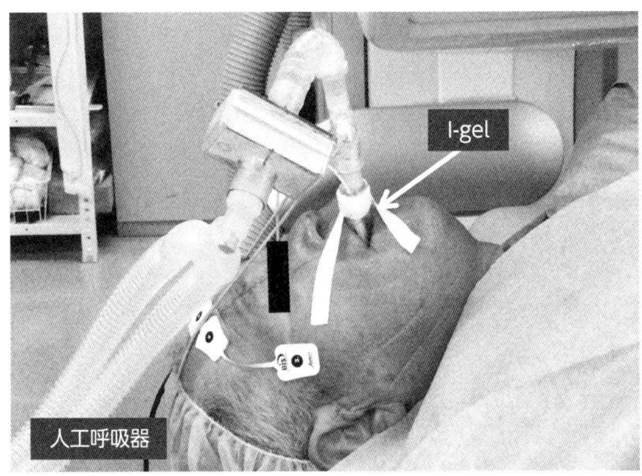

図 6　i-gel™を用いた全身麻酔

表 2　体重別の i-gel™サイズ

サイズ	適用体重(目安)
3	30-60 Kg(女性)
4	50-90 Kg(男性)
5	90 Kg 以上

度で維持した。換気に関しては、人工呼吸器により 12～15 回/分の強制換気を行い、1 回換気量と気道内圧をモニタリングし、カプノメータも使用した。鎮痛剤としてフェンタニルを 30 分～1 時間ごとに、さらにアブレーション開始前に 50 μg を追加投与した。

その結果、152 例(95%)で良好な気道確保が得られ、また強制換気により自発呼吸は完全に消失し、呼吸リズムが安定した。これに伴い、3D マッピング下のアブレーション手技が容易となった。8 例(5%)で i-gel™が良好にフィットせず、強制換気時にエアリークが出現したため、麻酔科医に気道確保を依頼、もしくは全身麻酔を中止した。

また、初期の症例を中心に、18 例(11%)で、安定した呼吸管理中に突然換気困難となり、気道内圧が上昇することを経験した。これは、通電中の痛みに伴う息こらえが原因と思われ、アブレーションを一時的に中止し、プロポフォールを 0.1 mg/kg 程度静脈投与したところ、再び換気が可能となった。アブレーション前にフェンタニルやプロポフォールを追加投与するなど、疼痛および鎮静を強化することで、この現象が予防できるようになった。図 7 は気道内圧の上昇に伴い、胃内に空気が貯留した例の透視像である。

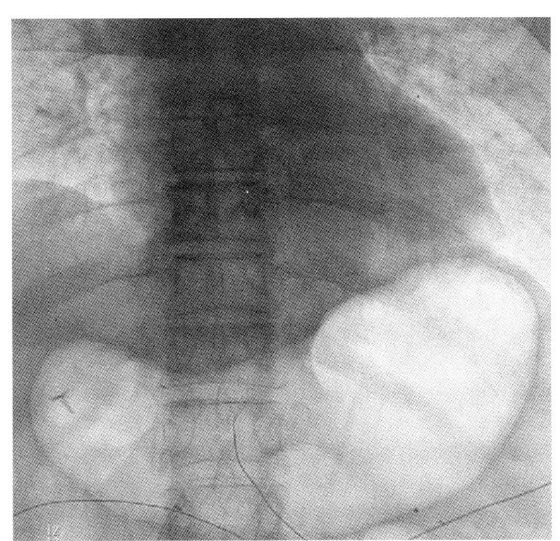

図 7　声門閉鎖時に出現した胃内の空気貯留

しかし、この連続 160 例に行った手法は全身麻酔であり、非麻酔科医による全身麻酔についてはコンセンサスが得られていない。また、プロポフォールの使用に際しても、添付文書には、「一般の全身麻酔剤と同様、麻酔開始より患者が完全に覚醒するまで、麻酔技術に熟練した医師が、専任で患者の全身状態を注意深く監視すること」と記載されている。このため、i-gel^{TM}を用いた全身麻酔の施行にあたっては、麻酔技術に熟練した医師が各施設のルールに従って行う必要がある。

文 献

1) Kottkamp H, et al. : Deep sedation for catheter ablation of atrial fibrillation : a prospective study in 650 consecutive patients. *J Cardiovasc Electrophysiol*, 2011 ; 22 : 1339-1343

2) American Society of Anesthesiologists Task Force on Sedation and Analgesia by Non-Anesthesiologists : Practice guidelines for sedation and analgesia by non-anesthesiologists. *Anesthesiology*, 2002 ; 96 : 1004-1017（医療の質・安全学会：非麻酔科医による鎮静/鎮痛に関する診療ガイドライン：非麻酔科医による鎮静/鎮痛に関する米国麻酔科学会作業部会による改訂情報．医療の質・安全学会誌，2012 : 7 ; 162-181）

3) Yamaguchi T, et al. Feasibility of total intravenous anesthesia by cardiologists with the support of anesthesiologists during catheter ablation of atrial fibrillation. *J Cardiol*, 2018 ; 72 : 19-25

第４章　高リスク症例への対応

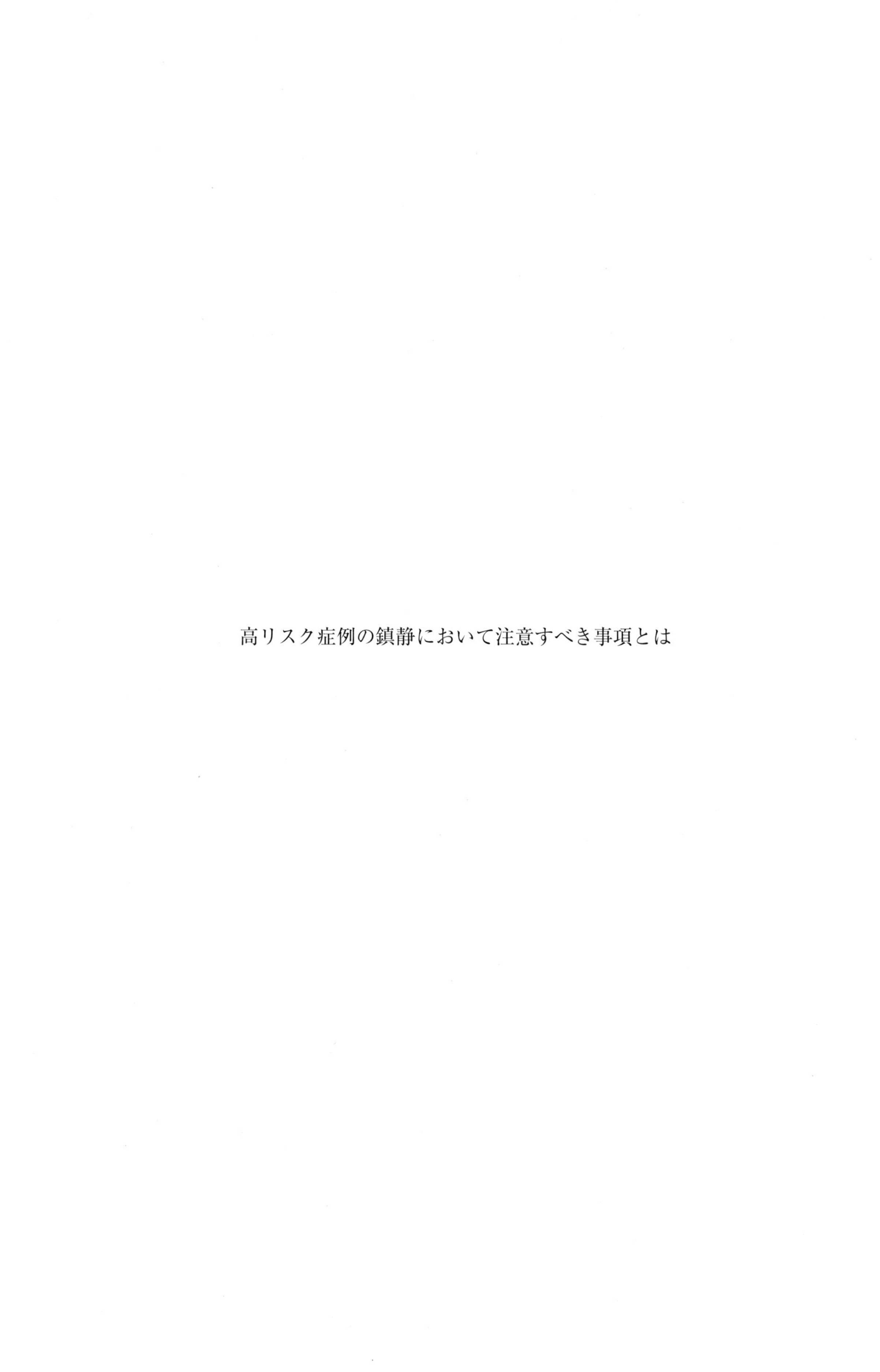

高リスク症例の鎮静において注意すべき事項とは

高リスク症例において注意すべき合併症とその対策

弘前大学大学院医学研究科循環器腎臓内科学講座　佐々木 真吾

Keywords：高齢者、肥満、慢性閉塞性肺疾患、慢性腎不全

鎮静における高リスク症例とは？

高齢者、肥満、慢性閉塞性肺疾患、慢性腎臓病、心不全、睡眠時無呼吸症候群（SAS）などは、何かしらの合併症を伴う確率も高くなることから、鎮静における高リスク症例と考えられる。高リスク症例に対する鎮静に際しては、術前評価や鎮静時の管理計画の作成を厳格かつ慎重に行う必要がある。本稿では、高リスク症例への対応について、注意すべき合併症とその対策を中心に概説する。

1）高齢者

我が国は、65歳以上の割合が全人口の29.1％で超高齢社会に突入しており（総務省統計局HPより；2021年9月現在）、高齢者に対する鎮静がさらに増加することが予測される。鎮静におけるリスク層別化においては、実年齢よりも生理学的年齢が重要である。鎮静の管理計画を作成する際には実年齢のみならず、加齢に伴う身体の生理学的変化を十分に理解しておく必要がある。

①腎機能・肝機能

一般的に高齢者は運動耐容能が低下している。加齢は血管の弾性を低下させ、高血圧や代償性の左室肥大、拡張障害、さらには刺激伝導系の障害をきたす。その結果、心拍出量が低下し、肝臓および腎臓の血流も低下する。肝血流の低下は薬物代謝能および蛋白合成の低下を惹起し、腎血流の低下は腎不全のリスクを高める。いずれも薬剤の作用時間を延長させるため、麻酔薬や鎮静薬を減量する必要がある。また、併用薬剤についても術前に十分に把握し、必要性の高い薬剤については手術当日にも服用を考慮する。

②循環器系

高齢者では、循環器疾患（冠動脈疾患や不整脈、弁膜症など）を有する例が多い。鎮静薬の多くは血管拡張作用を少なからず有しているため、鎮静方法（使用薬剤、投与量、投与時間など）によっては著しく血圧が低下し、循環動態が不安定になる恐れがある。したがって、鎮静前に患者の心血管系の機能を評価し、鎮静方法を慎重に判断する必要がある。身体所見や身体活動能力の評価に加え、負荷心エコー検査や心臓カテーテル検査による観血的評価を行うのも有用である。

③呼吸器系

加齢によって、呼吸調節中枢機能や上気道の反射機能（嚥下反射など）が低下し、誤嚥が生じやすくなる。また、胸壁の弾性が低下したり呼吸筋の筋肉量が減少したりして、気道が狭小化しやすく、肺機能の低下（肺活量や一秒率の低下、残気量の増加など）が認められるようになる。特に、脳卒中既往のある患者では、誤嚥を繰り返し、肺炎が慢性化する例も少なくない。また、動脈血酸素飽和度の低下や呼吸仕事量の増加が見られ、体動や軽労作でも呼吸器症状が認められるようになる。さらに、低酸素血症や高二酸化炭素血症への反応性も低下し、鎮静薬の投与により著しい呼吸抑制を起こす可能性もあるため、注意を要する。

これらの合併症は過度の鎮静や鎮痛薬に対する予期せぬ生体反応、さらには気道確保の際の機械的刺激によって生じる場合が多く、鎮静薬の投与は少量から単剤で行い、患者の状態を観察しながら慎重に投与量の

調節を行うことが大切である。また、自発呼吸が不安定で気道の確保が不確実であれば、下顎挙上やオトガイ挙上による気道確保、さらには経口または経鼻エアウェイの挿入を考慮し、自発呼吸が保たれている患者の場合には陽圧呼吸による補助も有効である。

④中枢神経系

加齢にともない、パーキンソン病やアルツハイマー病を発症する場合も多い。認知機能の低下した患者では、鎮静後にせん妄や認知機能障害が高頻度で発生することが知られている。鎮静前の認知機能評価は、鎮静時のリスク管理において有用である。

2）肥満

欧米において肥満患者の割合が急速に増加しているが、食習慣の欧米化が進む我が国も同様の状況にある。肥満の診断基準には Body Mass Index（BMI）を用い、25 以上の場合を肥満と定義し、35 以上の場合を高度肥満と定義する[1)]。

肥満患者の約 50～60％は高血圧を合併する。通常は循環血液量の増加、さらには心拍出量の増加を伴い、経時的に心肥大が進行し、左室心筋量の増加と心室コンプライアンスの低下をきたす。左室リモデリングが進行した患者では、肥満誘発性心筋症の病態を呈する場合も少なくない。また、肥満患者では、胸郭、腹腔などに蓄積した脂肪組織により呼吸時の胸壁運動や横隔膜運動の低下が生じ、その結果、機能的残気量が低下することが知られている。

さらに、酸素消費量が増加し、二酸化炭素の産生も増加することから、鎮静時には SpO_2 の低下が急速に進みうる。閉塞性睡眠時無呼吸（Obstructive Sleep Apnea：OSA）合併例では、鎮静時に上気道の閉塞を発症するリスクが高いと考えられるため、慎重なスクリーニングが必要である。

3）慢性閉塞性肺疾患

慢性閉塞性肺疾患（Chronic Obstructive Pulmonary Disease：COPD）では、慢性進行性の気道の炎症と肺実質の破壊により、気道抵抗（特に呼気時）が高まり、非効率的なガス交換を余儀なくされる。そのため、呼吸筋は上昇した気道抵抗に対して、より大きな陰圧を発生させる必要があることから、仕事量が増加する。その結果、低酸素血症と高二酸化炭素血症が発生する。高二酸化炭素血症は中枢性受容体をリセットし、二酸化炭素増加に対する換気応答を低下させる。多くの鎮静薬は、この二酸化炭素応答を低下させる作用をもつ。

COPD 患者に対して鎮静薬を投与する際には、重篤な呼吸抑制や呼吸器合併症が発現するリスクが高まる。そのため、COPD 患者においては術前の評価が最重要で、特に鎮静前の肺機能評価は必須である。また、一過性感染などの増悪因子に対しては、加療がなされるべきである。COPD 患者においては、鎮静薬は緩徐に漸増し、可能な限り投与量を少なくすることが肝要である。投与量を減少させる目的で、局所麻酔薬を併用する、事前にステロイドや気管支拡張薬を投与するなども、有効性が期待できる。

4）慢性腎不全

慢性腎不全患者に対し鎮静管理を行う場合には、腎不全特有の臨床徴候を事前に理解しておかなければならない。すなわち、電解質異常（高カリウム血症、高マグネシウム血症、低カルシウム血症など）、低アルブミン血症や代謝性アシドーシス、全身性高血圧、血管内容量の増加、降圧薬をはじめとする内服薬の影響などである。

鎮静前に腎不全症例の病態の特殊性を十分に理解し、適切な鎮静計画を立案する必要がある。すでに透析を施行されている例では、鎮静前24時間以内に完了されていることが望ましい。鎮静薬は緩徐に低用量から投与し、全身反応を確認しつつ、可能な限り投与量を少なくすることが大切である。また、鎮静薬の種類によっては使用を回避すべき薬剤もあるため、注意を要する。

5）心不全、睡眠時無呼吸症候群

慢性心不全患者の約半数に、睡眠時無呼吸が合併する[2)]。これまでの報告から、慢性心不全患者の約30%がOSAを、さらに約30%が中枢性睡眠時無呼吸(Central Sleep Apnea：CSA)を有すると考えられる。さらに、同一症例でも睡眠パターンがCSAとOSAの間で変化するとの報告もある[3)]。

睡眠時無呼吸の一般的治療に使用されている持続気道陽圧呼吸(Continuous Positive Airway Pressure：CPAP)は、心不全を伴わないOSAには有効性が確立されているが、心不全に合併したCSAに対する臨床効果は確立されていない。Adaptive Servo-Ventilation(ASV)はCPAPと異なり、個々の患者の換気量の変化に応じて自動的に適正圧に調節がなされることで、Cheyne-Stokes Respiration(CSR)を含むCSAや複合型睡眠時無呼吸症候群(Complex SAS)を有する心不全患者の管理に有効と考えられている。

特に、ASVによる低レベルPEEP(Positive Endexpiratory Pressure)は、前負荷ならびに後負荷を減らして心負荷を軽減させる効果、呼吸筋の疲労を軽減させる効果、さらには呼吸の不安定性を改善して交感神経緊張を抑制する効果があることから、SAS合併例の鎮静時には必要に応じて使用を考慮すべきである。

文 献

1）日本肥満学会編：肥満の判定と肥満症の診断基準．肥満診療ガイドライン2016．ライフサイエンス出版，東京，pp4-17，2016

2）Javaheri S, et al.：Sleep apnea in 81 ambulatory male patients with stable heart failure. Types and their prevalences, consequences, and presentations. *Circulation*, 1998；97：2154-2159

3）Tkacova R, et al.：Overnight shift from obstructive to central apneas in patients with heart failure：role of PCO2 and circulatory delay. *Circulation*, 2001；103：238-243

第5章　トピックス

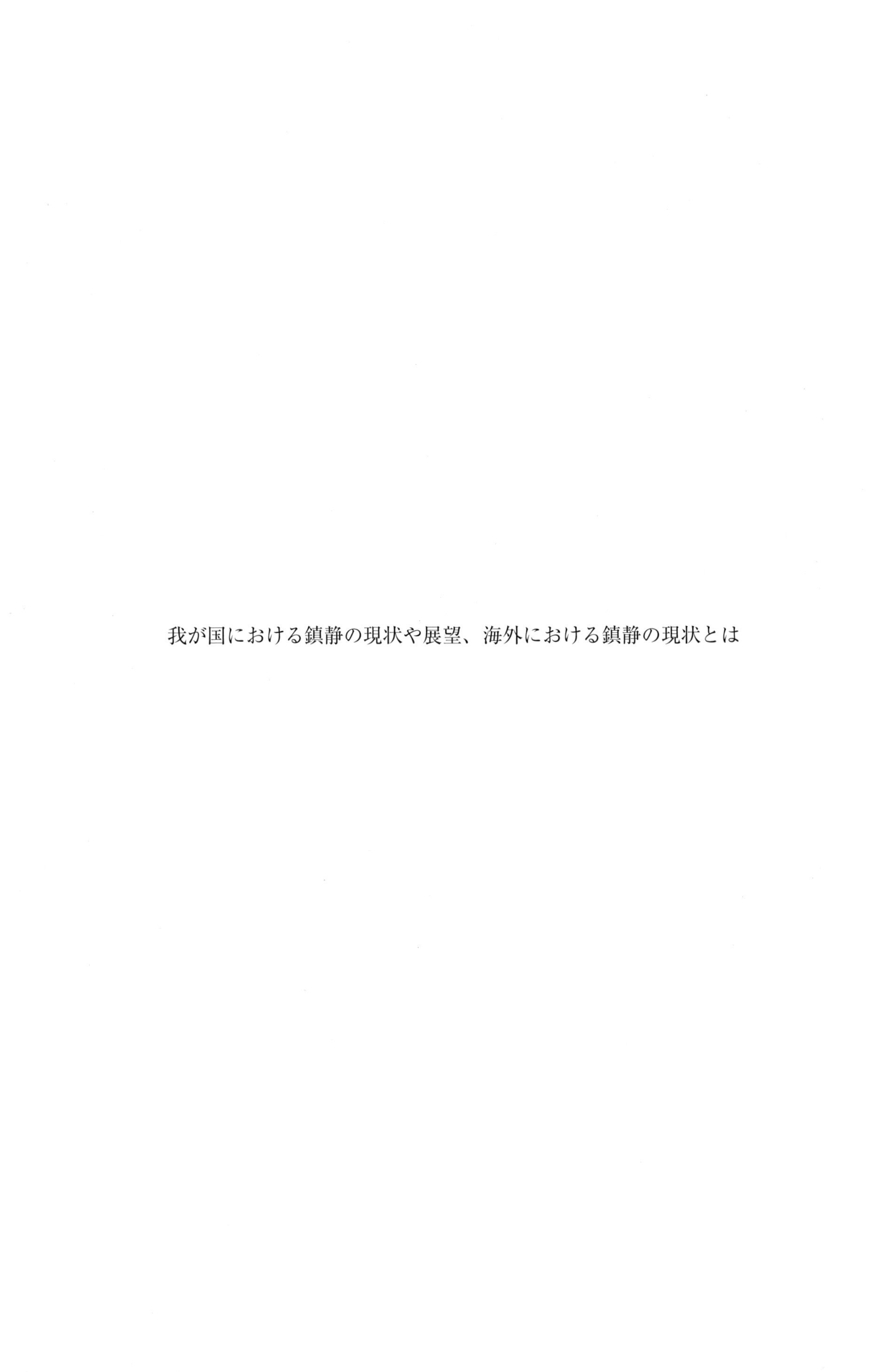

我が国における鎮静の現状や展望、海外における鎮静の現状とは

Ⅰ．不整脈手技中の鎮静の現状・保険診療上の問題・今後の展望

宮内 靖史

Keywords：静脈麻酔、全身麻酔

不整脈手技中の鎮静の現状と保険診療

アブレーション中に、麻酔科医が鎮静・麻酔を行うことは少なく、ほとんどの施設では循環器内科医が行っている。約半数に深鎮静が施行され、その際にi-gel^{TM}、エアウェイなどの気道デバイスやAdaptive Serovo Ventilation(ASV)などを用いて呼吸補助を行う工夫が見られる一方で、バイタルサインのモニター監視が不十分な状態で行われている可能性がある。我が国の保険診療において“鎮静”に対する診療報酬はなく、全身麻酔剤を用いた意識消失を伴う鎮静には“静脈麻酔”として請求することになる。静脈麻酔の診療報酬は低いため、ASVやBiPAPを用いた深鎮静を行った場合、“マスクまたは気管内挿管による閉鎖循環式全身麻酔”として請求している事例がみられるが、これが正しいか否か、一定の見解が得られていない。

1）我が国におけるアブレーション中の鎮静・麻酔の実態

①鎮静の方法

我が国では、日本不整脈心電学会によりJ-CARAF(The Japanese Catheter Ablation Registry of Atrial Fibrillation)が2011年から毎年行われており、その中で鎮静の方法や使用薬剤についても調査されている。その結果、全身麻酔が施行されていた症例は全体症例の1.1％のみであり(**図1**)[1)]、約半数で全身麻酔が施行されている欧米[2)]よりも著しく低いことがわかった。また、深鎮静(46.0％)と意識下鎮静(46.5％)がほぼ同等数で行われ、最小限鎮静(局所麻酔のみ)は6.6％と低いこともわかった。

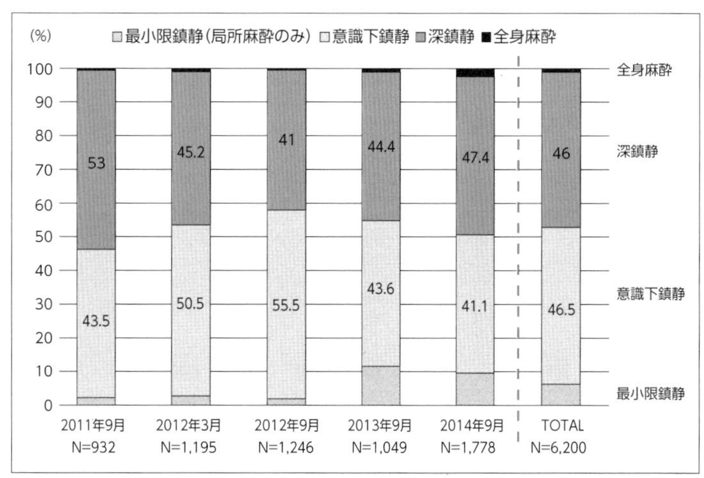

図1　我が国における麻酔・鎮静の方法

〔文献1)をもとに作成〕

ASVやBiPAPなどの呼吸補助装置が36.4%の症例で用いられ、経鼻エアウェイ、経口エアウェイ、i-gel™などにより気道管理される症例が21.0%であった。

②鎮静を行う体制

米国麻酔科学会による「非麻酔科医による鎮静/鎮痛に関する診療ガイドライン」には、①深鎮静では手技を行う医師のほかに、患者の監視に専従する人員を1名配置する、②中等度鎮静・意識下鎮静でも同様に患者を監視する人員を1名配置するが、バイタルが安定すれば短時間ほかの作業を兼任してもよい、と記されている[3)]。

我が国でどのような体制で鎮静が行われているかについて、2019年に日本不整脈心電学会カテーテルアブレーション委員会がアンケート調査を行った。回答の得られた200施設の中で、心房細動のアブレーション時の鎮静・麻酔をほぼ全例自科で行っている施設が98%であり、全身麻酔レベルが23%、深鎮静レベルが52%と、3分の4の施設において深鎮静または全身麻酔が行われていた。鎮静に専従する医師により行われている施設は4.5%のみであった。また、バイタルサインを看視する人員は、看護師が40%と最も多かったが、看視に専任しているかは不明であった。また、主術者と答えた施設が24%、主術者以外の医師が兼務と答えた施設が23%あり、看視に専任する人員を配置できていない施設が多いことが判明した。

③使用されている薬剤

鎮静薬・麻酔薬ではプロポフォール(52%)とデクスメデトミジン(49%)の使用頻度が高く、両者の併用例も多い。デクスメデトミジンは、2013年に局所麻酔による非挿管での手術および処置時において鎮静の保険適応が得られ、それ以後使用例が増加している(**図2**)[1)]。鎮痛薬は、フェンタニル(8.1%)などオピオイドの使用頻度は低く、ペンタゾシン(63.6%)の使用頻度が最も高い(**図3**)[1)]。他の薬剤としては、ヒドロキシジン(アタラックスP)の使用頻度が高かった(32.8%)。これは、従来からペンタゾシンと併用されることが慣例となっている我が国に特有なものと思われる。

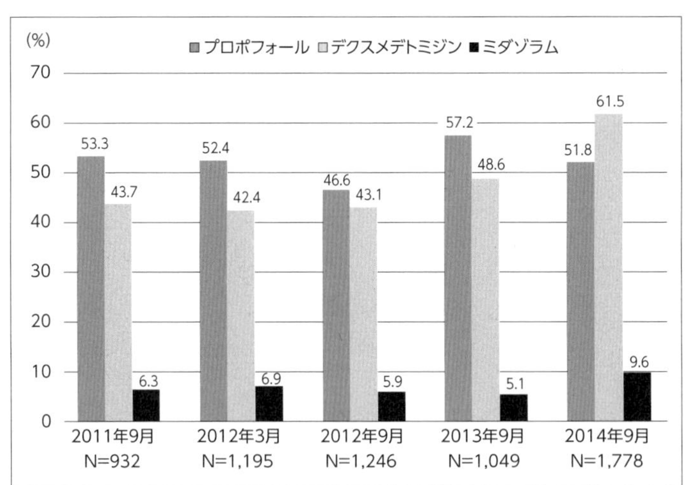

図2　プロポフォール、デクスメデトミジン、ミダゾラムの使用頻度の年次推移

デクスメデトミジンは、局所麻酔下の非挿管での手術および処置時の鎮静の適応が追加された2013年6月以降に、使用機会が増えた。

〔文献1)をもとに作成〕

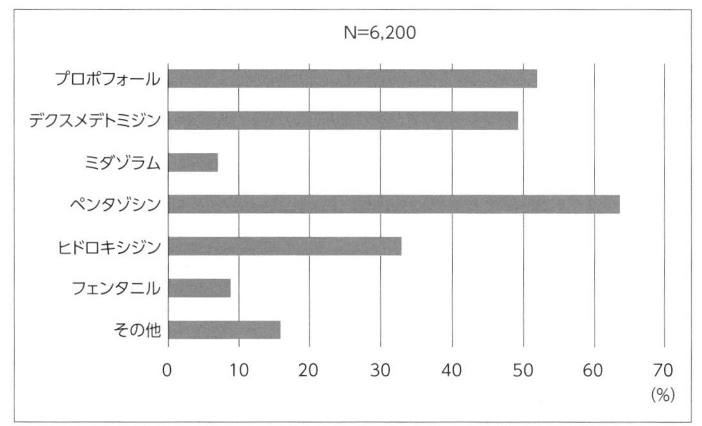

図3　心房細動のカテーテルアブレーション中の鎮静・鎮痛に用いられる薬剤

〔文献1)をもとに作成〕

④モニタの種類

J-CARAFの調査では、経皮的動脈血酸素飽和度モニタ(パルスオキシメータ)は98.8%とほぼ全例で使用されていた。また、観血的な動脈圧モニタは、80.1%に使用されていた。一方、換気モニタとして有用なカプノメータが使用された症例は2.4%に過ぎず、十分に普及していない。また、BISモニタの使用率は14.9%と低いが、年々増加傾向にある(**図4**)[1]。

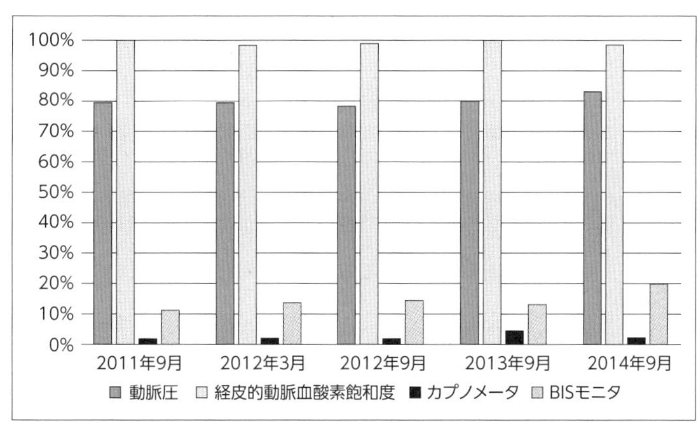

図4　心房細動アブレーション中のモニタ

〔文献1)をもとに作成〕

2）鎮静の診療報酬

①我が国の保険診療の特徴

米国では、医師の管理下で看護師により行われる鎮静に、一定の診療報酬が認められている。また、内視鏡検査などで麻酔科医により鎮静管理がなされる場合、一定の条件を満たせば“Monitored Anesthesia Care (MAC)”として、全身麻酔と同等の診療報酬が与えられている。

一方、我が国では“鎮静”に対する診療報酬は認められておらず、全身麻酔と静脈麻酔のみ算定可能である。いずれも、"意識の消失"を条件としているため、意識下鎮静は該当しない。ただし、鎮静に適応のある薬剤(**表1**)に関しては、薬剤費を算定できる。

表1　各薬剤の保険診療上の全身麻酔・鎮静への適応の有無

薬剤一般名(商品名)	全身麻酔	検査・治療時の鎮静
プロポフォール(ディプリバンなど)	○	×
ミダゾラム(ドルミカムなど)	○	×
チアミラール(イソゾールなど)	○	×
チオペンタール(ラボナール)	○	×
ケタミン(ケタラール)	○	×
デクスメデトミジン(プレセデックス)	×	○
フルニトラゼパム(ロヒプノールなど)	○(導入時)	○

②静脈麻酔の診療報酬と算定条件

保険診療上、静脈麻酔は"静脈注射用麻酔剤を用いた全身麻酔であり、意識消失を伴うものをいう"と定義される。静脈麻酔は全身麻酔の一部ではあるが、後述する「マスク又は気管内挿管による閉鎖循環式全身麻酔」に該当しない場合、すなわちマスクや気管内挿管による酸素吸入をしない場合や麻酔時間が20分以下の場合が該当する。麻酔時間(麻酔薬投与開始から手技の終了まで)が10分未満の場合は120点(1,200円)、十分な体制(**表2**)[4]で10分以上行った場合は600点(6,000円)、これが常勤の麻酔科医により行われた場合は1100点(11,000円)が算定される。

表2　静脈麻酔の診療報酬

L001-2 静脈麻酔

1 短時間のもの	120点
2 十分な体制で行われる長時間のもの(単純な場合)	600点
3 十分な体制で行われる長時間のもの(複雑な場合)	1100点

注

(1) 3歳以上6歳未満の幼児に対して静脈麻酔を行った場合は、幼児加算として、所定点数にそれぞれ所定点数の100分の10に相当する点数を加算する。

(2) 3については、静脈麻酔の実施時間が2時間を超えた場合は、麻酔管理時間加算として、100点を所定点数に加算する。

通知

(1) 静脈麻酔とは、静脈注射用麻酔剤を用いた全身麻酔であり、意識消失を伴うものをいう。

(2)「1」は、静脈麻酔の実施の下、検査、画像診断、処置又は手術が行われた場合であって、麻酔の実施時間が10分未満の場合に算定する。

(3)「2」及び「3」は、静脈注射用麻酔剤を用いた全身麻酔を10分以上行った場合であって、区分番号「L008」マスク又は気管内挿管による閉鎖循環式全身麻酔以外の静脈麻酔が行われた場合に算定する。ただし、安全性の観点から、呼吸抑制等が起きた場合等には速やかにマスク又は気管内挿管による閉鎖循環式全身麻酔に移行できる十分な準備を行った上で、医療機器等を用いて十分な監視下で行わなければならない。

(4)「3」に規定する複雑な場合とは、常勤の麻酔科医が専従で当該麻酔を実施した場合をいう。

(5) 静脈麻酔の実施時間は、静脈注射用麻酔剤を最初に投与した時間を開始時間とし、当該検査、画像診断、処置又は手術が終了した時間を終了時間とする。

(6)「注1」における所定点数とは、「注2」における加算点数を合算した点数をいう。

下線は著者による。

〔文献4)より一部抜粋して転載〕

アブレーション中の鎮静を静脈麻酔として算定する場合、全身麻酔に適応のある薬剤（**表1**）、すなわちプロポフォールやミダゾラムなどを用いなければならない。鎮静以外には適応のないデクスメデトミジンやジアゼパムを用いた場合、算定が認められないことがあるため、注意を要する。また、静脈注射用麻酔薬を用いても、意識下鎮静レベルの浅い鎮静では厳密には算定することはできない。

③全身麻酔の診療報酬と算定条件

保険診療上の“全身麻酔”の定義は、前章で述べた医学的な定義とは異なり、①ガス麻酔器を使用する閉鎖式・半閉鎖式等の全身麻酔を20分以上実施した場合、または②静脈注射用麻酔薬を用いて全身麻酔を実施した場合であって、マスクまたは気管内挿管による酸素吸入または酸素・亜酸化窒素混合ガス吸入と併用する場合（**表3**）[4]、とされる。これに該当する場合に、「マスク又は気管内挿管による閉鎖循環式全身麻酔」として6,000点（60,000円）を算定する。

表3　全身麻酔の診療報酬（抜粋）

L008 マスク又は気管内挿管による閉鎖循環式全身麻酔
　5　その他の場合
　　イ　別に厚生労働大臣が定める麻酔が困難な患者に行う場合 8,300点
　　ロ　イ以外の場合 6,000点

注
全身麻酔の実施時間が2時間を超えた場合は、麻酔管理時間加算として、30分又はその端数を増すごとに、600点を加算する。

通知
1．ガス麻酔器を使用する閉鎖式・半閉鎖式等の全身麻酔を20分以上実施した場合は、本区分により算定する。
2．静脈注射用麻酔剤を用いて全身麻酔を実施した場合であって、マスク又は気管内挿管による酸素吸入又は酸素・亜酸化窒素混合ガス吸入と併用する場合は、20分以上実施した場合は、本区分により算定する。

カテーテルアブレーション中の全身麻酔に該当する部分のみを抜粋した。
〔文献4）より一部抜粋して転載〕

近年、鎮静中の呼吸管理が進歩したことで、i-gel™、エアウェイなどの気道確保デバイスや、ASV、NPPVなどの呼吸補助装置・人工呼吸器を用いた深鎮静が広まるようになった。J-CARAFの調査では、ASVなどの呼吸補助装置あるいは人工呼吸器が36％の症例で、i-gel™などの気道デバイスが21％の症例で使用されていた。このような症例の大半でプロポフォール（＝全身麻酔用注射剤）が用いられ、最低20分以上は意識の消失を伴う鎮静がなされている。ASVなどを用いてマスクから酸素投与がなされているため、「マスク又は気管内挿管による閉鎖循環式全身麻酔」の算定条件を満たしているように見える。しかし、実際に全身麻酔として算定できるか否かは、地域や支払い機関により異なるようである。

診療報酬は、難易度に基づく人件費（＝単価×人数×時間）を考慮して決定されている。例えば、2022年外科系学会社会保険委員会連合（外保連）麻酔試案においては2時間以内の全身麻酔の適正な報酬を、［技術度C（基本領域の専門医）の医師人件費（55,840円/時×2時間）＋看護師・薬剤師・技士・クラークの人件費＝14,950円）＋材料・機器費38,904円］＝165,534円と試算しており[5]、医師の人件費が多くを占めていることがわかる。現状ではここまで高い診療報酬は認められていないが、診療報酬は基本的に人件費をベースに計算されていることに違いはない。

著者は、術者以外の医師が専従してバイタルサインの監視、気道管理、投薬を行い、なおかつそれを麻酔チャートに残せば全身麻酔の算定を満たすだけの十分な手間をかけているとみなし、全身麻酔としての診療報酬を算定してもよいと考える。一方、術者の指示のもと、看護師や技士がバイタル監視、気道管理、投薬するような場合は、前述した人件費に相当する部分を満たしていないため、全身麻酔として請求すべきでは

ないと考える。

④プロポフォール使用上の留意点

プロポフォールは、薬効的には全身麻酔、深鎮静、意識下鎮静のいずれにおいても用いることのできる薬剤である。しかし、我が国の保険診療での適応は、①全身麻酔の導入および維持、②集中治療における人工呼吸中の鎮静とされ、アブレーションなどの検査・治療時の鎮静には適応がない。地域によっては、薬剤費の保険請求すら認められない事例もあると聞いている。また、添付文書上の重要な基本的事項に、"一般の全身麻酔剤と同様、麻酔開始より患者が完全に覚醒するまで、麻酔技術に熟練した医師が、専任で患者の全身状態を注意深く監視すること"と記述されている。さらに、"プロポフォールによる麻酔・鎮静は医師が専任で行い、覚醒するまで監視を怠らないこと"と記されており、もしそのようにせずに投与して問題が発生した場合には、責任を問われる可能性がある。

3）今後の展望

アブレーション中の鎮静を麻酔科医が行える施設は限られており、当面は循環器内科医の手で行う状況が続くと思われる。麻酔の修練を積んでいない医師が鎮静にあたることも多く、そのような医師のために、日本不整脈心電学会では年次集会あるいは関連大会において、鎮静関連の教育セッションを開催し、受講を促している。本書もそうした活動の一環である。

一方、鎮静で得られる診療報酬は静脈麻酔としての600点のみであり、労力に比して少ない。この点を解消するために、日本不整脈心電学会は、小児科学会、小児外科学会、消化器内視鏡学会、麻酔科学会などと共同で、深鎮静の診療報酬の改定を要望している（**表4**）[5]。

表4　外科系学会保険委員会連合により要望されている深鎮静の診療報酬

専従医師による深鎮静（1時間以内）	15,155円
専従医師による深鎮静（1～2時間）	28,755円
専従医師による深鎮静（2時間以上）	55,955円
特定行為看護師等による深鎮静（1時間以内）	7,496円
特定行為看護師等による深鎮静（1～2時間）	10,575円
特定行為看護師等による深鎮静（2時間以上）	19,595円

〔文献5）より一部抜粋して転載〕

ただし、この要望が認められるには、まず鎮静薬としての適応のないプロポフォールの保険適応が認められることが必須であり、また、われわれも自身で行う深鎮静が安全であることを示すエビデンスを構築しなければならない。今後、各自が正しい知識を身につけて安全かつ有効な鎮静を行うことで、結果として鎮静の診療報酬が認められていくものと考えられる。

文献

1) 日本不整脈心電学会ホームページ：J-CARAF：心房細動のカテーテルアブレーションに関する登録調査(J-CARAF Registry)．(http://new.jhrs.or.jp/case-registry/case/j-caraf/) (2022 年 5 月閲覧)

2) Calkins H, et al：2012 HRS/EHRA/ECAS expert consensus statement on catheter and surgical ablation of atrial fibrillation：recommendations for patient selection, procedural techniques, patient management and follow-up, definitions, endpoints, and research trial design：a report of the Heart Rhythm Society(HRS) Task Force on Catheter and Surgical Ablation of Atrial Fibrillation. Developed in partnership with the European Heart Rhythm Association(EHRA), a registered branch of the European Society of Cardiology(ESC) and the European Cardiac Arrhythmia Society (ECAS)；and in collaboration with the American College of Cardiology(ACC), American Heart Association(AHA), the Asia Pacific Heart Rhythm Society(APHRS), and the Society of Thoracic Surgeons(STS). Endorsed by the governing bodies of the American College of Cardiology Foundation, the American Heart Association, the European Cardiac Arrhythmia Society, the European Heart Rhythm Association, the Society of Thoracic Surgeons, the Asia Pacific Heart Rhythm Society, and the Heart Rhythm Society. *Heart Rhythm*, 2012；9：632-696

3) American Society of Anesthesiologists Task Force on Sedation and Analgesia by Non-Anesthesiologists：Practice guidelines for sedation and analgesia by non-anesthesiologists. *Anesthesiology*, 2002；96：1004-1017(医療の質・安全学会：非麻酔科医による鎮静/鎮痛に関する診療ガイドライン：非麻酔科医による鎮静/鎮痛に関する米国麻酔科学会作業部会による改訂情報．医療の質・安全学会誌，2012：7；162-181)

4) 厚生労働省ホームページ：令和 2 年度診療報酬改定について．(https://www.mhlw.go.jp/stf/seisakunitsuite/bunya/0000188411_00027.html) (2022 年 5 月閲覧)

5) 一般社団法人外科系学会社会保険委員会連合編：麻酔試案．外保連試案 2022．医学通信社，東京，2022

Ⅱ．海外の現状

杏林大学医学部循環器内科　副島 京子

Keywords：静脈麻酔、深鎮静、意識下鎮静

全身麻酔が基本。しかし、循環器医および看護師が鎮静を行う場合も……

従来、循環器領域の治療・検査においては、静脈麻酔（意識下鎮静）が一般的であった。しかし、2000年ごろから心房細動に対するアブレーションが急増したことから、手技の長時間化、心房の線状焼灼に伴う疼痛に対応すべく、全身麻酔や深鎮静の頻度が増加するようになった。

2012年に公表された"HRS/EHRA/ECAS Expert consensus Statement on Catheter and Surgical Ablation of Atrial Fibrillation"では、task forceの約半数の施設において、基本的に全身麻酔が行われていることが記載されている[1)]。一方、麻酔科医の協力が得られず、循環器医および看護師が鎮静を行わざるを得ない施設も少なくない。

本稿では、静脈麻酔（意識下鎮静）、全身麻酔および深鎮静における海外の状況について概説する。

1）各国における鎮静の現状：米国を中心に

米国では、麻酔科医が立ち会った場合には麻酔手技料を請求できる。そのため、麻酔科医が全身麻酔や深鎮静を行う場合が多く、全症例において全身麻酔を行う施設も少なくない。むろん、麻酔科医の立ち会いがなくとも、静脈麻酔（意識下鎮静）の研修を受け、施設が認定する資格を取得した医師であれば、静脈麻酔（意識下鎮静）の施行は可能である。著者が勤務していたBrigham and Women's Hospitalでは、2年ごとに麻酔の研修を受け、資格証明書を取得する必要があった。他国を見ると、Cardiac Society of Australia and New Zealand（CSANZ）も鎮静に関するステートメントを公表しており[2)]、術前評価、静脈麻酔の禁忌、使用薬剤および環境・設備、人員とトレーニング、術中のモニタリングについて、詳細に記載されている。豪州では広範囲にわたる循環器の手技において、医師の監視下で看護師による鎮静が行われており、循環器医の鎮静に関するトレーニングもその教育の一環として行われている。また、欧州の学会も鎮静に関するガイダンスを公表している[3),4)]。

2）海外における静脈麻酔（意識下鎮静）の実際：著者の経験をもとに

先述の通り、著者はBrigham and Women's Hospitalに勤務していたが、通常のアブレーション時には術当日に、麻酔の資格をもつ看護師が術前評価を行い、麻酔深度を決定していた。一方、気道閉塞や循環不全の起こるリスクが高い場合には、麻酔科医に術前診察を依頼するとともに、全身麻酔の予約をとる必要があった。以下に、Brigham and Women's Hospitalでの経験をもとに、実際に行われていた静脈麻酔（意識下鎮静）について概説する。

①術前評価

患者が静脈麻酔（意識下鎮静）に適しているか否かの評価は、重要なプロセスである。以下に、主な術前評価の項目を挙げる。

a．術時間および疼痛の有無の予想

鎮静および安静の程度を確認する。

b. 既往歴、現病歴

循環器疾患(左室機能、虚血など)、呼吸器疾患(睡眠時無呼吸、慢性閉塞性肺疾患、いびきなど)、肝機能および腎機能の確認は薬剤投与の上で重要である。精神疾患や認知能力、糖尿病の有無も確認する。狭心症や心不全、コントロール不良の高血圧、甲状腺中毒症、糖尿病などを有する場合は、病状が安定してから施行する。経食道エコーを要する場合には、嚥下障害や食道の疾患などについても確認する。呼吸機能障害が疑われる場合は、呼吸機能検査により評価する。

c. 現在内服中の薬剤と使用する薬剤との相互作用

d. 喫煙歴

e. 最終食事摂取時間

基本的に、液体(清澄液：水、残渣のないフルーツジュース、炭酸飲料、紅茶、コーヒーで、砂糖などの入っていないもの)は術前2時間以上、固形物摂取(軽食：例として、トーストと清澄液)は術前6時間以上前までとしている。多くの施設では4時間以上の空腹を義務としている。

f. 首の形状

猪首、首の屈曲・伸展の程度、首の周径、首の奇形の有無を確認する。

g. 挿管時の困難の有無

Mallampati scoreを用いて評価する(**図**)[5]。無発声で開口した際に、口蓋垂、軟口蓋が見える程度が望ましい。ClassⅢ、Ⅳでは挿管がより困難で、閉塞性睡眠時無呼吸患者である場合も多いとされている。

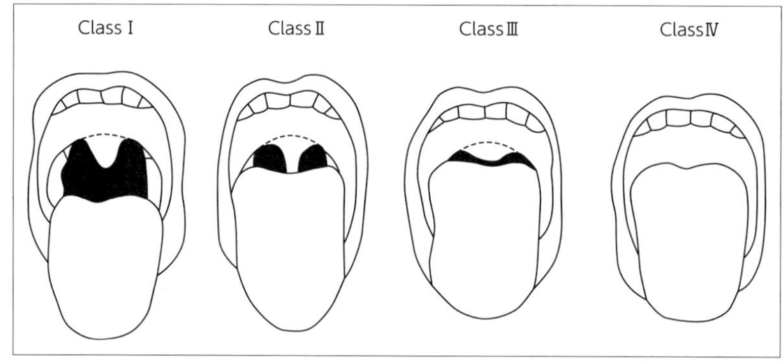

図　Mallampati分類

口をできるだけ大きく開いて，舌をできるだけ前に出すよう指示し、ペンライトで口腔内を観察する。
ClassⅠ：口蓋垂・扁桃・軟口蓋のすべてが見える。
ClassⅡ：口蓋垂と扁桃の上部、軟口蓋が見える。
ClassⅢ：口蓋垂の基部、軟口蓋と硬口蓋が見える。
ClassⅣ：硬口蓋しか見えない。

〔文献5)より転載〕

②麻酔深度の評価

麻酔深度を評価する定義はいくつかあるが、不整脈手技に関しては1998年に発表された“Consensus Document of the North American Society for Pacing and Electrophysiology”[6]が使用されてきた(**表**)。

長時間かつ複雑な手技の場合、除細動・左房後壁の通電・切開などにより疼痛を伴うことが予想される場合には、患者の安静が保てず危険であること、マッピング(特に3Dマッピング)がずれて支障をきたす恐れのあることから、深鎮静や全身麻酔が選択される。睡眠時無呼吸(閉塞性)では原則的に静脈麻酔は禁忌であるため、全身麻酔を用いる場合が多いが、continuous positive airway pressure(CPAP)により静脈麻酔下でも安全に施術できたとの報告もある。また、アブレーションによる横隔神経麻痺の予防目的にペーシングを行う際、全身麻酔を選択し筋弛緩薬を使用すると、横隔膜が収縮せず判断が困難となる。したがって、全身麻酔では筋弛緩薬を使用してはならない。

表　麻酔深度の評価

レベル	意識状態	SED スコア				
		問いかけへの反応	痛み刺激への反応	気道	呼吸	合計
Light sedation（浅鎮静）	ほぼ正常	2	2	2	2	8
Ⅳ Sedation						
(A) Sleepy（傾眠）		1-2	2	2	2	7-8
(B) Sleep（入眠）		0-1	1	2	1-2	4-6
(C) Advanced sleep（深い睡眠）		0	1	1-2	1	3-4
Deep sedation（深鎮静）	強い抑制	0	0	0-1	0-1	0-2
General anesthesia（全身麻酔）	覚醒しない	0	0	0-(-1)	0-(-1)	0-(1-2)

Spectrum of Sedation（SED）：スコア：2＝あり、1＝限定されている、0＝欠如している

〔文献 6）より翻訳して転載〕

③看護師中心の鎮静：nurse-led cardiological sedation

施設および州で定められている研修を受け、麻酔の資格を取得した看護師が医師の監督下に鎮静を行う（看護師中心の鎮静；nurse-led cardiological sedation）。Nurse-led cardiological sedation においては、看護師は専任とし、筋萎縮性側索硬化症（ALS）や心肺蘇生、除細動、気道確保に熟練した者が望ましい。なお、麻酔の資格を継続するためには、定期的に研修を受講する必要がある。

看護師がモニタリングおよび薬剤投与を行い、鎮静の全過程を記録する。呼吸の抑制や予期せぬ不随運動などが見られた際には、さらなる鎮静や全身麻酔への変更を要する場合もあるため、バイタルサインのモニタリングは必須である。また、気道確保が困難な場合〔Mallmpati score≧3、閉塞性睡眠時無呼吸症候群（OASA）〕には、麻酔科医の協力を要する。

④使用する機器、モニター

機器については、心電図モニタ、血圧計、パルスオキシメータ、緊急カート、除細動器、カプノメータもしくはアプノモニタなどを要する。自発呼吸のある患者では、呼気末の二酸化炭素を計測するカプノグラフィが強く推奨される[7),8)]。

⑤静脈麻酔（意識下鎮静）時に使用する薬剤

a. ベンゾジアゼピン系薬剤

比較的短時間の手技では、ベンゾジアゼピン系薬剤を用いる場合が多い。通常、ジアゼパムまたはミダゾラムを使用する。鎮静が深くなりすぎた場合には、フルマゼニルでリバースできる。なお、ベンゾジアゼピン系薬剤には鎮痛効果はほとんどないため、オピオイド鎮痛薬を併用する必要がある。

b. オピオイド鎮痛薬

鎮痛効果をほとんど有さないベンゾジアゼピン系薬剤に対し、併用薬として使用する。フェンタニルを使用する場合が多く、ボーラス投与により比較的短時間で効果が現れる。レミフェンタニルは超短時間型で半減期は 3 分、効果が現れるのは 90 秒後である。カルディオバージョンや経皮的心外膜アプローチなどの際に、ベンゾジアゼピン系薬剤のミダゾラムとともに使用されるが、吐き気をきたす恐れがあるため、注意を要する。

c. プロポフォール

多くの国で、心房細動などの長時間に及ぶ手技で使用される。短時間で効果が現れるものの、徐脈・呼吸抑制・血圧低下をきたす恐れがある。

Plus 1！　プロポフォールによる鎮静の安全性

プロポフォールによる鎮静の安全性については、いくつかの報告がなされている。

Kottkamp ら[9]は、心房細動アブレーション患者650名を対象に、プロポフォールによる深鎮静の安全性について検討した。報告によると、ミダゾラム(2～4 mg)とフェンタニル(0.025～0.05 mg)を静注し、プロポフォール0.5 mg/kgのボーラス投与後に深鎮静が得られるよう調整した。術時間は170＋51分で、ミダゾラム計2.4 mg、プロポフォール計32 mgをボーラス投与した。いずれの薬剤も術中1～2回のボーラス投与を要したが、気管内挿管を要する症例はなかった。プロポフォールの開始に伴い血圧低下を認めた症例(15%)には、エフェドリンを平均20.3 mgボーラス投与した。酸素については、鼻カニューレを用いて2 L/分(COPDの患者では1 L/分)で投与し、酸素飽和度(SpO_2)を確認しつつ調整した。低酸素は①下顎挙上、②酸素の増量、③一時的なプロポフォールの減量により容易にコントロールされ、短時間マスクへの変更を要したのは1.2%であったことから、プロポフォールによる深鎮静は安全かつ有効な方法であることが示された。

さらに、Salukhe ら[10]は心房細動アブレーション患者連続1,000名を対象に、循環器医がプロポフォールによる鎮静(補助換気なし)を行った場合の安全性について検討した。その結果、低血圧および呼吸抑制が現れたためにミダゾラムに変更したのは15.6%で、高齢者や女性に多かった。重大な合併症は認められなかったことから、プロポフォールによる鎮静は安全と結論づけられた。

このように、プロポフォールによる鎮静に関しては、内視鏡などの分野では議論の余地があるものの、循環器分野では確立されつつある。

d. デクスメデトミジン

デクスメデトミジンは非常に選択的な$\alpha2$アゴニストで、鎮静および鎮痛効果を有する。また、呼吸抑制を生じにくいのが特徴である。

Plus 1！　デクスメデトミジンの鎮静レベル

デクスメデトミジンの鎮静レベルについては、Cho ら[11]により報告がなされている。彼らは心房細動アブレーション時の麻酔につき、デクスメデトミジン・レミフェンタニル併用群とミダゾラム・レミフェンタニル併用群とを比較し、Ramsay sedation score(RSS)およびbispectral index score(BIS)にて鎮静レベルを評価した。その結果、デクスメデトミジン・レミフェンタニル併用群で、開始10分頃から良好な鎮静(低BIS、高RSS)が有意に得られたと報告した。なお、術中は心拍数、SpO_2、呼吸数に有意差は見られなかったが、平均動脈圧はデクスメデトミジンが有意に低かった。

3) まとめ

欧米では患者の性質上、深鎮静や全身麻酔を行う傾向が高くなってきている。深鎮静については、循環器医の監督下に麻酔の資格を有する看護師が行う傾向にある。循環器、麻酔、消化器に関連する学会主導のステートメントおよびガイドラインが公表され、明確な指針が示されているのも特徴と考えられた。

文献

1) Calkins H, et al.：2012 HRS/EHRA/ECAS Expert Consensus Statement on Catheter and Surgical Ablation of Atrial Fibrillation：Recommendations for Patient Selection, Procedural Techniques, Patient Management and Follow-up, Definitions, Endpoints, and Research Trial Design. *Europace*, 2012；14：528-606

2) Thomas SP, et al.：CSANZ Position Statement on Sedation for Cardiovascular Procedures (2014). *Heart Lung Circ*, 2015；24：1041-1048

3) SIAARTI Study group for safety in anesthesia and intensive care：Recommendations for anesthesia and sedation in nonoperating room locations. *Minerva Anestesiol*, 2005；71：11-20

4) The Academy of Medical Royal Colleges：Safe Sedation Practice for Healthcare Procedures：Standards and Guidance. 2013

5) Samsoon GL, et al.：Difficult tracheal intubation：a retrospective study. *Anaesthesia,* 1987；42：487-490

6) Bubien RS, et al.：NASPE expert consensus document：Use of Ⅳ (conscious) sedation/analgesia by nonanesthesia personnel in patients undergoing arrhythmia specific diagnostic, therapeutic, and surgical procedures. *Pacing Clin Electrophysiol*, 1998；21：375-385

7) Conway A, et al.：Utility of Dexmedetomidine in Sedation for radiofrequency ablation of atrial fibrillation. *J Perianesth Nurs*, 2013；28：257-258

8) Bui AH, et al.：Clinical and Safety Considerations for Moderate and Deep Sedation. *J Med Pract Manage*, 2013；29：35-41

9) Kottkamp H, et al.：Deep sedation for Catheter Ablation of atrial fibrillation：A prospective study in 650 consecutive patients. *J Cardiovasc Electrophysiol*, 2011；22：1339-1343

10) Salukhe TV, et al.：Propofol sedation administered by cardiologists without assisted ventilation for long cardiac interventions：an assessment of 1000 consecutive patients undergoing atrial fibrillation ablation. *Europace*, 2012；14：325-330

11) Cho JS, et al.：Improved sedation with dexmedetomidine-remifentanil compared with midazolam-remifentanil during catheter ablation of atrial fibrillation：A randomized, controlled trial. *Europace*, 2014；16：1000-1006

実践編

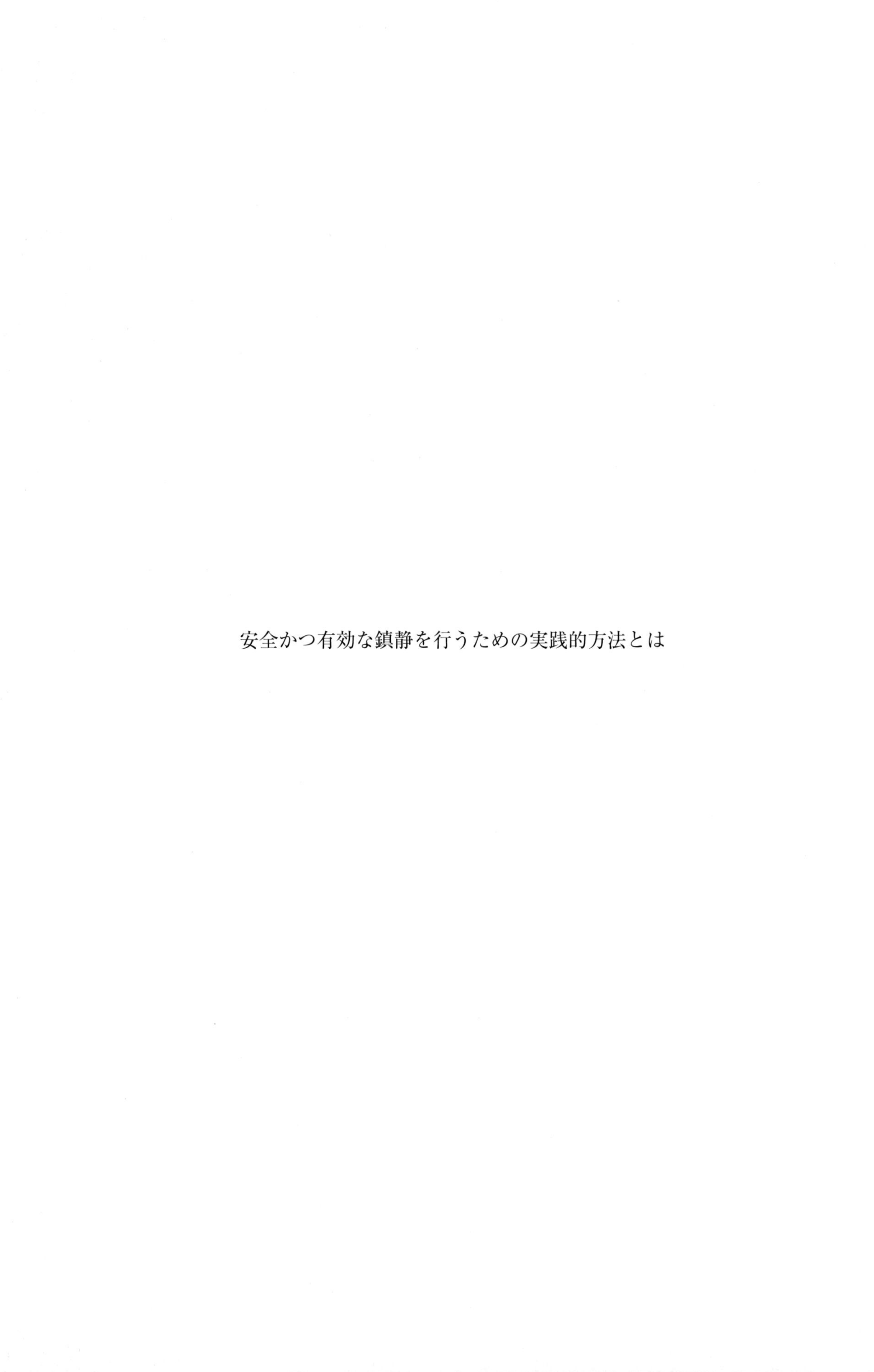

安全かつ有効な鎮静を行うための実践的方法とは

第 1 章　心房細動アブレーション時の鎮静方法

心房細動アブレーション時の具体的な鎮静方法とは

Ⅰ．Minimal Sedation

東京医科歯科大学循環器内科　宮﨑 晋介

Keywords：ペンタゾシン、抗不安薬、ソセアタ

術中に患者とコミュニケーションがとれる……Minimal Sedation

高周波による心房細動アブレーションはほかの不整脈に対するアブレーションに比べ、通電部位によっては疼痛が強く、手技時間が長い傾向にあるため、本邦では鎮静下で行う施設が多いようである。心房細動アブレーションの中心を担う肺静脈隔離術が報告されてからすでに20年以上が経過し、手技経験値および技術の向上により、手技成功率は上昇し、手技時間は大幅に短縮している。しかしながら、いまだ鎮静を要しているのが現状であり、その主な理由は術中の疼痛管理にあると思われる。

心房細動アブレーション中の疼痛は、全身麻酔下の一般的な外科手術に伴う疼痛とは大きく異なり、①術中を通して均一に疼痛が認められるわけではなく、疼痛を認めるタイミングがおおむね決まっている、②通電による疼痛を術者がある程度コントロールできる、③術後に疼痛が残らない、などの特徴がある。これらの疼痛の特徴を認識し、鎮静方法を決定すべきと思われる。

鎮静方法はその程度により分類される。深鎮静は呼吸抑制や心血管系などにおける周術期合併症を有意に増加させ[1)]、中等度の鎮静は呼吸抑制や心血管系などへの影響は少ないものの、患者との術中コミュニケーションが不能であるため、不穏などの予期せぬ事態を招く恐れがある。一方、Minimal Sedationでは呼吸抑制・心血管系にほとんど影響を及ぼさず、術中に患者とコミュニケーションがとれることから、疼痛の有無を確認しつつ適切なタイミングで鎮痛薬を投与できる。また、鎮静により不整脈の誘発性が大幅に低下する症例や、除細動時の鎮静薬投与のみで心房細動が停止する症例を経験するが、これらは鎮静薬自体の抗不整脈効果が一因と考えられる。治療に際し、この影響を最小限にできるという点もMinimal Sedationの利点の一つであろう。

筆者が在籍していた当時の土浦協同病院(以下、同院とする)では、連続1,052症例の高周波による心房細動アブレーション手技のうち96.2%で、Minimal Sedation下に手技を完遂している[2)]。本稿では、その15年間にわたる心房細動アブレーションの経験に基づいて、Minimal Sedationの具体的な手順とコツを概説する。

1) 使用する薬剤

ペンタゾシン30〜60 mg、ハイドロキシジン塩酸塩25〜75 mgを使用する。

2) 使用する機器

Minimal Sedationでは特別に準備する機器はないため、いずれの施設でもすぐに施行可能である。同院では、モニタ類はバイタルサインを確認するモニタのみを使用した。血圧は、右鼠径部から大腿動脈に3 Frシースを挿入して連続血圧を測定するとともに、上肢の血圧計で上腕血圧も間欧的に測定する。SpO_2モニタを下肢につけ、手技と同時進行で12誘導心電図および脈拍を画面表示する。食道温度モニタのための食道温度計カテーテルは使用せず、男性では尿道カテーテルではなくコンドーム型尿カテーテルを用いる。したがって、これらによる患者の不快感や疼痛はない。また、3DマッピングシステムはCARTO systemを使用する。

Minimal Sedationでは呼吸抑制は起こらないため、エアウェイは不要である。また、非侵襲的陽圧換気

(NIPPV、ASV)の必要がなく、カテーテル挿入時にいびきが生じ、シースから空気が入り込んで空気塞栓症が起こるリスク、抗凝固療法下でのエアウェイ挿入による鼻腔・口腔内出血のリスクがなく、睡眠時無呼吸症候群や肥満症例でも低リスクで手技を行うことができる。また、横隔神経障害のリスクのある部位(上大静脈、左上大静脈、左心耳、右心房など)への通電の際、強制呼吸下で手技を行うことが可能なため、横隔膜の動きをリアルタイムで評価でき、合併症のリスクを低減できる。

3）看視体制・モニタリング、バイタルサインの記録

同院では、看護師(1名)が患者状態およびバイタルサインをチェックし、投与薬剤を含めて、経時的に電子カルテに記録していた。手技中のバイタル(血圧、呼吸)につき、下記に概説する。

①血圧

血圧は鎮静が深いほど顕著に低下するが、Minimal Sedationではほとんど低下しない。経験上、Minimal Sedationでは患者は覚醒しているため、左後壁通電終了時までは入室時血圧より高めに推移し、その後は疼痛が減少するに伴って低下する症例が多いが、手技を通して収縮期血圧が100 mmHgを下回るのはまれである。そのため、術者は昇圧剤の投与などを考慮する必要はなく、手技を進めることができる。手技の初期段階で血圧が上昇する場合もあるが、通常は徐々に低下するため、降圧剤投与は不要である。

②呼吸

上記薬剤投与のみでも、左肺静脈後壁通電終了後に眠ってしまう症例が多く、SpO_2が90％前後になる場合もあるため、同院では鼻カヌラで酸素2～3 L/分を適宜投与した。呼吸が大きく、カテーテルの操作に影響が生じる場合には、患者に声をかけて小さめに呼吸するよう指示すればよい(呼吸の大きさは術者により自由にコントロール可能)。

4）鎮静の主な流れ

Minimal Sedationの対象は、基本的に心房細動アブレーションを要する全症例である。しかしながら、同院では、外国人(疼痛に対する閾値や受け入れが日本人とは大きく異なり、また医療スタッフとの十分なコミュニケーションが困難であるため)、超高齢者および難聴症例(医療スタッフとの十分なコミュニケーションが困難であるため)、すべての通電部位で強い疼痛を訴える症例については、デクスメデトミジンを併用した意識下鎮静を行った。また、若年症例では、強い疼痛を訴える傾向があるため、施行の際は注意を要する。下記に、筆者の経験に基づき、Minimal Sedationの主な流れを概説する。

①術前準備

Minimal Sedationでは患者の意識下で手技を行うため、大きな体動は見られないことから、術中における患者の身体抑制とその同意書の取得は不要である。

術前準備として、疼痛を感じる旨と、その際の対応について患者に十分に説明し、信頼関係を構築することが重要である。患者に説明すべきポイントは、①(左肺静脈前庭部後壁から通電を開始するため、)アブレーション開始後5～10分程度が一番疼痛を感じる時間帯であること、②(Point-by-Point通電であるため、)疼痛を感じる時間は最長20～30秒であること、③疼痛が軽ければ、20～30秒ほど許容範囲内で我慢したほうが手技が円滑に進むこと、④疼痛が強いときは通電を止めるため、無理に我慢せずに術者に伝えること、⑤適宜、声かけしながら手技を進めていくこと、の5つである。また、疼痛は術中の合併症リスクを術者に伝えるための大切なサインである旨を説明すると、患者は受け入れやすいようである。

②入室時・術中

病棟出棟時に抗不安薬(ジアゼパム 5 mg など)を内服し、入室時に末梢ラインからハイドロキシジン塩酸塩 25 mg を静注する。

右内頸静脈 1 本、右大腿静脈 3〜4 本、右大腿動脈 1 本を穿刺し、中心静脈からペンタゾシン 30 mg(高齢者では 15 mg にする場合もある)を静注する。ペンタゾシンは末梢静脈からの静注では疼痛があること、術後に末梢血管の血管炎がまれに起こることから、中心静脈からの投与が望ましい。また、穿刺は通常合計 5 分以内で、すばやく行う。

透視ガイド下で、高周波穿刺針を用いて経中隔穿刺を行う。ロングシース(SL-0)を左右上肺静脈に挿入し、心室ペーシング下で左房・肺静脈造影を行う。この時点では、患者は覚醒している場合が多いため、「心室ペーシングにより動悸が生じ、その後、造影剤の影響で全身が熱くなる」旨を伝えてから行う。

左肺静脈前庭部後壁から通電を開始する。開始前に「通電を開始するため、5〜10 分程度、間欠的に疼痛が生じる」旨を伝える。通常、疼痛は後壁上部ではなく下部で生じるため、出力を落として通電時間を短くする。この際、痛みに対し許容範囲を超えて我慢していないか、患者の表情を確認しながら、また必要に応じて声掛けをしながら、通電することが大切である。続いて左肺静脈前壁を通電し、左上下肺静脈を一括隔離する。続いて右肺静脈前庭部後壁を通電するが、ときに右下肺静脈後壁で強い疼痛を生じる恐れもあるため、その場合は左下肺静脈後壁と同様の対応をとる。続いて、右肺静脈前壁を通電して、右上下肺静脈を一括隔離する。左右とも前壁の通電で痛みを訴えるのはまれである。

必要に応じて、次の処置を行う。①アデノシン三リン酸(ATP)負荷試験を行う。薬剤投与前に「一時的に胸が苦しくなる」旨を説明する。②上大静脈隔離、三尖弁下大静脈間ブロックラインへのアブレーション、そのほかの心房器質アブレーションを追加する。上大静脈隔離の場合は、症例によっては疼痛を訴えるものの軽度であり、通常では手技に問題はない。三尖弁下大静脈間ブロックラインの場合は、下大静脈の辺縁で疼痛を訴える症例が多い。そのほかの心房器質アブレーションの場合は、食道関連合併症のリスクのある左房後壁下部では、通常はほとんど通電しないため、問題にはならない。左房天蓋部線状焼灼、僧帽弁輪左肺静脈間線状焼灼も、通常では疼痛は生じない。③除細動を行う場合には、チオペンタールで一時的に鎮静し、心腔内除細動を行う。

強い疼痛を訴える場合の対処について

強い疼痛を訴える場合には、通電出力を落とす、通電時間を短縮する、通電部位へのコンタクトを落とすなどで対応し、状況をみて通電を止める。安全性の観点から、疼痛の強い部位については通電を避けるべきであるが、やむを得ない場合には低出力で行うなど、最小限の通電にとどめるのが望ましい。一部の通電部位で強い疼痛を訴える場合、チオペンタールを少量静注し、短時間鎮静している間に疼痛部位を通電する方法もある。患者が強い疼痛を訴えた場合に、同院で行っていた主な対処法について、下記に述べる。

a. ペンタゾシンを追加投与する

ペンタゾシン 7.5 mg + ハイドロキシジン塩酸塩 12.5 mg を追加投与して疼痛を軽減する。最大総投与量は、ペンタゾシン 60 mg、ハイドロキシジン塩酸塩 75 mg までとする。疼痛を感じるメカニズムには心理的要素もあるため、痛み止め(ペンタゾシン)を投与する旨を患者に伝えることにより、高い効果が期待できる。なお、ペンタゾシンはオピオイド受容体の Partial Agonist で、ある一定の投与量で天井効果となるため、過剰投与は意味をなさない。

b. 疼痛部位の通電を後回しにする

疼痛があった場合はその部位への通電を後回しにし、疼痛のない部位を通電してから再度通電すると、疼痛が軽減される可能性がある。再度通電する際の目安として、疼痛部位に 3D マッピングシステム上でタグをつけておくとよい。

③術後

Minimal Sedation では、術直後に患者と十分なコミュニケーションがとれるため、脳塞栓症などの合併症の有無についての確認をすぐに行うことができる。また、術直後から意識レベルを含むバイタルサインが安定しており、一般病棟に直接帰室できることから、集中治療部やそのための追加スタッフが不要である。

術後数時間以内に嘔気・嘔吐を訴える症例をときに経験する。高齢女性に多く見られ、ペンタゾシンによる副作用と考えられる。メトクロプラミド投与などで軽快するため、高齢女性においては手技終了時に同剤を投与しておくのも一法である。

5）すなわち、Minimal Sedation とは？

高周波心房細動アブレーションにおける Minimal Sedation の利点は、合併症早期発見、不穏がなく心タンポナーデ・食道合併症・空気塞栓症・術後誤嚥性肺炎のリスク低減、身体抑制不要、術中バイタル安定、不整脈起源同定、一切の追加設備不要などである。欠点は、個人差は大きいものの、患者がある程度の疼痛を受け入れる必要がある点であり、比較的短時間で手技を完遂できる術者向きの方法である。肥満や睡眠時無呼吸症例には特に勧められ、逆に若年症例にはやや不向きであるといえる。

文献

1) Inoue K, et al.：Clinical and procedural predictors of early complications of ablation for atrial fibrillation：analysis of the national registry data. *Heart Rhythm*, 2014；11：2247-2253

2) Ichihara N, et al.：Simple minimal sedation for catheter ablation of atrial fibrillation. *Circ J*, 2015；79：346-350

Ⅱ. デクスメデトミジンによる意識下鎮静(1)

東京女子医科大学循環器内科　江島 浩一郎　庄田 守男

Keywords：心房細動、カテーテルアブレーション、デクスメデトミジン、意識下鎮静

安全性の高い、デクスメデトミジンを用いた意識下鎮静とは

心房細動に対するカテーテルアブレーションは、ほかの上室頻拍に対するアブレーションに比べ、焼灼範囲が広く術時間が長いため、患者は苦痛を伴いやすい。苦痛や疼痛により体動や呼吸の変動が生じると、通電が不安定になって術時間の延長や術後の再発を招いたり、3D マッピングシステムの位置情報が不正確になったりする恐れがある。また、その苦痛の経験が、頻拍を再発した際にアブレーションを拒む要因ともなりうる。カテーテルアブレーションにおける鎮静・鎮痛には、術中の快適性を向上させて患者の満足度を高めること、治療成績を向上させることから、深鎮静が望ましいともいえるが[1]、深鎮静では意識下鎮静に比べて合併症が多いことが報告されている[2),3)]。循環器内科医のみで術中の麻酔管理を行う場合、呼吸抑制作用が少なく、鎮痛作用を併せもつデクスメデトミジン塩酸塩(以下、デクスメデトミジン、商品名：プレセデックス®)を用いた意識下鎮静は、安全性の高い方法である。本稿では当院におけるデクスメデトミジンを用いた意識下鎮静につき、詳述する。

1) 意識下鎮静とは

鎮静の程度を Obserber's Assessment of Alertness/Sedation Scale(OAA/S スコア)(**表 1**)[4),5)]を用いて評価したときに、OAA/S スコア 3～4 の鎮静レベルを「意識下鎮静」と称する。患者に不快感や苦痛を与えることなく、かつ患者との十分な意思疎通が可能で、手術や処置中に患者の協力が得られるレベルを指す(**表 2**)[6)]。

表 1　鎮静の評価に用いる Obserber's Assessment of Alertness/Sedation Scale(OAA/S スコア)

評価カテゴリー				
反応性	話し方	顔の表情	目の状態	複合スコア
普通の口調の呼名に対して直ちに反応する	正常	正常	明瞭、眼瞼下垂なし	5(覚醒)
普通の口調の呼名に対して無気力に反応する	やや遅いまたは不明瞭	軽度の弛緩	生気がない、または軽度の眼瞼下垂(目の半分未満)	4
大声での呼名、または呼名の繰り返しに対して反応する	ろれつが回らない、またはきわめて遅い	顕著な弛緩(顎が緩んでいる)	生気がない、および顕著な眼瞼下垂(目の半分以上)	3
軽くつつく、または揺すると反応する	言葉はほぼ聞き取れない	—	—	2
軽くつつく、または揺すっても反応しない	—	—	—	1(深い睡眠)

OAA/S スコアは以下の順で評価を行う。
①反応性：患者の名前を普通の口調で 1～2 回呼びかける。患者が反応しない場合、大声での呼名または呼名を繰り返す。患者が反応しない場合は、患者を軽くつつく、または揺すって、反応性を確認する。
②話し方：患者に次の文章を復唱させ、話し方を評価する。「いろはにほへとちりぬるを」。
③顔の表情：顔の弛緩の程度を評価する。
④目の状態：患者の目の状態(目の焦点が合う)、眼瞼下垂の程度を評価する。
4 つの評価カテゴリーのうち、最も低い値をその時点におけるスコアとする。
例：「反応性：4、話し方：2、顔の表情：4、目の状態：4」の場合は、複合スコアは 2 となる。
〔文献 5)より改変して転載〕

表２　全身麻酔および鎮静/鎮痛のレベルの定義

	軽い鎮静	中等度鎮静	深い鎮静	全身麻酔
反応性	呼名で正常反応	言葉での刺激に対し意図のある動き＊	連続刺激や疼痛刺激で意図のある動き＊	疼痛刺激を受けても覚醒しない
気道	無影響	介入必要なし	介入が必要な可能性	しばしば介入必要
自発呼吸	無影響	十分である	不十分な可能性	しばしば不十分
循環	無影響	通常保持される	通常保持される	破綻する可能性あり

＊疼痛刺激に対する逃避反射は意図のある動きとは見なされない。
軽い鎮静：薬剤により惹起された、言葉での指示に通常通りに反応する状態である。認知機能や協調機能は抑制されることもあるが、換気および心血管機能は影響されない。
中等度鎮静：薬剤により惹起された、言葉による指示により意図のある応答を示す意識状態の抑制である。気道の開通には介入は不要であり自発呼吸は十分である。心血管機能は通常維持される。
深い鎮静：薬剤により惹起された、繰り返しもしくは疼痛刺激により意図のある動きを行う意識の抑制された状態である。気道の開通に何らかの補助が必要な場合もあり、自発呼吸は不十分ともなりうる。心血管機能は通常維持される。
全身麻酔：薬剤により惹起された、疼痛刺激によっても患者が覚醒しない意識消失状態である。自発呼吸および換気能力は多くの場合障害される。自発呼吸の減弱と神経筋機能が抑制されるため、しばしば、気道開通を保持するのが難しく、陽圧換気が必要となることもある。

〔文献6）より転載〕

2）使用する薬剤

当院で使用している薬剤について概説する。

①デクスメデトミジン（プレセデックス®）：1 バイアル 200 μg/2 mL

a. 特徴

α2 アドレナリン作動性鎮静薬で、鎮静作用、鎮痛作用、交感神経抑制作用などを有している（**図 1**）[5),7)]。

呼吸抑制作用はわずかであり、気道確保をしていない状態での安全性は高いが、徐脈や血圧低下をきたす恐れがある。肝臓で代謝されるため、代謝速度は肝血流量に依存し、健康人では血中半減期は平均 2.4 時間ほどである。分布相半減期は約 6 分と短く、脂溶性の高いデクスメデトミジン塩基は速やかに脳血管関門を通過して中枢神経系に分布する。肝機能障害患者では血中消失半減期が延長し、クリアランスが遅延するため、体内残存期間が延長して薬物効果が遷延することに注意を要する。一方、腎機能障害患者（クレアチニンクリアランス＜30 mL/分）におけるデクスメデトミジンの薬物動態指標には、健康人との間に有意な差は認められていない。従来は集中治療における人工呼吸および離脱後の鎮静に適応が限定されていたが、2013 年 6 月から局所麻酔下あるいは区域麻酔下で非挿管下に実施される手術や処置、検査における鎮静の適応が追加された。

b. 使用方法

デクスメデトミジン 2 mL（200 μg）に生食水 48 mL を加えて 50 mL（10 μg/mL）とし、シリンジポンプに設置した状態で準備する（**図 2**）。スムーズかつ高い安全性をもって施術するために、患者の体重をもとに、導入時（6 μg/kg/時）と維持投与時の投与速度（0.2～0.7 μg/kg/時）を 0.1 μg/kg/時ごとに計算し、シリンジポンプの持続注入速度をあらかじめ決めておくとよい。当院では、デクスメデトミジンの導入時と維持投与時の投与速度を体重別にまとめており（**表 3**）、術前に該当患者のデクスメデトミジン投与量を記載し（**表 4**）、術中管理している。

当院では、導入時に 6 μg/kg/時で 5 分間、静脈内へ持続注入している。維持投与については 0.2～0.7 μg/kg/時の範囲で適宜調整が必要であるが、当院では導入後に維持投与を 0.4 μg/kg/時で開始し、鎮静状況を確認しながら適宜増量している。なお、高齢者では、生理機能の低下により鎮静作用の増強や副作用の発現

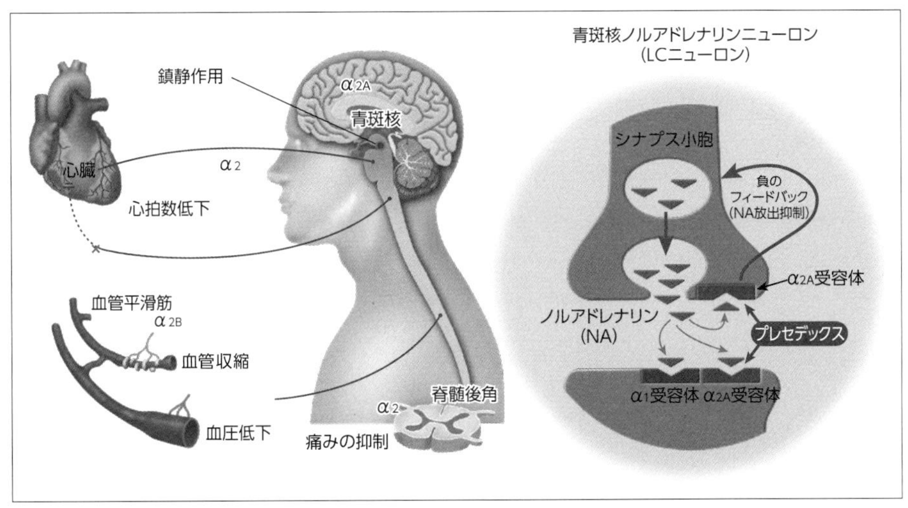

図1　デクスメデトミジン（プレセデックス®）の受容体を介した薬理作用

〔文献5）より転載〕

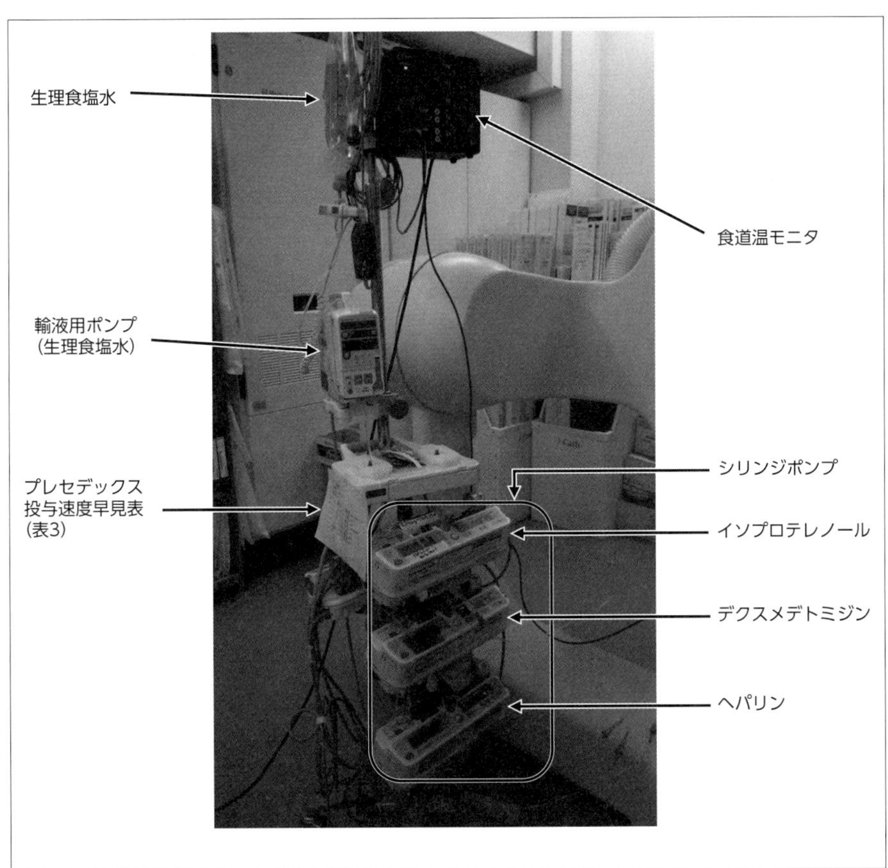

図2　輸液ポンプ、シリンジポンプの準備

表 3　体重毎のデクスメデトミジン（プレセデックス 2 mL（200 μg）＋生食水 48 mL）の導入時と維持投与時の投与速度

体重(kg)	導入(mL/時)	維持(mL/時)					
	6 μg/kg/時	0.2 μg/kg/時	0.3 μg/kg/時	0.4 μg/kg/時	0.5 μg/kg/時	0.6 μg/kg/時	0.7 μg/kg/時
36	54.0	1.8	2.7	3.6	4.5	5.4	6.3
37	55.5	1.9	2.8	3.7	4.6	5.6	6.5
38	57.0	1.9	2.9	3.8	4.8	5.7	6.7
39	58.5	2.0	2.9	3.9	4.9	5.9	6.8
40	60.0	2.0	3.0	4.0	5.0	6.0	7.0
41	61.5	2.1	3.1	4.1	5.1	6.2	7.2
42	63.0	2.1	3.2	4.2	5.3	6.3	7.4
43	64.5	2.2	3.2	4.3	5.4	6.5	7.5
44	66.0	2.2	3.3	4.4	5.5	6.6	7.7
45	67.5	2.3	3.4	4.5	5.6	6.8	7.9
46	69.0	2.3	3.5	4.6	5.8	6.9	8.1
47	70.5	2.4	3.5	4.7	5.9	7.1	8.2
48	72.0	2.4	3.6	4.8	6.0	7.2	8.4
49	73.5	2.5	3.7	4.9	6.1	7.4	8.6
50	75.0	2.5	3.8	5.0	6.3	7.5	8.8
51	76.5	2.6	3.8	5.1	6.4	7.7	8.9
52	78.0	2.6	3.9	5.2	6.5	7.8	9.1
53	79.5	2.7	4.0	5.3	6.6	8.0	9.3
54	81.0	2.7	4.1	5.4	6.8	8.1	9.5
55	82.5	2.8	4.1	5.5	6.9	8.3	9.6
56	84.0	2.8	4.2	5.6	7.0	8.4	9.8
57	85.5	2.9	4.3	5.7	7.1	8.6	10.0
58	87.0	2.9	4.4	5.8	7.3	8.7	10.2
59	88.5	3.0	4.4	5.9	7.4	8.9	10.3
60	90.0	3.0	4.5	6.0	7.5	9.0	10.5
61	91.5	3.1	4.6	6.1	7.6	9.2	10.7
62	93.0	3.1	4.7	6.2	7.8	9.3	10.9
63	94.5	3.2	4.7	6.3	7.9	9.5	11.0
64	96.0	3.2	4.8	6.4	8.0	9.6	11.2
65	97.5	3.3	4.9	6.5	8.1	9.8	11.4
66	99.0	3.3	5.0	6.6	8.3	9.9	11.6
67	100.5	3.4	5.0	6.7	8.4	10.1	11.7
68	102.0	3.4	5.1	6.8	8.5	10.2	11.9
69	103.5	3.5	5.2	6.9	8.6	10.4	12.1
70	105.0	3.5	5.3	7.0	8.8	10.5	12.3
71	106.5	3.6	5.3	7.1	8.9	10.7	12.4
72	108.0	3.6	5.4	7.2	9.0	10.8	12.6
73	109.5	3.7	5.5	7.3	9.1	11.0	12.8
74	111.0	3.7	5.6	7.4	9.3	11.1	13.0
75	112.5	3.8	5.6	7.5	9.4	11.3	13.1
76	114.0	3.8	5.7	7.6	9.5	11.4	13.3
77	115.5	3.9	5.8	7.7	9.6	11.6	13.5
78	117.0	3.9	5.9	7.8	9.8	11.7	13.7
79	118.5	4.0	5.9	7.9	9.9	11.9	13.8
80	120.0	4.0	6.0	8.0	10.0	12.0	14.0
81	121.5	4.1	6.1	8.1	10.1	12.2	14.2
82	123.0	4.1	6.2	8.2	10.3	12.3	14.4
83	124.5	4.2	6.2	8.3	10.4	12.5	14.5
84	126.0	4.2	6.3	8.4	10.5	12.6	14.7
85	127.5	4.3	6.4	8.5	10.6	12.8	14.9
86	129.0	4.3	6.5	8.6	10.8	12.9	15.1
87	130.5	4.4	6.5	8.7	10.9	13.1	15.2
88	132.0	4.4	6.6	8.8	11.0	13.2	15.4
89	133.5	4.5	6.7	8.9	11.1	13.4	15.6
90	135.0	4.5	6.8	9.0	11.3	13.5	15.8
91	136.5	4.6	6.8	9.1	11.4	13.7	15.9
92	138.0	4.6	6.9	9.2	11.5	13.8	16.1
93	139.5	4.7	7.0	9.3	11.6	14.0	16.3
94	141.0	4.7	7.1	9.4	11.8	14.1	16.5
95	142.5	4.8	7.1	9.5	11.9	14.3	16.6
96	144.0	4.8	7.2	9.6	12.0	14.4	16.8
97	145.5	4.9	7.3	9.7	12.1	14.6	17.0
98	147.0	4.9	7.4	9.8	12.3	14.7	17.2
99	148.5	5.0	7.4	9.9	12.4	14.9	17.3
100	150.0	5.0	7.5	10.0	12.5	15.0	17.5

頻度が高まるため、投与速度の減速を考慮する必要がある。当院では体格や年齢を考慮して、小柄な患者や高齢者では導入を 3〜4 分間、維持投与を 0.2〜0.4 μg/kg/時で開始している。また、睡眠時無呼吸を有する肥満患者では、呼吸変動を少なくするために鎮静を控えめにしている。このように、患者の全身状態を観察しながら、慎重に投与する必要がある。

表 4　患者毎のデクスメデトミジン投与量（例）

体重＿50＿kg

プレセデックス投与速度

導入	6 μg/kg/時＝＿75＿mL/時	10 分間（　：　開始）
維持	0.2 μg/kg/時＝＿2.5＿mL/時	
	0.3 μg/kg/時＝＿3.8＿mL/時	
	0.4 μg/kg/時＝＿5.0＿mL/時	基本維持量
	0.5 μg/kg/時＝＿6.3＿mL/時	
	0.6 μg/kg/時＝＿7.5＿mL/時	
	0.7 μg/kg/時＝＿8.8＿mL/時	

例：体重 50 kg の患者の場合で、デクスメデトミジンを 4 μg/mL に希釈。導入時（10 分間）；6 μg/kg/時＝（1.5×50）mL/時＝75 mL/時、維持投与；0.2 μg/kg/時＝（0.05×50）mL/時＝2.5 mL/時。

本剤の投与は緩徐な持続静注が原則であり、急速静注や単回急速投与による重篤な徐脈や洞停止が報告されている。そのため、カテーテルアブレーション中に電気的除細動を行う場合やデクスメデトジンでは鎮静不十分な場合など、一過性に深鎮静を得たいときは、効果発現が早く半減期が短いチオペンタールナトリウムやチアミラールナトリウム、プロポフォールを併用する必要がある。なお、投与量などの詳細については、各薬剤の項目を参照されたい。

②ペンタゾシン（ソセゴン®、ペンタジン®）：原液 1 アンプル（1 mL、15 mg もしくは 30 mg）

a．特徴

麻酔前投薬および麻酔補助として用いる。強力な鎮痛作用と弱いオピオイド拮抗作用を有する。

b．使用方法

入室時に 15 mg を静注し、術中の鎮痛が不十分な場合に 15 mg ずつ適宜追加静注する。投与量の上限は 60 mg までとしている。

③ヒドロキシジン（アタラックス P®）：原液 1 アンプル（1 mL、25 mg もしくは 50 mg）

a．特徴

麻酔前投薬および麻酔補助として用いる。第 1 世代抗ヒスタミン薬で、受容体拮抗作用、中枢神経作用、抗嘔吐作用、抗コリン作用を有する。

b．使用方法

入室時に 25 mg を静注し、術中の鎮静が不十分な場合に 25 mg ずつ適宜追加静注する。投与量の上限は 100 mg までとしている。

④チオペンタールナトリウム（ラボナール®）、チアミラールナトリウム（イソゾール®）：1 アンプル（300 mg もしくは 500 mg）

a．特徴

淡黄色の粉末を蒸留水で溶解して用いる。催眠作用、鎮痛作用を有する。効果発現が早く半減期が短いため、電気的除細動の前やデクスメデトミジンの最大投与量（0.7 μg/kg/時）でも鎮静が不十分な場合に、一時的な深鎮静を得て疼痛による無意識の体動を抑制するために用いる。なお、気管支喘息症例に対する使用は禁忌である。

b. 使用方法

当院では 300 mg/12 mL(25 mg/1 mL)の溶解液を用いている。デクスメデトミジンの持続投与中に使用する場合は、25～100 mg を静脈投与している。電気的除細動の前に用いる場合は 50～100 mg 程度、デクスメデトミジンの最大投与量(0.7 μg/kg/時)でも鎮静が不十分な場合は 25～50 mg 程度ずつを静脈内注射する。

⑤プロポフォール(ディプリバン®)：1 アンプル(20 mL、10 mg/mL)

a. 特徴

催眠作用、鎮静作用、抗不安作用を有するが、鎮痛作用はない。効果発現が早く半減期が短いことから、電気的除細動の前や術中の鎮静が不十分な場合に、一時的な深鎮静を得て疼痛による無意識の体動を抑制するために、単回静注で用いる。呼吸抑制作用が強い。大豆油、卵黄レシチンに過敏症の既往のある症例には禁忌である。

b. 使用方法

当院では、デクスメデトミジンの持続投与中に使用する場合、プロポフォールとして 0.2 mg/kg を 3～5 分で投与している。電気的除細動の前やデクスメデトミジンの最大投与量(0.7 μg/kg/時)でも鎮静が不十分な場合で、気管支喘息のある症例では、プロポフォール 0.4～0.5 mg/kg を 3～5 分かけて静注する。

⑥フェンタニル：0.1 mg/2 mL、0.25 mg/5 mL

a. 特徴

μオピオイド受容体に対するアゴニストである。ナロキソンにより、作用は拮抗される。高脂溶性のため血液脳関門を速やかに通過し、作用発現が速い。作用時間は 30 分～1 時間と短いが、反復投与によって進行性に蓄積していく。クリアランスは肝血流量に依存する。呼吸抑制が見られるため、SpO_2などによる呼吸監視と気道確保の準備が必要である。

b. 使用方法

デクスメデトミジン持続投与中の併用薬として単回静注で用いる場合、副作用である筋硬直や血圧低下、徐脈に注意しながら、0.5 μg/kg(50 kg の場合は 0.025 mg)を 60～90 秒かけて緩徐に静注する。

3) 使用する機器

当院で使用している機器について概説する。

①CARTO® 3 システム

三次元マッピングシステムとして、主に CARTO® 3 システムを用いている。CARTO® 3 の AccuRESP™ Module では、胸部および背中に計 6 枚のパッチを添付して常に電流を測定し、肺容量の変化による電流の変化をとらえることで、胸郭運動をモニタリングする。電極カテーテルと心臓の三次元画像を呼吸同期で表示し、体表面に貼ったパッチと磁気センサ付きのカテーテルにより心臓の呼吸性変動をとらえられ、画面には胸郭運動を表した呼吸波形を表示できる(**図 3**)。

②持続陽圧呼吸療法装置(CPAP：Continuous Positive Airway Pressure)

睡眠時無呼吸症候群で夜間に持続陽圧呼吸療法装置(CPAP)を使用している場合や、術中の鎮静によりCheyne-Stokes 様の不安定な呼吸が見られる場合には、アブレーション術中に CPAP を使用している。特に適応補助換気(ASV：Adaptive-Servo Ventilator)は、呼吸パターンに同調して滑らかに圧力を供給する機能があり、忍容性が高い(**図 4**)。なお、多少の呼吸変動であれば CPAP を用いず、呼吸変動の大きい時相での通電を避け、呼吸の浅い時相を見計らって通電することで対処可能である。

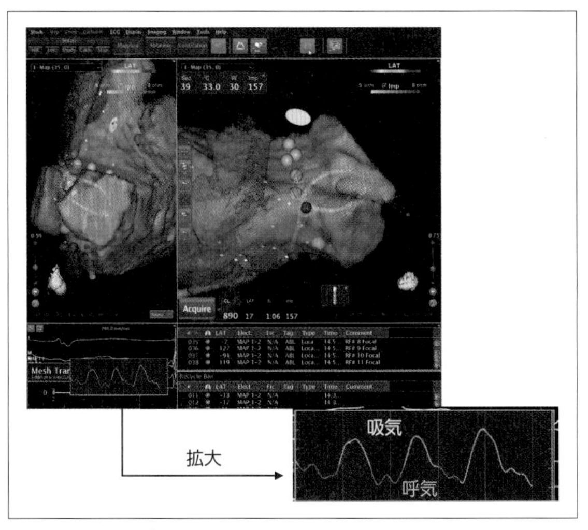

図 3　CARTO®3のAccuRESP Moduleによる呼吸波形表示

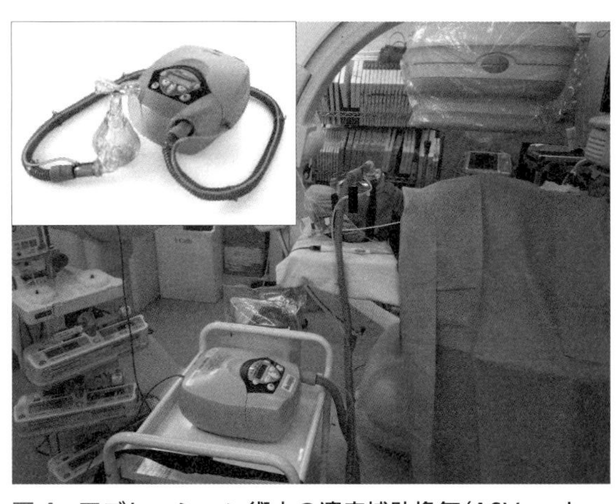

図 4　アブレーション術中の適応補助換気(ASV：adaptive-servo ventilator)使用

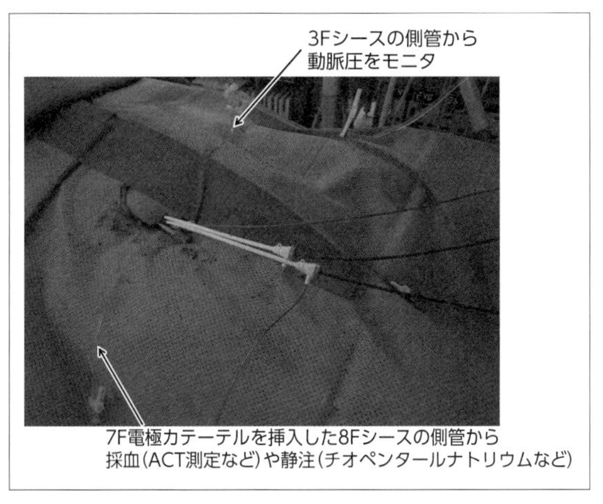

図 5　大腿動脈における動脈圧モニタリングライン

③モニタ類

ポリグラフに心拍数、動脈圧、動脈血酸素飽和度(SpO_2)を表示し、体表面12誘導心電図により心拍数などの心電図変化を連続モニタする。右大腿動脈に動脈圧ラインとして3Fシースを挿入し、動脈圧を連続モニタする(**図 5**)。また、左手指に経皮的SpO_2モニタ(パルスオキシメータ)を装着し、SpO_2を連続モニタする。

④経鼻エアウェイ

舌根沈下が著しい症例では、経鼻エアウェイを用いる。

4）鎮静の主な流れ

当院におけるデクスメデトミジンを用いた意識下鎮静の主な流れを概説する(**図 6**)。詳細については、前述の「使用する薬剤」、「使用する機器」を参照いただきたい。

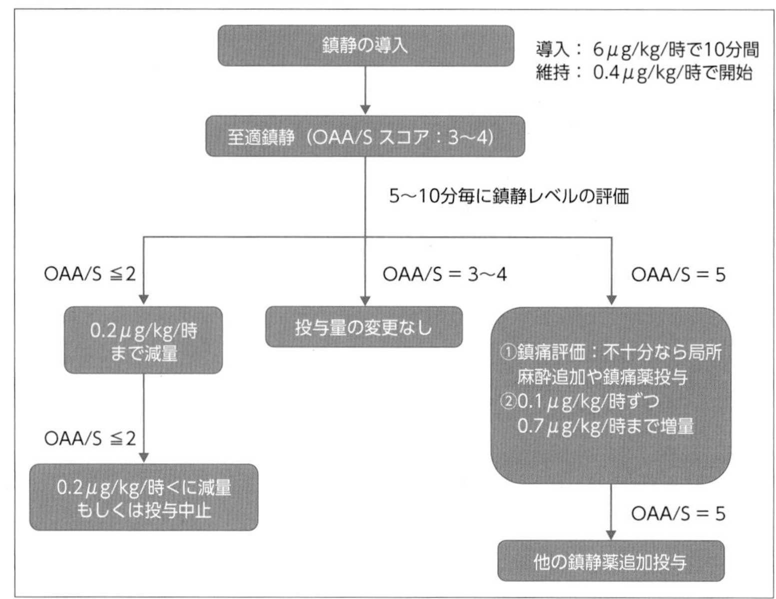

図 6　当院におけるデクスメデトミジンを用いた意識下鎮静の手順

①術前準備

施術は、術者、看護師１名、臨床工学技士(ME)1〜2 名の体制で行っている。患者がカテーテル治療室に入室する前に、麻酔に必要な薬剤、モニタに使用する機器、呼吸補助に用いる機器、酸素などを準備する。当院では、点滴棒に輸液ポンプ、シリンジポンプ、食道温モニタを取り付け、患者の頭側に配置している(**図 2**)。主たる補液ラインとして生理食塩水をつなぎ、輸液ポンプを用いて投与量の調節を行う。イソプロテレノール、デクスメデトミジン、ヘパリンはシリンジポンプを用いて投与量を調節する。

②入室時

循環血流量が低下していると、麻酔導入時に血圧低下が現れやすくなるため、入室時から補液(生理食塩水)の投与速度を 200 mL/時程度に上げる。ペンタゾシン(ソセゴン®、ペンタジン®)15 mg、塩酸ヒドロキシジン(アタラックス P®)25 mg を静注(静脈内投与)する。

③術中

食道温モニタリングシステム用カテーテルを経鼻的に挿入し、デクスメデトミジン(プレセデックス®)の持続静注を開始する。当院では、導入時は 10 分間(6 μg/kg/時)の持続注入、維持投与時は 0.4 μg/kg/時で開始している(0.2〜0.7 μg/kg/時の範囲で適宜調整が必要)。麻酔が安定した時点で血行動態も安定していたら、補液の投与速度を維持投与量(20 mL/時程度)まで下げる。声かけにより鎮静状況を確認しながら、デクスメデトミジンを 0.1 μg/kg/時ずつ適宜増量する。鎮静状況の確認は、術者のみならず看護師も主体的に随時行う。バイタルサイン(心拍数、動脈圧、SpO_2)はスタッフ全員で看視し、ポリグラフと電子カルテに随時記録する。

鎮静時に血圧低下や徐脈が見られた場合、前者では補液の増量で対処し、必要に応じてデクスメデトミジンの維持投与量を減量する。後者では必要に応じてデクスメデトミジンの維持投与量を減量する。洞性徐脈であれば、心房ペーシングで対処可能な場合もある。また、鎮静が不十分であるなど、一時的な深鎮静を得る場合には、呼吸状態に注意し、必要に応じてアンビューバッグなどによる換気補助を行う。

左房後壁など、通電による強い疼痛が予想される部位では、事前に鎮静状況を確認してから通電を行う。疼痛の訴えがあった場合は、デクスメデトミジンの投与量を0.1 μg/kg/時ずつ適宜増量するとともに、ペンタゾシンとヒドロキシジンを追加静注(静脈内注射)する。フェンタニル(0.5 μg/kg)の単回投与で対処する場合もあるが、その際は呼吸抑制などに注意を要する。

④術後

術後は、速やかにデクスメデトミジンの投与を中止する。誤嚥を防ぐため、飲食は十分な意識の回復が得られてから行うよう指導する。

付記

本稿の執筆にあたっては、「麻酔薬および麻酔関連薬使用ガイドライン　第3版」(公益社団法人日本麻酔科学会　第3版第4訂)[8]および各薬剤の添付文書を引用した。各薬剤の投与量については、患者ごとの状態(年齢、肝障害、腎障害など)を考慮したうえで、適宜減量が必要であり、注意を要する。

文献

1) Di Biase L, et al.：General anesthesia reduces the prevalence of pulmonary vein reconnection during repeat ablation when compared with conscious sedation：results from a randomized study. *Heart Rhythm*, 2011；8：368-372

2) Di Biase L, et al.：Esophageal capsule endoscopy after radiofrequency catheter ablation for atrial fibrillation：documented higher risk of luminal esophageal damage with general anesthesia as compared with conscious sedation. *Circ Arrhythm Electrophysiol*, 2009；2：108-112

3) Inoue K, et al.：Clinical and procedural predictors of early complications of ablation for atrial fibrillation：analysis of the national registry data. *Heart Rhythm*, 2014；11：2247-2253

4) Chernik DA, et al.：Validity and reliability of the Observer's Assessment of Alertness/Sedation Scale：study with intravenous midazolam. *J Clin Psychopharmacol*, 1990；10：244-251

5) プレセデックス® 静注液200 μg「ファイザー」静注液200 μg/50 mLシリンジ「ファイザー」適正使用ガイドブック：局所麻酔下における非挿管での手術および処置時の鎮静のために．(2020年11月作成)

6) American Society of Anesthesiologists Task Force on Sedation and Analgesia by Non-Anesthesiologists：Practice guidelines for sedation and analgesia by non-anesthesiologists. *Anesthesiology*, 2002；96：1004-1017(医療の質・安全学会：非麻酔科医による鎮静/鎮痛に関する診療ガイドライン：非麻酔科医による鎮静/鎮痛に関する米国麻酔科学会作業部会による改訂情報．医療の質・安全学会誌，2012：7；162-181)

7) Kamibayashi T, et al.：Clinical uses of alpha2-adrenergic agonists. *Anesthesiology*, 2000；93：1345-1349

8) 日本麻酔科学会：麻酔薬および麻酔関連薬使用ガイドライン 第3版．(2019年9月5日第3版4訂掲載)(https://anesth.or.jp/users/person/guide_line/medicine) (2022年5月閲覧)

Ⅲ. デクスメデトミジンによる意識下鎮静(2)

獨協医科大学埼玉医療センター循環器内科　中原 志朗

Keywords：α2 アドレナリン受容体作動薬、デクスメデトミジン、意識下鎮静

デクスメデトミジンによる意識下鎮静で施術が円滑に

デクスメデトミジン塩酸塩(以下、デクスメデトミジン)は意識下鎮静が得られることから、本邦における適応が拡大され、現在ではカテーテルアブレーション術中の不安や疼痛を軽減するために、多くの症例で使用されている。

デクスメデトミジンの適応が拡大される以前、当院では鎮静目的にヒドロキシジン塩酸塩を、鎮痛目的にペンタゾシンを初期投与し、術中の患者状況に応じてチアミラールナトリウムの少量静注や、プロポフォールの持続静注を行っていた。その結果、一時的に深鎮静状態に陥り、呼吸抑制が生じてアブレーションカテーテルの固定が不安定になったり、過度の低換気状態を引き起こしたりして、手技を中断する症例が散見された。そのため、2015 年よりデクスメデトミジンによる呼吸抑制の少ない意識下鎮静(中等度鎮静)法を用いるようになり、現在では円滑かつ安全に施術を行うことが可能となった。

施術に携わる医師は、非挿管における患者管理に熟練し、使用薬剤の薬理作用を正しく理解している必要がある。また、鎮静・鎮痛をモニタリングするうえで、医師のみならずサポートスタッフも、患者の全身状態(意識状態、呼吸状態、循環動態など)を観察する知識をもたなければならない。

本稿では、当院における心房細動アブレーション時のデクスメデトミジンによる意識下鎮静の方法について概説する。

1) 使用する薬剤

当院では、心房細動アブレーションのほぼ全症例にデクスメデトミジンを使用している。本剤は、強力かつ選択性の高い α2 アドレナリン作動性鎮静薬であり、呼名や軽微な刺激で速やかに覚醒するレベル(意識下鎮静)を容易に達成し、自発呼吸が温存されるという薬理効果を有す。これらの薬理効果は、カテーテルアブレーション術中の鎮静深度調節や呼吸管理には最適である。また、呼吸抑制作用をもつ鎮静薬の追加投与量を減らせるため、より安全に鎮静を行うことが可能である。

デクスメデトミジン投与時の注意点として、初期負荷時に一過性の血圧上昇、維持量使用時に血圧低下や徐脈を呈する恐れがある、などがあげられる。術中のバイタルを変動させるほかの要因、例えば、疼痛に伴う一過性の血圧上昇、心タンポナーデや迷走神経反射による血圧低下との鑑別が重要である。

2) 使用する機器

モニタリング装置として血圧計、心電図モニタ、パルスオキシメータ、呼気終末二酸化炭素モニタ、Bispectral Index(BIS)モニタ等を用いている。また、除細動器、緊急用の薬剤、蘇生用キット(気道確保と人工呼吸器用の器具)、酸素吸入装置を緊急時に利用できるように準備している。

3) 鎮静の主な流れ

当院における心房細動アブレーション時のデクスメデトミジンを用いた意識下鎮静について、主な流れを

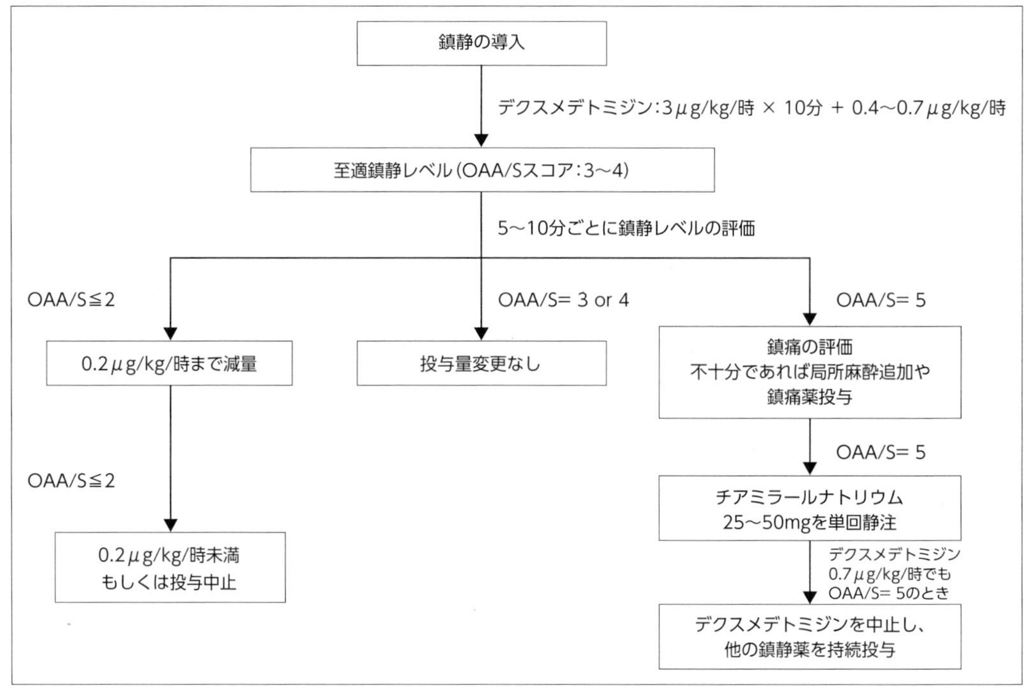

図　当院における心房細動アブレーション時の意識下鎮静の流れ

概説する（**図**）。詳細については、「使用する薬剤」および「使用する機器」を参照いただきたい。

①術前準備

外来診察時の患者評価として、術中に合併症を起こしうる医学的危険因子の有無を詳細に検討している。特に血行動態の安定性と気道の維持に関係した項目に注意している。病的肥満、慢性閉塞性肺疾患、閉塞性睡眠時無呼吸症候群、うっ血性心不全の患者は高リスクであり、これらは米国麻酔科学会の身体状態分類（ASA-PS）のクラス 3 に相当する。術前検査の結果に基づいて、鎮静薬の変更や使用量の調節を検討する。

検査室側の準備として、術中に患者状態を把握する目的から、視界の確保と呼吸補助器具を操作するためのスペースを確保する。通常、透視装置が患者の頭部を囲むために視界が遮られ、透視台は手術台のように頭部位置の調節ができない。そのため、マスク換気困難や気管挿管困難の診断基準に該当する患者では、適切な鎮静と気道モニタリングが必須であり、気道確保に特別の注意を払う必要がある。また、このような患者では過鎮静になった場合のリスクが高いことを、スタッフ間で情報共有するのも重要である。

患者側の準備として、術中胃内容物の誤嚥を避けるため、術前の絶飲食を徹底している。具体的には 6 時間以内の軽食摂取と 2 時間以内の水分摂取を控えるよう指示している。

②入室時・術中

患者入室後、モニタやマッピング装置用のパッチを貼付し、意識下で食道温度計測用のカテーテルを挿入する。その後、術野を消毒しながら、鎮痛除去および軽度鎮静目的にペンタゾシン 30 mg とヒドロキシジン塩酸塩注射液 25 mg を点滴静注（約 10 分間）し、さらに静脈穿刺直前の鎮静増強目的にチアミラールナトリウム 75～100 mg を単回静注する。チアミラールナトリウムの少量投与により、5～10 分程度の深鎮静が得られている間に、必要な静脈アクセスを確保する。上記 2 剤の投与開始直後、デクスメデトミジンを初期負荷として 3 μg/kg/時で開始する。この段階で閉塞性無呼吸症候群を有している患者は、一時的ではあるものの極端な呼吸抑制を呈することから、術中鎮静時の患者呼吸状態が予測できる。特に、著しい閉塞性の呼吸抑制が確認された場合、術中の下顎挙上装置(JED)や人工呼吸器(BiPAP)の使用も念頭に入れて、必要機器のバックアップを行う。

鎮静レベルの適切な評価として、Observer's Assessment of Alertness/Sedation Scale(OAA/S スコア)[1]が簡便である。治験の結果によると、OAA/S スコア 4 に到達するために要する時間は、デクスメデトミジン初期投与量 6 μg/kg/時、10 分使用例(初期量 6 μg/kg/時群)で 10 分、初期投与量 3 μg/kg/時、10 分使用例(初期量 3 μg/kg/時群)で 25 分であった[2]。高用量負荷時に一過性の血圧上昇がみられたとの報告があるため[2]、当院では 3 μg/kg/時を初期負荷量としている。

初期負荷量を 10 分間使用後、維持投与速度 0.4～0.7 μg/kg/時へ変更し、OAA/S スコアを 3～4 に到達および維持するために用量調節を行う。具体的には 5～10 分おきに声かけし鎮静レベルを確認、その反応により維持投与量を調節している。声かけに対してやや遅い反応を理想的な鎮静状態としている。

薬剤投与後は、5～10 分ごとにバイタルサイン(血圧、心拍数、呼吸数、SpO_2)および鎮静レベルの評価を行っている。異常値を呈した際は大きなアラームが鳴るように設定し、万が一監視の目を外れたとしても異変を察知できるようにしている。

③術後

術後速やかな覚醒を目指すため、血中半減期等を勘案し、手術終了の 15～20 分前にデクスメデトミジンの維持投与を中止している。また、回復過程で嘔気を訴える場合には、メトクロプラミド静注を使用する。

4) アブレーション方法別の鎮静のポイント

当院では心房細動症例に対し、通常の高周波アブレーションと、2014 年より本邦で使用が開始された冷凍凝固(クライオ)アブレーションを行っている。両者間には、術中に患者側に与える疼痛に明確な違いがあるため、それぞれの手技における鎮静のポイントを紹介する。

①高周波アブレーション

通常の高周波アブレーションでは、先端の細いカテーテルによるポイント・バイ・ポイントの通電を行う。さらに、近年ではカテーテル先端圧のモニタリングが可能となり、術者はより強いコンタクトで心筋組織へのカテーテル固定を心がけるようになったため、通電時に患者が感じる疼痛は強まる傾向にある。特に、後壁領域への通電時には体動を伴うほどの強い疼痛を呈することが多く、マッピングのジオメトリーが大きくずれ、手技に支障をきたす可能性がある。そのため、術者は通電の場所によって患者への鎮静・鎮痛の細やかな配慮が必要である。

当院では、以前より後壁領域、特に左右両下肺静脈の底部から後壁にかけての通電前に声かけを行い、通電により著しい痛みを伴う際は、チアミラールナトリウムを 25～50 mg 単回静注し、一過性の深鎮静状態下で通電ラインを完成させるように心がけていた。しかしながら、デクスメデトミジン使用により、術中の安定した鎮静深度調節が可能となり、チアミラールナトリウムの単回使用回数は有意に減少した。また、以前の左後壁食道近傍の通電では、食道損傷を避けるために、患者の疼痛具合を指標にして通電時間・出力をコントロールしていた。しかし、近年は優れた食道温モニターカテーテルが出現し、同部位に対して十分な鎮静下で、安全に通電することが可能となった。

②冷凍凝固(クライオ)アブレーション

冷凍凝固(クライオ)アブレーションでは、肺静脈前庭部にバルーンを面状に押し当てて冷凍凝固するため、高周波アブレーション時のような激しい疼痛や胸部不快感を訴える患者は激減した。しかしながら、頭痛を訴える患者は比較的多く、近年同様の報告がなされている[3)]。当院では、デクスメデトミジンを使用し、意識下鎮静レベル(OAA/Sスコア3～4)を維持することにより、多くの症例で頭痛の訴えなく、良好な疼痛コントロールが得られている。現在、同システムは発作性心房細動アブレーションの主流となっている。従来の方法よりも術中の疼痛が少なく、手技時間が短縮できるため、デクスメデトミジンを用いた意識下鎮静のみで施術を完遂できる症例が多い。

③そのほかのバルーンアブレーション

ホットバルーンやレーザバルーンは心筋焼灼時に疼痛を訴えることが多く、通常の高周波アブレーション施行時と同様にチアミラールナトリウムを適宜使用することが望ましい。

5) バルーンテクノロジーの台頭に伴うデクスメデトミジンによる意識下鎮静の今後

通常の高周波アブレーションでは、上記方法にて十分な鎮静は得られたが、患者の呼吸が深く、通電中にカテーテルの固定が不安定な症例を時折経験する。その際は下顎挙上装置(JED)を積極的に併用することで、デクスメテトミジンのみで深鎮静や全身麻酔に近い安定した術中管理が可能となる症例が多い。

近年はバルーンテクノロジーが台頭してきた。いずれのシステムも、患者の呼吸深度の影響なくバルーンを安定して標的部位に固定できるため、深鎮静は不要な症例が多い。患者侵襲の少ない意識下鎮静を容易に提供できるデクスメデトミジンを使いこなすことで、患者・医療スタッフともに負担の少ない手術環境を得られることを強調したい。

文献

1) Chernik DA, et al.：Validity and reliability of the Observer's Assessment of Alertness/Sedation Scale：study with intravenous midazolam. *J Clin Psychopharmacol*, 1990；10：244-251

2) Ebert TJ, et al.：The effects of increasing plasma concentrations of dexmedetomidine in humans. *Anesthesiology*, 2000；93：382-394

3) Pison L, et al.：Headache during cryoballoon ablation for atrial fibrillation. *Europace*, 2015；17：898-901

Ⅳ．デクスメデトミジンをベースに用いた深鎮静（1）

東京医科大学病院循環器内科　里見 和浩

Keywords：デクスメデトミジン、フェンタニル、BISモニタ、非侵襲的陽圧換気療法

患者の苦痛の軽減、術者の手技集中のための深鎮静

アブレーションにおける鎮静の目的は、患者の苦痛を軽減することにほかならない。アブレーション施行時の苦痛は、手技への不安・恐怖心、食道温度カテーテル・尿道バルーンカテーテル挿入時の違和感、動静脈穿刺・シース挿入時の痛み、焼灼時の疼痛、イソプロテレノロール投与や、ペーシングによる動悸、ATP投与時の気分不良など、多岐にわたる。これらの苦痛の軽減は患者にとって好ましいばかりではなく、術者にとっても術中手技に集中できるというメリットがある。一方で、鎮静の合併症、すなわち血圧低下、換気不全、体動による3Dマップのずれ、不安定な呼吸によるカテーテルの穿孔などのトラブルが生じる恐れもある。そのようなトラブルを避けるべく、デクスメデトミジンによる鎮静を行っている施設も多い。電気ショックなどを要する心房細動アブレーション時にはより深い鎮静が不可欠であるため、デクスメデトミジンをベースに、プロポフォールやチオペンタールの併用を要する。本稿では、デクスメデトミジンをベースに用いた深鎮静について概説する。

1）使用する薬剤

デクスメデトミジンには若干の鎮痛効果があることが指摘されているが、疼痛による術中の覚醒予防には不十分である場合も多く、鎮痛薬の併用が重要である。

デクスメデトミジンは呼吸抑制および血圧低下作用が少ない（むしろ、血圧が上昇する場合もある）ことから、循環動態への影響が少なく、さらに覚醒が容易であることがメリットとしてあげられる。デメリットとしては、①ローディングが必要で、鎮静までに少々時間を要すること、②疼痛刺激で容易に覚醒するためにアブレーション中に覚醒して身体が動く恐れもあり、電気的除細動の際に用いる場合の鎮静としては不十分であることがあげられる。

プロポフォール（もしくはチオペンタール）は比較的速やかに鎮静が得られるものの、多剤との併用により用量依存性に血圧低下や呼吸抑制をきたす場合がある。鎮静維持にはデクスメデトミジンを使用し、電気的除細動時や疼痛が強い場合にはプロポフォール（もしくはチオペンタール）を少量追加することで、呼吸抑制が避けられる。また、疼痛刺激は覚醒の誘因となるため、フェンタニルなどの鎮痛薬を使用して、十分な疼痛コントロールを行っている。

2）使用する機器

デクスメデトミジンによる鎮静の際に有用な機器は、以下の通りである。

①非侵襲的陽圧換気療法（NPPV）；オートセットCS

非侵襲的陽圧換気療法（NPPV）を用いた強制換気により、ある程度の呼吸抑制は予防可能である。オートセットCS（adaptive-servo ventilator：ASV）を使用する場合が多い。

②経口エアウェイ

NPPV では舌根沈下による気道閉塞を予防できないため、気道閉塞がある場合には経口エアウェイを併用する場合が多い。経鼻エアウェイは鼻出血のリスクがあり、抗凝固薬使用下では思わぬ大出血につながる恐れがあるため、経口エアウェイ（Inspiron 社製のゲデルエアウェイ、もしくはバーマンエアウェイ）が適していると思われる。確実に舌根を保持できるように、適切なサイズを用いることが重要である。

③そのほかの機器

心電図モニタ、12 誘導心電図、SaO_2モニタのほか、麻酔深度を評価するため、BIS（Bispectral Index）モニタ（**図１**）も用いる。また、SpO_2が保たれていても CO_2濃度が増加している場合もあり、$ETCO_2$モニタ（**図２**）が換気不全のモニタに有用と考えられる。

現在の 3D マッピング装置は体動をある程度補正するが、痛みや刺激などにより大きく動くと、マップに位置ずれが生じる恐れがある。体幹の固定が必要となるが、病棟で用いられるような四肢のみの抑制帯では困難である。安全帯〔ガリバー™（ディーブイエックス社製）〕を用いて躯幹の固定をする方法もある（**図３**）。

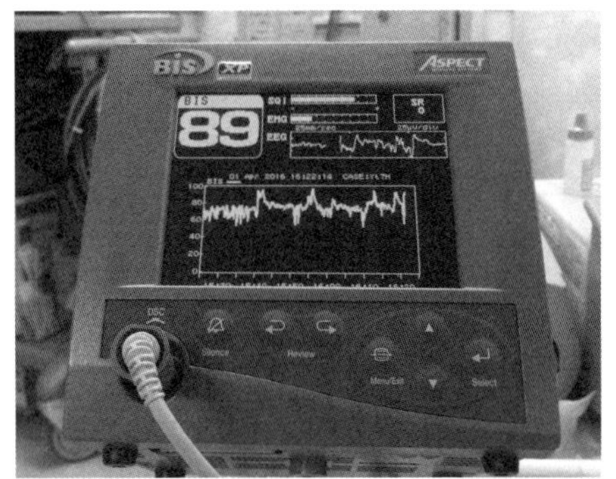

図１　BIS（Bispectral Index）モニタ（自験例）
鎮静の程度を 0〜100 で表示する（ASPECT 社製）。

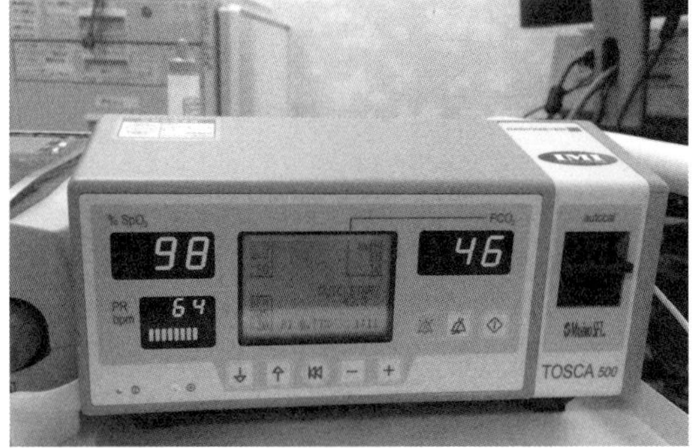

図２　$ETCO_2$モニタ（自験例）
経皮 PCO_2/S_pO_2モニタリングシステム TOSCA500（ラジオメーターバーゼル社製）。

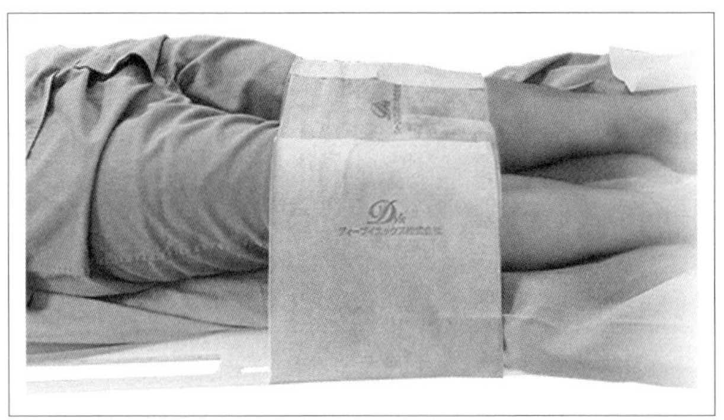

図３　アブレーション中に体幹を固定する安全帯
（提供：ディーブイエックス社）

3) 鎮静の主な流れ

デクスメデトミジンをベースとした深鎮静につき、主な流れの1例を概説する。

①術前準備

重篤な併存疾患のある米国麻酔科学会(ASA:American Society of Anesthesiologist)分類Ⅲ以上のケース、すなわち慢性呼吸不全症例(病期分類Ⅲ期以上)、重症心不全などでは、静注麻酔薬による鎮静は合併症のリスクがあるため、慎重に適応を検討する(**表1**)[1]。

表1 American Society of Anesthesiologist による Physical Status Classification System

ASA PS 分類	定義	
ASA Ⅰ	(手術となる原因以外は)健康な患者	健康、非喫煙者、少量までのアルコール摂取
ASA Ⅱ	軽度の全身疾患をもつ患者	喫煙者、アルコール摂取者、妊婦、肥満(30＜BMI＜40)、コントロールされたDM/HT、軽度呼吸疾患
ASA Ⅲ	重篤な全身疾患をもつ患者	コントロール不良なDM/HT COPD 高度肥満(BMI≧40) 活動性肝炎 アルコール依存症 ペースメーカ挿入患者 中等度LVEF低下 透析患者 60週≧の早産児 3ヵ月を経過したMI、CVA、TIA、CAD/stent
ASA Ⅳ	生命を脅かすような重度の全身疾患	3ヵ月以内のMI、CVA、TIA、CAD/stents、 心筋虚血存在患者、 重篤な弁膜症、 重篤なLVEF低下
ASA Ⅴ	手術なしでは生存不可能な瀕死状態の患者	腹部・胸部動脈瘤破裂、 多発外傷、 mass effectのある脳出血、 心疾患もしくは他臓器不全による腸管虚血
ASA Ⅵ	脳死患者	

DM:糖尿病、HT:高血圧、COPD:慢性閉塞性呼吸障害、LVEF:左室駆出率、MI:心筋梗塞、CVA:脳血管障害、TIA:一過性脳虚血、CAD:冠動脈疾患

〔文献1)より翻訳して転載〕

②入室時・術中

患者がカテーテル検査室に入室したら、手順をあらためて説明し、不安感を軽減するよう努める。続いて、心電図モニタ、12誘導心電図、SpO_2モニタ、BISモニタを装着する。

次に、デクスメデトミジン6 μg/kg/時の初期負荷投与を開始し、維持量として0.2〜0.7 μg/kg/時を用いる。デクスメデトミジンは効果が現れるまでに時間を要するため(投与開始後10分以上)、ローディングが必要である。

静脈穿刺時や尿道バルーン挿入時の痛みが強い場合は、プロポフォールを0.05 mL/kg/10秒(もしくはチオペンタール100 mg)を投与する。デクスメデトミジンはボーラス投与ができないため、電気ショック時やアブレーションによる疼痛が強い場合、体動があるために急遽鎮静を得たい場合などにも、プロポフォール(もしくはチオペンタール)の併用は有効である。

さらに、鎮痛目的でフェンタニルを静脈内投与する（初期投与 0.05 mg、BIS 上昇もしくは体動時に 0.01 mg 追加投与）。十分な鎮痛により、鎮静薬を減量でき、合併症を防ぐことができる。

BIS モニタを観察しながら、50〜70 程度を目標に鎮静を行う。50 以上であれば、中枢性の呼吸抑制に陥ることはほとんどない。左房後壁、特に左右下肺静脈後壁の焼灼、クライオバルーンにおける右下肺静脈の冷却の際には、強い痛みを感じやすいため、事前にフェンタニルを追加投与し、BIS モニタの上昇を見るようであれば、プロポフォール（0.05 mL/kg/10 秒）を追加投与する。

3D マッピングの使用下では、大きな体動により、再度マッピングを要する場合もあるため、少しでも体動を感じたら手技を中止し、十分な鎮痛および鎮静を行う。特に、クライオバルーンでは高周波通電よりも冷却時間が長く、途中で停止するのは困難であるため、冷却前に十分な鎮静・鎮痛を行うことが重要である。

Plus 1 ！　鎮静により不整脈誘発が困難な場合の対処

上室頻拍や心室期外収縮、特発性心室頻拍などへのアブレーションは、鎮静により不整脈の誘発が困難になることが危惧される。その場合、イソプロテレノロールなどを用いると、誘発可能となる。誘発率は、覚醒下における電気生理学的検査（EPS）と差はないとされている[2)]。

③術後

手技終了後、カテーテル検査室でモニタを装着し、覚醒が確認されて出血合併症などが見られなければ、一般病棟に帰室する（**表 2**）。

表 2　一般病棟への帰室基準例

①呼びかけに応じる
②簡単な指示に応じる（「手を握ってください」など）
③自発開眼を認める
④心エコー上、心嚢水貯留を認めない
⑤バイタルが安定している

4）トラブルシューティング

アブレーションにおける鎮静は、あくまでも苦痛なく施術を完了するためのものであり、トラブルは避けなければならない。しかしながら、術者はアブレーション手技に集中しており、患者の呼吸状態や循環状態に十分に配慮できない場合もある。本邦では麻酔科医師が不足しているため、術者や介助者の指示に従って看護師などが管理補助を請け負う場合も少なくなく、チーム内でトラブルに関する知識を共有する必要がある。下記によくあるトラブルシューティングについて概説する。

①酸素飽和度の低下

麻酔導入期における酸素飽和度の低下は、主に換気回数や換気量の低下、舌根沈下などの気道閉塞によって起こる。ASV を使用していても、舌根沈下のために気道が閉塞し、SpO_2が低下する恐れもある。その場合、エアウェイを挿入して軌道を確保する。経鼻エアウェイは鼻出血を招く恐れがあるため、経口エアウェイを用いる。そのほか、気管支喘息や痰詰まり、内頚動脈の誤穿刺による血腫なども気道閉塞の原因として考えられる。

②体動

体動の原因は、疼痛コントロールが十分できていない、もしくは麻酔が不十分で抑制が切れてしまった、のいずれかである。少しでも体動を感じたら、アブレーションを中止し、鎮痛薬または鎮静薬を追加する。

③血圧低下

麻酔開始時の血圧低下は、主に鎮静による交感神経活動抑制、血管拡張作用によるものである。術中の血圧低下は、アブレーションによる自律神経への作用、心タンポナーデや後腹膜血腫などによる出血の可能性も考えられる。透視による心臓シルエットが十分動いていれば、心タンポナーデはほぼ否定的である。鎮静による血圧低下は術前に十分な輸液を行うことで予防できる。十分な輸液を行っても血圧が維持できない場合には、ノルアドレナリン 5 μg（ノルアドレナリン 0.5 mg を生理食塩水 100 mL に溶解して、1.0 mL）程度を静注する。

④空気塞栓

睡眠時無呼吸合併例において、チェーンストークス様の呼吸を呈する場合がある。深吸気時に胸腔内圧が低下し、大気圧と比較して陰圧になると、シースを介して静脈内に空気が流入する恐れがある。特に中隔穿刺時や左房シースの交換の際には、注意する必要がある。十分な輸液を行って静脈圧を上げる、NPPV による陽圧呼吸を行うなどにより、予防できる。

文 献

1) American Society of Anesthesiologists（ASA House of Delegates/Executive Committee）：ASA Physical Status Classification System. October 23, 2019（original approval：October 15, 2014）

2) Fazelifar A, et al：Deep sedation in patients undergoing atrioventricular nodal reentry tachycardia ablation. *Res Cardiovasc Med*. 2013；2：176-179

V．デクスメデトミジンをベースに用いた深鎮静（2）

横浜みなと心臓クリニック/昭和大学医学部循環器内科　沖重 薫

Keywords：i-gel™、プロポフォール、喉頭痙攣、呼吸抑制

デクスメデトミジンをベースに、i-gel™ を用いた鎮静法

カテーテルアブレーション手術は、その開始時から痛みを伴うことが多いため、十分な鎮静が求められる。術中の鎮静が不十分であると、患者は強い痛みを感じるとともに神経反射が惹起されて体動を生じ、手技の続行に影響を及ぼす恐れがある。特に、三次元マッピングシステムを使用する場合、アブレーションの精度に支障をきたす要因となる。したがって、術者としては全身麻酔で患者の体動を極力抑制するのが望ましく、患者も「極力痛みを感じることのないように」と全身麻酔を希望する場合が多い。

全身麻酔は気管内挿管を施し、人工呼吸器補助による安定した呼吸管理下で行われる。全身麻酔手技のなかでも気管内挿管は最も危険な手技と目され、麻酔科専門医でも食道内挿管をはじめとする合併症を惹起する恐れがあるといわれている。法律上禁止されてはいないものの、循環器専門医が安全性を確保したうえで気管内挿管を行うのは非常に困難である。ゆえに、麻酔科専門医の確保が必須である。

しかしながら、本邦では麻酔科専門医数が絶対的に不足しているため、通常の外科手術においても十分に対応しきれていないのが現状であり、不整脈関連手術において麻酔科専門医を確保するのは極めて困難といえる。適切かつ十分な鎮静は、安全性のみならず手術の成功率にも大きくかかわる事項であり、また、患者が可能な限り快適に手術を受けられるようにするためにも、しかるべき環境整備が必要である。そこで、本邦では気管内挿管の代替方法として、i-gel™ などの簡易気道確保デバイスが頻用されることとなった。

著者は前施設にて試行錯誤を繰り返し、デクスメデトミジンをベースにプロポフォールやチオペンタールナトリウムを併用し、なおかつ i-gel™ を用いた比較的安全な鎮静法として、「横浜市立みなと赤十字病院心臓病センター方式」を築いた。本稿では、当時を振り返り、その具体的方法を紹介する。また、本方法により深刻な医療事故につながりかねない例も経験したため、併せて報告する。

1）使用している薬剤

鎮静薬剤に関しては、当初はプロポフォールとデクスメデトミジンを併用していたが、のちにデクスメデトミジン（体重により規定された導入時投与量、例えば体重 50 kg の場合は 70 μg）を投与した後に、血管穿刺などの有痛性手技を行った。

また、i-gel™ 挿入などの刺激性が高い手技時にはチオペンタールナトリウムないしはプロポフォールを追加投与し、維持薬剤としては主にデクスメデトミジン（0.2～0.7 μg/kg/時）を使用し、持続投与としてプロポフォールを用いた。患者が術中に覚醒し体動が見られた場合は、即効性のあるチオペンタールナトリウムを少量（50～100 mg）急速追加投与した。しかし、本剤は蓄積することから、安易な投与は控えていた。

チオペンタールナトリウムに対する反応は個体差が大きく、過量投与の場合は自発呼吸障害の生じる恐れが、投与量不足の場合は i-gel™ 挿入時に患者に不快感を与える、口腔内反射が惹起されるなどの恐れがある。

著者らは、超短時間作用型鎮静薬であるチオペンタールナトリウム（50～100 mg）を急速静注して十分に鎮静させ、可能な限り患者に不快感を与えず、また i-gel 挿入時に惹起される口腔内反射（特に迷走神経反射）を抑制することに努めていた。体重から換算した適当量よりも若干多め（100～150 mg）に投与していた。プロポフォールを約 10 mL 投与して挿入する場合もあるが、本剤も呼吸抑制作用があるため、確実な気道管理

が重要である。

2）使用している機器

喉頭鏡様の呼吸管理器具である、i-gel™（インターサージカル社製）を用いる（**図 1**）。本器具は、非膨張性カフ・換気チューブ・バイトブロックが一体となっており、画期的な機能と構造を有している。材質には水添熱可塑性エラストマーが使用されており、体温により形状が変化するため、装着部位に密着させることができる。そのほかの i-gel™ のメリットとしては、喉頭蓋の落ち込みを防ぐことにより（**図 2 ○印**）、気道の閉塞や食道開口部からの位置ずれを防止できる、胃管カテーテルの挿入ルーメンが装着されているため、胃内容物を吸引し逆流を予防できる、などがあげられる。また、チオペンタールを多めに投与した際、自発呼吸障害が起こった場合にすばやく補助呼吸できるように、アンビューバッグとマスクを常備する。

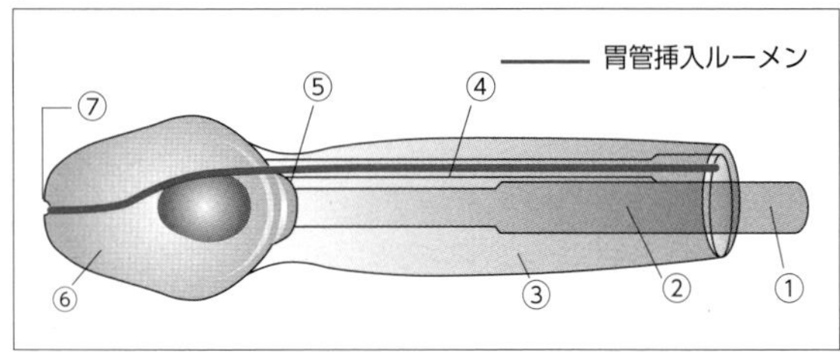

図 1　i-gel™ の構造と特徴

①15 mm コネクタ、②バイトブロック、③換気チューブ、④ドレイン（胃管）、⑤咽頭蓋レスト、⑥非膨張性カフ、⑦ドレイン（遠位端）

（提供：日本光電工業社）

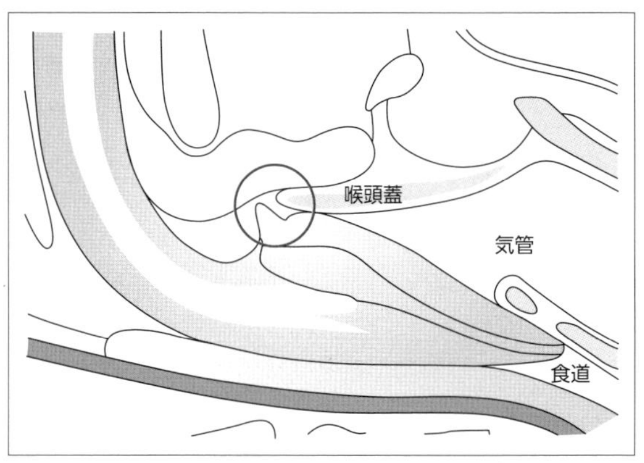

図 2　i-gel™ の挿入方法

（提供：日本光電工業社）

著者の経験に基づいた i-gel™ の具体的挿入手技

著者の経験に基づいた i-gel™ の具体的挿入手技について簡単に紹介するが、実臨床で使用する際には同器具の添付文書を必ず参照されたい。

まず、下顎挙上し（スニッフィングポジション）、自然に口および歯牙が開くような体勢をとる。口の開きが十分でない場合は用手により補助するが、鎮静が不十分であると、患者は反射的に口を閉じようとする恐れがある。術者の指を障害する危険性が生じるため、バイトブロックを歯牙にかませるのも一法である。

十分に口が開いたら、口腔内に i-gel™ を挿入する。挿入時には、潤滑剤（リドカインゼリー）を塗布する。カフの背面・側面（**図 3×印**）・前面に十分量を均一に塗布する。喉頭蓋に密着する部位にゼリーを塗布すると、気管内にゼリーが流入し誤嚥する恐れがあるため、注意を要する。

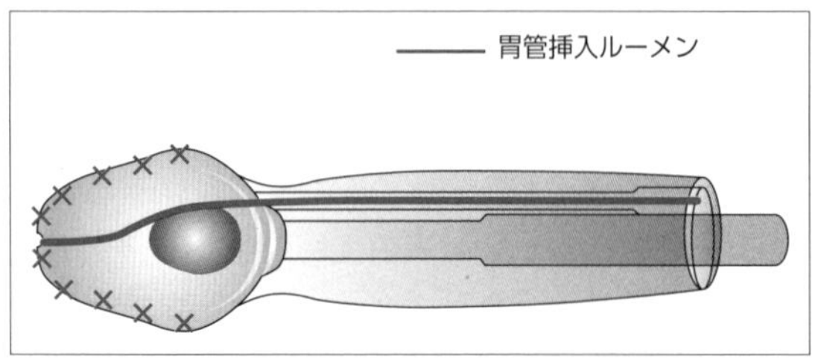

図 3

キシロカインゼリー塗布部位

通常では i-gel™ の全背面にリドカインゼリーを塗布するが、著者らは前面の周辺部位（　）にも塗布することで、挿入時に舌を巻きこむのを回避した。

（提供：日本光電工業社）

i-gel^{TM}を硬口蓋に押し当てるように、目的の深さまでゆっくりと挿入する。このとき舌を巻き込むと、舌擦過傷による口腔内出血をきたす恐れがあるため、注意を要する。特に、ヘパリン投与例では、口腔内出血により手技続行が困難となる場合もある。

目的の深さまで挿入したら人工呼吸器に接続して、i-gel^{TM}と喉頭蓋がしっかりと密着しており、確実かつ安定して呼気および吸気が行われているのを確認する。空気漏れしている場合は、下顎挙上などを行いつつi-gel^{TM}を操作して、喉頭蓋にしっかりと密着させる。空気漏れがないことを確認した後、i-gel^{TM}を口腔内方向へ軽く押し当てながら、上顎から上顎をテープにより固定する(**図4**)。下顎に固定すると、顎関節によりi-gel^{TM}が動いて空気漏れが生じる恐れがあるため、必ず上顎に固定する。

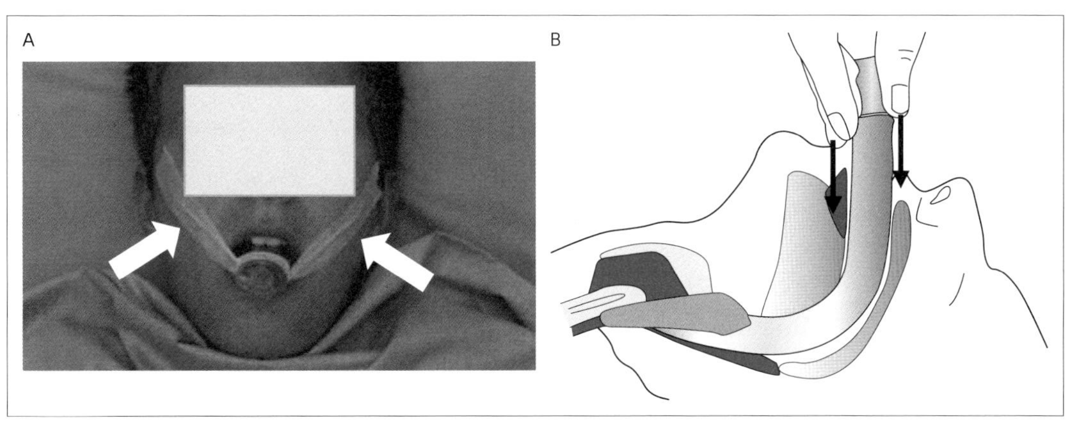

図4 i-gel^{TM}の固定方法

A：上顎から上顎をテープで固定する(⇨)。
B：上顎から上顎をテープで固定した後、用手にて換気チューブを矢印(➡)の方向に押し付ける。

(提供：日本光電工業社)

3) i-gel^{TM}使用時に起こった問題事例の報告 ：著者の経験から

気管内挿管の代替として頻用されているi-gel^{TM}であるが、使用時には重篤な合併症が生じる恐れがある。著者らは、心房細動アブレーション時にi-gel^{TM}を使用し、気管支痙攣ないしは喉頭痙攣、舌根沈下の合併による重篤な換気障害を惹起した例を経験したため、報告する。

①症例

症例は、63歳女性。心房細動を有しており、前医において2種類の抗不整脈薬が投与されていたものの、発作が抑制されなかったため、冷凍バルーンカテーテルによる肺静脈電気的隔離術を含めた、カテーテルアブレーション術を行う目的で、前施設に紹介された。

左房径は43 mmで、有意な僧帽弁疾患はなかったが、軽度の三尖弁逆流症を合併していた。心機能は正常範囲で、経胸壁心エコー法による計測では、左室駆出率は57%と良好であった。呼吸器系統に問題はなく、喫煙歴もなかった。身長は152 cm、体重は72 kgと、オーバーウエイト例であった。頸部も比較的短頸であった。

②術中経過

薬剤を投与し、ガイドシースを挿入

麻酔前投薬として、ペンタミジン15 mgを点滴投与した。デクスメデトミジン75 μgを急速点滴投与後、リドカインによる局所麻酔下に、右内頸静脈・左右両大腿静脈・右側大腿動脈に対し、穿刺法にてガイドシースを挿入した。デクスメデトミジンの維持投与量は0.5 μg/kg/時とした。穿刺やシース挿入手技は問題なく完遂できた。

薬剤を投与し、i-gel™ を挿入

経心房中隔穿刺法の直前にi-gel™ を挿入した。患者の身長から、i-gel™ は黄色サイズ(3)を採用した。i-gel™ の全背面、前面の周辺部位に十分量のリドカインゼリーを塗布した。i-gel™ 挿入時にチオペンタールナトリウム100 mgを急速静注したところ、睫毛反射が完全に消失したため、適切な鎮静状態であると判断した。ゼリー塗布により、i-gel™ の口腔内への挿入は比較的スムーズに行われ、喉頭反射などは惹起されなかった。挿入が困難な場合は、必ずリバース薬剤を準備したうえで、筋弛緩薬をあらかじめ投与する方法もある。i-gel™ 挿入後、必ずリバースして横隔膜の運動性を回復させることが重要である。

リーク様音、気道狭窄様音が発生。咽頭痙攣ないし気管支痙攣の疑いあり

人工呼吸器接続の時点では呼気および吸気ともに良好であり、酸素飽和度も97～99%と良好な値を示した。経心房中隔穿刺法も無事完遂し、左房内へロングガイドシースを挿入しようとしたところ、体動が徐々に見られるようになり、チオペンタールナトリウムの効果が消失したものと思われた。続いて、呼吸サイクルに同期して、空気漏れのようなリーク様音が聴取されるようになった。体動により、i-gel™ と喉頭蓋との密着が不完全になったために、リーク様音が発生していると推測された。その後、気道狭窄様音も伴うようになり、喉頭痙攣ないし気管支痙攣が疑われた。i-gel™ を介した人工呼吸器により換気を継続するも、酸素飽和度は急速に低下し、80%を下回った。

改善を試みるも、プレショック状態に

下顎挙上を行い、i-gel™ を動かして改善を試みた。通常、下顎挙上で改善することが多いが、本例では次第に異常呼吸音を聴取するようになった。下顎挙上以外の方法でも改善されなかったため、固定用テープを外してi-gel™ を抜去し、アンビューマスクによる送気を試みた。アンビューマスクを強く押しても胸郭は動かず、また舌根沈下が生じていることから、十分な気道内送気ができなかった。的確に下顎挙上を行って気道を確保し、マスクと顔面を密着させて空気漏れを防ぎ、アンビューマスクを強く押しているにもかかわらず、まったく送気できない状況が続いた。酸素飽和度はさらに低下し、50%を下回った。血圧もコントロール値では124/86であったが、67/44と次第に有意に低下し、プレショック状態となった。

気管内挿管処置を試みたところ、舌根沈下が若干改善する

緊急に気管内挿管処置が必要な状況と判断し、喉頭鏡による喉頭展開を試みたところ、重度の項部強直があり、気管内挿管手技を安全に行えるような喉頭展開はできなかった。このような場合には筋弛緩薬の投与も有効であるが、当時は心臓カテーテル室に筋弛緩薬を常備しておらず、投与できなかった。顔面チアノーゼは増悪し、血圧も計測不能となった。このままでは致死的な状況に陥ると判断し、項部強直にあらがって喉頭鏡をさらに深部へ挿入したところ、舌根沈下が若干改善し、気道内送気可能な間隙が口腔から喉頭部位までにできたようであった。

換気状況が良好となり、アブレーションの続行が可能に

その後、換気状況および項部強直状態は徐々に改善された。気管支痙攣ないし咽頭痙攣が改善した理由はいまだ不明ではあるものの、喉頭鏡による喉頭展開により舌根沈下状態が改善されて換気状況が良好となり、チオペンタールナトリウムによる深鎮静が可能となって、アブレーションを続行できた。

③舌根沈下対策として気管内挿管を選択した理由

本例はオーバーウェイトで、静脈麻酔薬投与による鎮静状態でおびただしいいびきを生じていたことから、重度気道狭窄例であると考えられた。このような例では、適切に下顎挙上が行われても十分に換気できない恐れがある。さらに本例は、舌根沈下のみならず、気管支痙攣ないしは喉頭痙攣が併発していたことから、しかるべき換気手技が施されても十分に酸素化できないハイリスク例であると考えられた。

舌根沈下対策としては経鼻エアウェイも考えられるが、確実に改善できるわけではない。また著者らは、経鼻エアウェイ挿入時に鼻粘膜擦過などによる出血を惹起し、術中にヘパリンを大量投与していたために口腔内に多量出血し、アブレーション中止となった例も経験している。さらに、本例は喉頭痙攣ないし気管支痙攣を併発しており、舌根沈下が改善されたとしても、確実に気道確保できない可能性が高かったため、経鼻エアウェイではなく気管内挿管を選択した。

④i-gel™ 使用の際も十分な注意が必要

i-gel™ などの簡易気道確保デバイスは、麻酔科専門医でなくとも、比較的安全かつ容易に気道確保できるとして頻用されているものの、今回の報告で示されるごとく、気管内挿管手技とほぼ同等の危険性を内包する手技であることを認識するべきであろう。

文献

1) Richez B, et al.：A new single use supraglottic airway device with a noninflatable cuff and an esophageal vent：an observational study of the i-gel. *Anesth Analg*, 2008；106：1137-1139

2) Gatward JJ, et al.：Evaluation of the size 4 i-gel airway in one hundred non-paralysed patients. *Anaesthesia*, 2008；63：1124-1130

Ⅵ. プロポフォールによる深鎮静(1)

佐賀大学医学部先進不整脈治療学講座　山口 尊則

Keywords：深鎮静、カテーテルアブレーション、非麻酔科医、プロポフォール

深鎮静下で行う心房細動アブレーション

心房細動アブレーションに際し、非麻酔科医によるプロポフォールを用いた深鎮静の有用性と安全性が報告されている[1),2)]。また、消化器内視鏡の領域においても、非麻酔科医によるプロポフォールやベンゾジアゼピン系薬剤を用いた中等度鎮静の有用性が報告され、本邦でもガイドラインが作成された[3)]。

プロポフォールは作用と代謝が速く、深鎮静に使いやすい鎮静薬であるが、その一方で治療域が狭く、鎮静の状態から容易に全身麻酔に移行してしまう恐れがあり、その結果、自発呼吸が消失するなどの重大なリスクも伴う。

そのため、European National Societies of Anesthesia は、非麻酔科医(non-anesthesiologist)のプロポフォールの使用を認めないというコンセンサスステートメントを公開した[4)]。プロポフォールの添付文書には、「本剤の使用に際しては、一般の全身麻酔剤と同様、麻酔開始より患者が完全に覚醒するまで、麻酔技術に熟練した医師が、専任で患者の全身状態を注意深く監視すること」とある。したがって、プロポフォールによる深鎮静に際しては、この使用上の条件を認識し、麻酔科での研修を受けた医師、もしくはそれに相当する技術をもつ医師が、各施設のルールに則って安全に使用することが求められる。

本稿では、プロポフォールを用いた心房細動アブレーション時の深鎮静法について解説する。なお、鎮静レベルの定義は、American Society of Anesthesiologists(ASA)に従い、くり返しまたは痛みを伴う刺激に反応できる鎮静状態を深鎮静(deep sedation)、痛み刺激にも反応しない鎮静状態を全身麻酔(general anesthesia)と定義した[5)]。

1) 使用する薬剤

プロポフォール(1%製剤、2%製剤)、フェンタニル(0.1 mg 製剤)や塩酸モルヒネ(10 mg 製剤)などのオピオイド、硫酸アトロピン(0.5 mg)を用いる。また、血圧低下に備えて、ノルアドレナリン、ドパミン、エフェドリン、フェニレフリン、エチレフリンなどを準備する。

プロポフォールの使用に際しては、①気道管理が困難な例を事前に予測すること、②呼吸モニタリング、循環モニタリング、鎮静モニタリングなどの各種モニタリングに習熟すること、③呼吸・循環動態の破綻に備えること、④確実な気道確保に習熟すること、⑤プロポフォールおよびオピオイドの投与方法や投与量の調整に習熟することが肝要である。

2) 使用する機器など

呼吸停止や循環虚脱に備え、救急カートを準備する。バッグマスク、口腔咽頭エアウェイ、経鼻エアウェイ、i-gel™、Jaw elevation device(JED™)、挿管チューブなどの気道確保器具および人工呼吸器、マスク式陽圧人工呼吸(NIPPV)などの換気補助の機器、口腔内吸引器具も準備する。また、マスク換気不能時、挿管困難時や喉頭痙攣時の最終的な気道確保として、輪状甲状間膜切開(穿刺キットが販売されている)を準備する。術中の低体温やシバリングの出現に備え、毛布や温風式加温装置を用意する。モニタ類(**図 1**)は、パルスオキシメトリ、カプノメータ、BIS モニタ、心拍モニタなどを用いるが、詳細は次項で述べる。

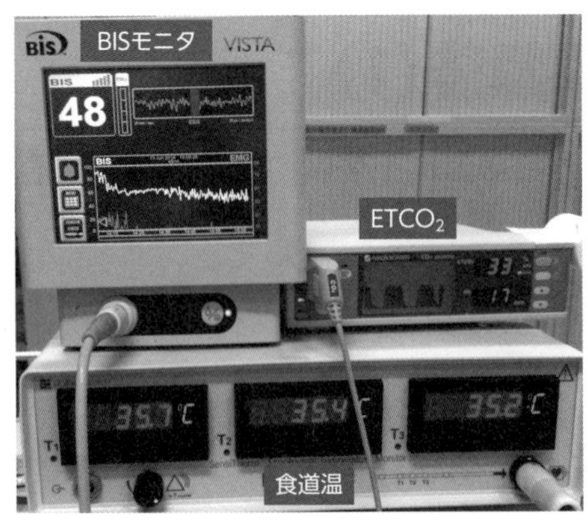

図 1
BIS モニタ、カプノメータおよび食道温モニタ

3）モニタリングおよびバイタルサインの記録

プロポフォールによる深鎮静中は、麻酔技術に熟練した医師が専任で患者の全身状態を注意深くモニタし、各施設の使用ルールに即した体制を整える必要がある。また、各モニタにそれぞれアラーム設定をしておくと、より早期に異常を検出できる。

バイタルサインの記録により、鎮静による有害事象出現時の原因を評価できるとともに、バイタルサインの経時的変化を早期に発見できる。全身麻酔に準じて、深鎮静開始前から鎮静終了後に十分な覚醒が得られるまで、5 分ごとに記録するのが望ましい。

以下に、各モニタリング方法について概説する。

①呼吸モニタリング（酸素化と換気モニタリング）

鎮静薬による事故の主因は呼吸抑制と気道閉塞であることから、呼吸のモニタリングは極めて重要である。まず、酸素化のモニタリングは必須であり、パルスオキシメトリによる経皮的酸素飽和度（SpO_2）を持続的にモニタリングする。換気のモニタリングは視診および聴診に加え、カプノメータによる呼気終末二酸化炭素濃度（$ETCO_2$）のモニタリングを考慮すべきである[4),5)]。カプノメータにより、呼気の波形・呼吸数・$ETCO_2$値をリアルタイムで評価することができる。

呼吸停止は呼気波形の消失によって速やかに検出でき、また低換気（高二酸化炭素血症）も $ETCO_2$値の増加によって検出できる。$ETCO_2$の変化は SpO_2の低下の数分前に検出されるため、低酸素状態に陥る前に、呼吸状態の異常に対応できる。また、オピオイドの投与により呼吸数の低下がみられるが、カプノグラフィで呼吸数をモニタリングすることにより、適切な投与量の判断が可能となる。動脈血液ガス分析を併用すると、正確な血中酸素分圧および二酸化炭素分圧を評価することができる。

②鎮静深度モニタリング

鎮静深度のモニタリングは、定期的に意識レベルを確認することが重要である。目指す鎮静レベルが深鎮静の場合、痛み刺激に反応しなくなった時点で深鎮静から全身麻酔に移行したと判断し、適切な対応を要する。

手技の終始にわたり、鎮静深度は至適レベルで維持されるのが望ましい。その主な理由は、①覚醒に伴う有害反射や体動を防ぐ、②鎮静深度の変動に伴う呼吸リズムの急激な変動を防ぐ、③過度の鎮静による呼吸抑制、循環抑制、覚醒遅延を防ぐためである。

目標とする鎮静レベルを維持するには、BIS モニタを用いた鎮静深度モニタリングが有用である。BIS は脳波を解析し、患者の鎮静度を 0〜100 で表示する。BIS 値 100〜90 が覚醒状態で、全身麻酔では 60〜40 での維持が推奨されている。しかし、実際の鎮静深度とBIS値には個人差があるため、患者に応じて至適なBIS値を決定すべきである。BIS値を指標として、プロポフォールおよびオピオイドの投与量を調整することで、至適な鎮静レベルを維持することが容易となる。

③循環動態モニタリング

心拍数と血圧のモニタリングは必須である。プロポフォールはしばしば血圧を低下させ、特に脱水症例や高齢者では血圧が低下しやすい。一方で、鎮痛が不十分な場合は、高周波通電中の痛み刺激により、血圧が急上昇する恐れもある。血圧をリアルタイムでモニタリングし、その変化に速やかに対応するためには、観血的動脈圧モニタリングが望ましい。非観血的血圧モニタリングのみの場合は、鎮静導入時はおよそ2.5分毎の、鎮静維持中から覚醒時までは5分毎の測定が必要である[5)]。

④体温モニタリング

手技が長時間に及ぶ場合、血管拡張や輸液の影響で低体温が生じ、覚醒後にシバリング(shivering)をきたす恐れがある。アブレーションによる食道傷害を防ぐ目的で食道温プローブを挿入している場合は、深部温のモニタリングとしても利用できる。

4) 鎮静の主な流れ

深鎮静は容易に全身麻酔の深度へ移行しうるため、全身麻酔に準じた準備と管理が必要である。著者らが行ってきたプロフォールを用いた深鎮静について述べる。

①術前準備

a. 事前診察

気道管理が困難な例や、挿管困難症を事前に予測する必要がある。肥満、猪首、頭部後屈制限、頚椎症、顎関節症などによる開口制限、小顎症、動揺歯、歯牙変形、門歯突出、総入れ歯、巨舌症、甲状腺腫瘍の有無などを評価し、麻酔による合併症の既往や家族歴の有無、気管支喘息、睡眠時無呼吸症候群、呼吸不全、心不全など基礎疾患の有無を評価する。

さらに、Mallampatiの分類を参考に、気管挿管困難を予測する。Ⅲ度(座位での開口で舌を前に出した状態で口蓋垂の基部しか見えない)以上では気管挿管が困難と予測され、これらのリスクを有する例では、事前に麻酔科医にバックアップもしくは全身麻酔を依頼する。

なお、①Mallampati分類の評価、②大きく開口が可能か(上下切歯間が3 cm以上あるか)、③頸部後屈が可能か、④歯や舌に異常がないかなどの確認は、カテーテル検査室でも行うことができるため、鎮静開始前の実施を習慣づけるとよい。

b. 術前指示

全身麻酔に準じて、術前6時間の絶食、2時間の絶飲を患者に指示する[5)]。プロポフォール投与による血圧低下を予防するために、当日の降圧薬の内服は中止することが多い。また脱水時はプロポフォールにより血圧が低下しやすくなるため、術前に十分な輸液を行い、脱水を予防するとよい。著者らは、術前2時間前から細胞外液500 mLを輸液し、プロポフォール投与時の血圧低下を防いでいる。

②入室時および術中(深鎮静の導入と維持)

プロポフォール投与時に脱抑制となり、体動が激しくなる恐れがあるため、患者の同意を得たうえで四肢を抑制しておく。各種モニタを装着した後、フェイスマスクを用いて5 L/分程度の酸素を投与し、十分に酸素化する。

まず、鎮痛および咳嗽反射を抑制する目的で、フェンタニルや塩酸モルヒネなどのオピオイドを投与する。通常、フェンタニルは 25〜50 μg、塩酸モルヒネは 5 mg 程度を静注し、ミダゾラム 2〜4 mg を併用する場合もある[1)]。その後、プロポフォール(1% 製剤)の投与を開始する。導入時は、0.5 mg/kg/10 秒の投与速度で 0.5〜2.0 mg/kg を投与すると、深鎮静が得られる。鎮静が不十分な場合は、意識レベル、睫毛反射、BIS 値、顎関節の弛緩の程度を見ながら、プロポフォール 10〜20 mg を追加する。次いで、0.5〜3.0 mg/kg/時で持続静注を開始し、適宜増減する。なお、プロポフォール投与時には一過性の呼吸停止をしばしば認めるが、通常は 1〜2 分以内に自発呼吸が再開する。

至適鎮静レベルが得られたら、口腔咽頭エアウェイなどの気道確保器具を挿入し、意識レベルや BIS 値を見ながら持続投与量を調整する。なお、高齢者では投与量を減らす必要がある。

高周波通電の開始とともに、疼痛刺激によって鎮静深度が浅くなり、体動や呼吸リズムの変動が出現する。これらを防ぐためには、通電開始数分前にオピオイド(フェンタニル 25〜50 μg)を追加し、プロポフォールを増量する。痛みに対する反応(BIS 値や血圧、体動)と呼吸数を見ながら、30 分〜1 時間毎にオピオイドを 25〜50 μg 追加する。ただし、10 回/分以下の徐呼吸が出現した場合は、基本的にオピオイドは追加しない。

Plus 1 ！　さらに術中に注意すべき点とは？

特に疼痛が出現しやすい通電部位は？

特に疼痛が出現しやすい部位は、左右肺静脈の下壁から後壁にかけてである。疼痛による体動や呼吸リズムの変動を防ぐために、通電開始前にオピオイドの追加、プロポフォール 10〜30 mg のボーラス投与および持続投与を増量する。

3D マッピング下のカテーテル手技における呼吸リズムの変動に注意！

3D マッピング下のカテーテル手技において、呼吸リズムの急激な変動は 3D マップ上に表示されたカテーテルの動きに大きく影響し、安定したカテーテル操作や必要十分で連続的な焼灼を困難にさせる(**図 2**)。代表的な 3D マッピングである EnSite NavX^{TM}や CARTO^{TM}はいずれも呼吸補正機能を有しているが、急激な変化への対応は困難である。

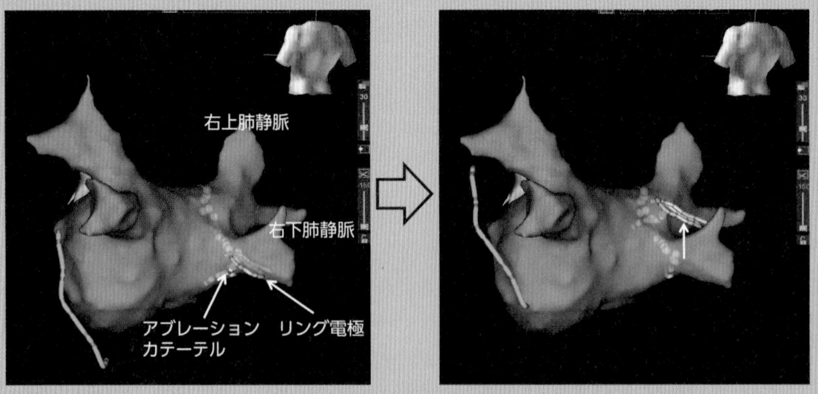

図 2　3D マッピング下のカテーテル手技における呼吸リズムの急激な変動

NavX システムによる 3D マッピングガイド下に右下肺静脈後壁側を通電中(左)、痛みによる息こらえが出現し、3D マッピング上、リング電極とアブレーションカテーテルが上方に大きくシフトした(右)。

呼吸リズムの変動は、①覚醒に伴う鎮静深度の変化、②疼痛による息こらえ、③鎮静による気道閉塞などによって出現する。したがって、鎮静深度を一定に保って十分な鎮痛を行い、かつ気道を確実に開存させることにより、呼吸リズムの変動を軽減することができる。
i-gel™などの声門上気道デバイスを挿入し、自発呼吸を抑制したうえで人工呼吸管理を行うと、呼吸変動は消失し、安定した3Dナビゲーションが可能となる[6)]。しかし、この手法は深鎮静の域を超えており、全身麻酔の範疇であるため、麻酔科医へ依頼する、もしくは全身麻酔に習熟した医師が各施設のルールに従ったうえで施行する必要がある。

咽頭痙攣の出現に注意！

器具による気道確保時、特に鎮静深度が浅い場合には喉頭痙攣が出現する恐れがある。完全な喉頭痙攣を発症すると、換気不能から低酸素血症となる。その後、声帯が弛緩して陽圧換気が可能となる場合が多いが、速やかに対処する必要がある。その対処法として、①器具の除去、②下顎挙上、③下顎挙上＋100%酸素による陽圧換気、それでも無効であれば、④プロポフォールのボーラス投与、⑤ロクロニウム等による筋弛緩を検討する。無論、麻酔科医等をコールすることも忘れてはならない。

③終了時

カテーテル手技終了後、鎮静薬を中止する。

プロポフォールは代謝が速やかであり、BISモニタリングを用いれば過度の鎮静を予防できるため、ほとんどの症例で15分以内に完全に覚醒する。しかし、高齢者やプロポフォールの過剰投与例では効果が遷延する恐れがある。ベンゾジアゼピン系薬剤にはフルマゼニルのような拮抗薬が存在するが、プロポフォールには拮抗薬がないため、効果の消失を待つ必要がある。

フェンタニルは30分から1時間で効果が消失するが、反復投与により進行性に蓄積するため、効果が遷延する場合がある。このため、手技終了予定時間の30分〜1時間以内は可及的に追加投与しないなどの工夫が必要である。

オピオイドには拮抗薬のナロキソンがあり、オピオイドにより生じた呼吸循環抑制や意識レベル低下の回復に有用である。ナロキソンは0.2 mgを1回投与し、効果不十分であれば3分間隔で0.2 mgを1〜2回追加投与する。

挿入した口腔咽頭エアウェイなどの気道確保器具は、完全に覚醒する前で、かつ気道の開存が得られた状態で抜去する。覚醒状態で挿入されている場合、咳反射や咽頭反射が出現する恐れがある。また、口腔内に唾液が貯留している場合は、口腔内を吸引する。深鎮静後は完全な覚醒が得られるまで、患者のモニタリングを行う。深鎮静により、嘔気嘔吐が10%程度の症例で出現するが、その際はメトクロプラミドの投与を考慮する。

退室後に鎮静状態および呼吸抑制が再度出現する場合がある。退室後、1〜2時間程度は酸素投与や酸素飽和度モニタリングを行う。

文献

1) Kottkamp H, et al.：Deep sedation for catheter ablation of atrial fibrillation：a prospective study in 650 consecutive patients. *J Cardiovasc Electrophysiol*, 2011；22：1339-1343

2) Salukhe TV, et al.：Propofol sedation administered by cardiologists without assisted ventilation for long cardiac interventions：an assessment of 1000 consecutive patients undergoing atrial fibrillation ablation. *Europace*, 2012；14：325-330

3) 内視鏡診療における鎮静に関するガイドライン．日本消化器内視鏡学会，内視鏡診療における鎮静に関するガイドライン作成委員会，*Gastroenterological Endoscopy*，2013；55：3822-3847

4) Perel A：Non-anaesthesiologists should not be allowed to administer propofol for procedural sedation：a Consensus Statement of 21 European National Societies of Anaesthesia. *Eur J Anaesthesiol*, 2011；28：580-584

5) American Society of Anesthesiologists Task Force on Sedation and Analgesia by Non-Anesthesiologists：Practice guidelines for sedation and analgesia by non-anesthesiologists. *Anesthesiology*, 2002；96：1004-1017（医療の質・安全学会：非麻酔科医による鎮静/鎮痛に関する診療ガイドライン：非麻酔科医による鎮静/鎮痛に関する米国麻酔科学会作業部会による改訂情報．医療の質・安全学会誌，2012：7；162-181）

6) Yamaguchi T, et al. Feasibility of total intravenous anesthesia by cardiologists with the support of anesthesiologists during catheter ablation of atrial fibrillation. *J Cardiol*, 2018；72：19-25

Ⅶ. プロポフォールによる深鎮静(2)

幕張不整脈クリニック　濵 義之

Keywords：プロポフォール、デクスメデトミジン、i-gel™

深鎮静はカテーテルコンタクトの安定性向上に有効

近年、心房細動に対するアブレーションが広く普及してきている。さまざまなアブレーション方法が考案されているが、基本は拡大肺静脈隔離術である。しかし、拡大肺静脈隔離術は再発が多くみられ、そのほとんどは肺静脈の再伝導が原因である。いかに永続的な焼灼病変を作れるかが再発を防ぐポイントであり、そのためには安定したアブレーションカテーテルのコンタクトが欠かせない。コンタクトを安定させるには、標的である心房筋の呼吸性変動を深鎮静で抑制する必要がある。著者の経験上、浅鎮静からプロポフォールとデクスメデトミジンを用いた深鎮静に変更し、カテーテルコンタクトを安定させたところ、発作性心房細動アブレーション後の洞調律維持率が78%から91%に改善した。したがって、深鎮静によるカテーテルコンタクトの安定性向上は、再発率低減に有効であると考えられる。本稿では、著者の経験に基づき、プロポフォールを用いた深鎮静について紹介する。

1) 使用する薬剤

使用する薬剤について概説する。

①鎮痛、鎮静に用いる薬剤

プロポフォール 1 g 100 mL/V、ペンタゾシン 15 mg、デクスメデトミジン 200 μg/2 mL(生理食塩水 48 mL を加えて希釈して使用)、1%リドカイン(局所麻酔用)。

②昇圧薬

0.3%ドパミンキット、ノルアドレナリン 1 mg/1 mL(生理食塩水 100 mL を加え希釈して使用)。

③降圧薬

ニカルジピン 10 mg/10 mL。

④喘息発作、造影剤アレルギー時に用いる薬剤

ネオフィリン 250 mg を生理食塩水で希釈してゆっくり注入。アドレナリン 0.1%を 0.1 mL 皮下注。サクシゾン 200〜500 mg を生理食塩水 50 mL に加えて使用。

⑤誘発などに用いる薬剤

イソプレナリン 0.2 mg 1 mL/A を生理食塩水 100 mL に加えて使用。アデノシン三リン酸 40 mg 2 mL/A。

2) 使用する機器

気道確保には i-gel™ を用い、大きさを選択する際には、体重 30〜60 kg で 3 号、50〜90 kg で 4 号、90 kg 以上で 5 号を基準としている。呼吸器は Carina®(ドレーゲル社製)を用いている。術中の Carina® の設定については、別稿で述べているため、参照されたい(基礎編 第 3 章 鎮静中の呼吸管理「Ⅱ. NPPV、ASV の使用方法」)。

3）モニタリングおよびバイタルサインの記録

モニタ類については、スタッフ全員（術者、看護師、臨床工学技士、放射線技師）が確認できるように設置し、血圧・動脈圧・脈拍数・SpO_2・$etCO_2$・BIS を観察している（**図 1**）※注 1。特に、看護師は術者の背後に位置しているため、看護師用のモニタを 2 台設置している。急変時に迅速に対応できるように、すべてのモニタにアラームを設定している。薬剤投与量やバイタルに変化があった際は随時記録する（**図 2**）が、動脈圧・脈拍数・SpO_2・$etCO_2$はラボに自動的に記録されるため、時間ごとには記録していない※注 2。

※注 1：日本麻酔科学会「安全な鎮静のためのプラクティカルガイド」[2]では、バイタルサインの看視に専任する医師（または看護師）を配置することが必須とされている。

※注 2：日本麻酔科学会「安全な鎮静のためのプラクティカルガイド」[2]では、患者看視者がバイタルサインを原則 5 分おきに記録することが強く推奨されている。

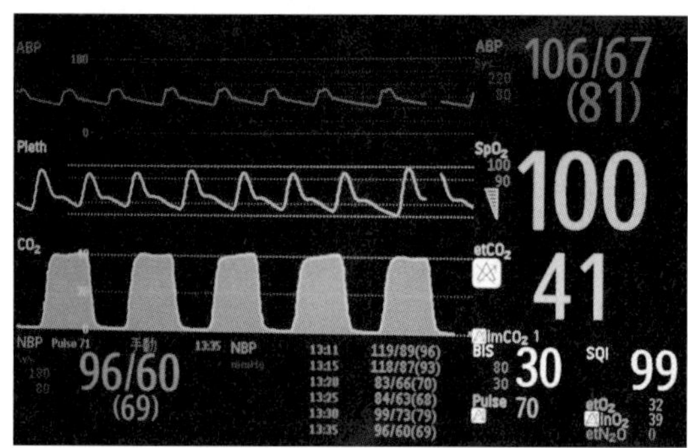

図 1　モニタ

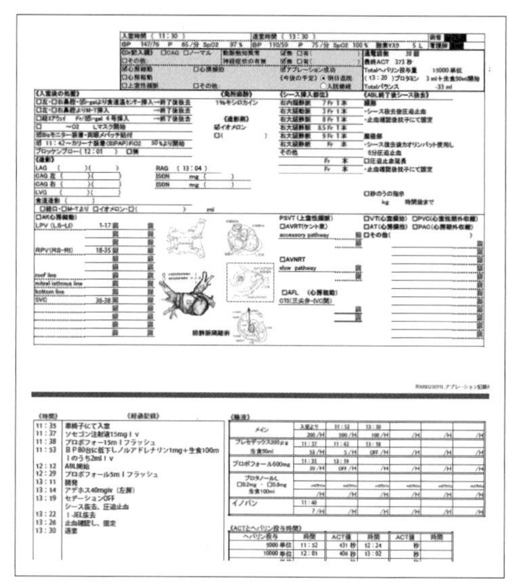

図 2　アブレーション記録用紙

Plus 1！　術中のバイタルにおける注意点

・BIS（bispectral index）

独自のアルゴリズムで脳波を自動解析し、麻酔の鎮静度を評価する指標。覚醒時は 90 以上となっており、手技中は 30〜60 になるようにプロポフォールの投与量を調整している。なお、SQI（signal quality index）が低いとき（50 以下）の BIS 値は信用性に欠けるため、注意が必要である。

・SpO_2

酸素化の指標。高濃度酸素の長時間吸入は肺障害をきたすため、FiO_2が 0.5 以下、SpO_2が 97％前後になるように調整している。

・$etCO_2$（endo-tidal carbon dioxide；呼気終末二酸化炭素分圧）

換気の指標。正常値は 35〜45mmHg。カプノメータで測定する $etCO_2$は呼気中の CO_2濃度を表しており、血液ガスの指標である $PaCO_2$とよく相関している。アブレーション中、$etCO_2$高値の場合は低換気を、$etCO_2$低値の場合は過換気、回路の不具合、肺動脈塞栓、低心拍出量を考慮し、対処する。

4) 鎮静の主な流れ

プロポフォールを用いた深鎮静の流れにつき、概説する。

①術前準備

a. 術前日

末梢ラインを確保し、ヘパリン 10000 U/日の点滴静注を開始する。術前日夕の直接経口抗凝固薬(DOACs)は中止する。ワルファリンは PT-INR を測定し、INR3 以下であれば継続する。鼠径部、前胸部、背部につき剃毛する。

カテーテル室看護師が術前訪問を行い、手技の流れを説明する。術前訪問により、アブレーションに対する過度の緊張をやわらげ、不安を取り除けることから、鎮静の導入がスムーズになる。また、アブレーションに必要な情報も収集できる。

b. 術当日

プロポフォールを用いた深鎮静下では血圧低下が多く見られるため、降圧薬の投与は中止とし、心不全のない症例においては手技の 2 時間前より 200 mL/時で輸液している。

②入室時・術中

患者は車いすで入室、カテーテル台に階段で上がってもらう。病棟看護師とカテーテル室看護師間で申し送りを行う。患者にモニタ心電図などをつけ、両手両足を抑制する。そのほか、患者の目の乾燥を防ぐため、目パッチを貼付する。

鎮静薬の使用方法を**図 3** に示す。モニタ心電図などをつけている際にペンタゾシン 15 mg をボーラス投与し、初期投与としてデクスメデトミジン 6 μg/kg/時を 5 分間投与する。プロポフォールを併用するため、初期投与時間は添付文書の半分としている。血圧、SpO_2、BIS が表示されているのを確認し、プロポフォール 0.25 mL/kg をボーラス投与する。声かけに反応しないことを確認し、i-gel™ を挿入して Carina® につなぐ(**図 4**)。

鎮静方法
入室時 ペンタゾシン 15 mg ボーラス投与

麻酔導入
プロポフォール 0.25 mL/kg ボーラス投与
デクスメデトミジン 6 μg/kg/時 5 分

i-gel™ を挿入し固定、Carina® に接続、
食道温度センサー挿入、目パッチ貼付

麻酔維持
プロポフォール 0.4〜0.6 mL/kg/時 点滴静注
デクスメデトミジン 0.4〜0.7 μg/kg/時 点滴静注
BIS が 30〜60 になるように調整

BIS 上昇、体動が見られるなどの場合や左心房後壁通電時に
ペンタゾシン 15〜30 mg、
プロポフォール 3〜7 mL ボーラス投与

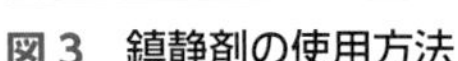

図 3 鎮静剤の使用方法

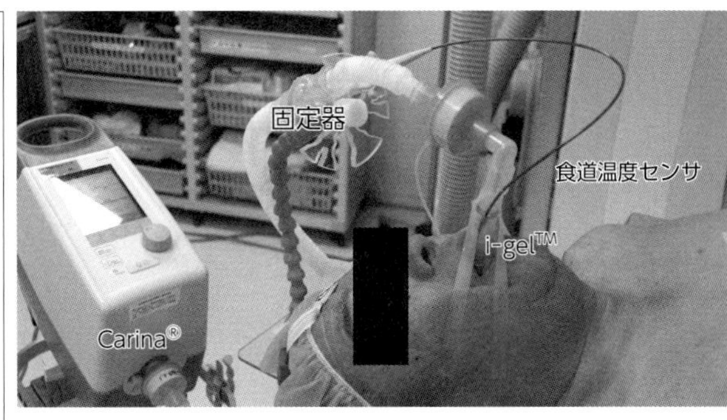

図 4 気道確保の方法

i-gel^{TM} の側管より食道温度センサーを挿入し、透視でおおよその位置を確認する。Carina® のフロー波形を確認しつつ i-gel^{TM} の位置を調節し、テープで固定する。呼吸回路および食道温度センサが落ちないように、固定器に乗せる(**図 4**)。

維持投与量はデクスメデトミジン 0.7 μg/kg/時程度、プロポフォール 0.4 mL/kg/時とし、BIS 値が 30〜60 になるように調整、BIS 値を確認しながら、適宜プロポフォールの投与量を調整する。左心房後壁を通電する際は強い痛みを感じることが多く、覚醒し始める恐れもあるため、ペンタゾシン 15〜30 mg やプロポフォール 3〜7 mL をボーラス投与する。

③術後

鎮静薬を停止し自発呼吸が確認できたら、i-gel^{TM} を抜去する。通常、BIS70 まで上昇した場合、鎮静薬停止から 10 分程度経過した場合に、i-gel^{TM}TM を抜去することが多い。また、75 歳以上の高齢者、脳梗塞既往のある症例では、覚醒までに時間を要する可能性が高い。

止血目的に翌朝まで仰向けで安静にさせるため、腰痛を訴える患者が多いことから、帰室後アセトアミノフェン静注薬 500〜1000 mg を 6 時間おきに翌日まで点滴静注する。また、嘔気を訴える患者が多いため、輸液にメトクロプラミドを混注する。

文 献

1) 日本呼吸療法医学会・多施設共同研究委員会：ARDS に対する Clinical Practice Guideline．人工呼吸，20；21：44-61

2) 日本麻酔科学会：安全な鎮静のためのプラクティカルガイド．(https：//anesth.or.jp/files/pdf/practical_guide_for_safe_sedation_20220228.pdf) (2022 年 5 月閲覧)

Ⅷ．全身麻酔

社会医療法人社団 正志会 南町田病院循環器内科　堀江 格

Keywords：鎮静、鎮痛、プロポフォール、レミフェンタニル塩酸塩、BIS モニタ、TCI ポンプ

鎮静および鎮痛を同時にバランスよく行う全身麻酔

当院では、麻酔科医による全身麻酔下に心房細動のカテーテルアブレーションを行っている。近年、麻酔科領域のみならず集中治療領域においても、鎮静および鎮痛を同時にバランスよく行うことが推奨されており[1)]、全身麻酔下の不整脈手技においては、それが可能となる。当院では、①鎮静薬としてプロポフォール、②鎮痛薬としてレミフェンタニル塩酸塩、③筋弛緩薬としてロクロニウム臭化物の 3 剤をそれぞれ持続静注で使用している。プロポフォール使用時には BIS モニタ看視を行い、目標とする BIS 値が達成されるように、目標血中濃度を設定した TCI ポンプを用いている。当院で施行している全身麻酔下における心房細動アブレーションの概要と、患者および執刀医におけるメリット・デメリットについて、以下に述べる。

1）使用する薬剤

当院で使用している薬剤について述べる。以下は、すべて患者の体重 50 kg として記載する。当院で使用している持続注射用シリンジポンプを**図 1A** に示す。

①鎮静薬：プロポフォール

静脈麻酔薬のため、リアルタイムで血中濃度をモニタできないことから、薬物動態や薬物力学を応用して血中濃度をシミュレーションする。

全身麻酔においては、初期導入の際の単回静注、その後の鎮静維持のための持続静注のいずれも TCI（Target Controlled Infusion）ポンプを用いて行う。TCI システムでは、目標とする血中濃度を達成し維持するための必要量が、コンピュータ制御により自動的に注入される。

ディプリフューザー（**図 1B**）はプロポフォールに特化した商用 TCI システムであり、専用の CPU が組み込まれた持続静注シリンジポンプである。プロポフォールの専用注射器である 1% ディプリバン注キットをポンプにセットして、患者の年齢、体重に加えて目標とする血中濃度を設定すると、スタートする。導入時・挿管時には目標血中濃度を 4 μg/mL で設定、挿管後に BIS モニタを装着する。維持管理中は BIS 値が 60～30 になるように、その状態に合わせて目標血中濃度を 1.5～2.5 μg/mL で設定し、適切な鎮静を維持する。

②鎮痛薬：レミフェンタニル塩酸塩（アルチバ）

オピオイド系鎮痛薬。従来から持続静注で使用されていたフェンタニルクエン酸塩と比べ、超短時間作用型で即効性があり、中止するとただちに効果が消失する。

1 V（2 mg）を生理食塩水 20 mL で溶解し、計 20 mL として使用する。投与量を増やすと血圧が低下する恐れがあるため、手術侵襲に応じて維持投与量を調整する。アブレーションにおいては、穿刺を行うタイミングでしっかりと鎮痛がなされているのが肝要である。

導入時・必要時に単回静注で 0.5～1 mL を使用し、持続投与は 0～10 mL/時間とする。維持管理中の増減の目安として、疼痛による血圧上昇がある。血圧が上昇したら、0.5 mL を単回静注し、持続投与の増量を行う。血圧が低下したら、持続投与の一時中止、あるいは減量を検討する。

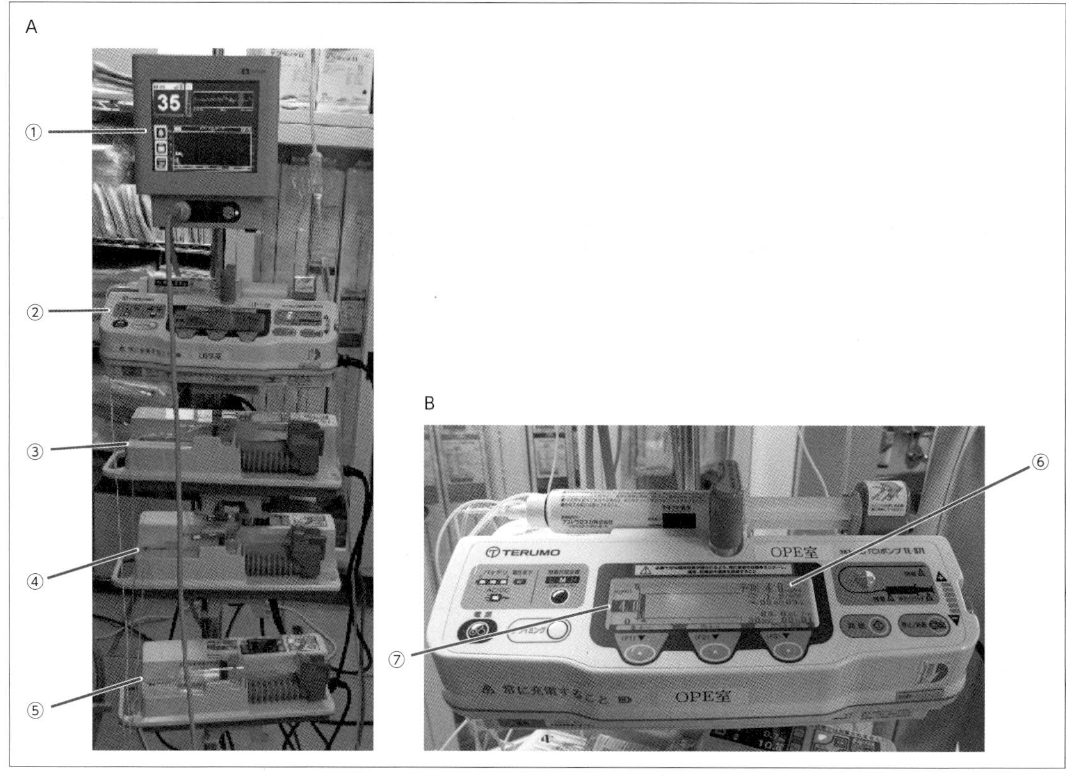

図1　当院で使用している持続注射用シリンジ(A)とプロポフォール用シリンジポンプ(ディプリフューザー)(B)

①BISモニタ、②プロポフォール用シリンジポンプ(ディプリフューザー)、③レミフェンタニル塩酸塩用シリンジポンプ、④ロクロニウム臭化物用シリンジポンプ、⑤ヘパリン用シリンジポンプ、⑥目標血中濃度、⑦目標血中濃度トレンド

③筋弛緩薬：ロクロニウム臭化物(エスラックス)

2 A(100 mg/10 mL)に生理食塩水10 mLを加え、計20 mLとして使用する。導入時は3 mLを単回静注で、持続投与は7～10 mL/時間で使用する。維持管理中のバッキングなどの体動時には2 mLを単回静注する。セッションが終了し、止血を開始したら持続投与を中止する。その後、抜管前に拮抗薬であるスガマデクスナトリウム(ブリディオン)1 A(200 mg/2 mL)2 mLを単回静注してリバースする。

ロクロニウム臭化物が確実にリバースされているか否かは、筋弛緩モニタ(**図2左**)で確認できる。**図2右**のように左手尺骨神経部位に二つの電極シールを装着し、その間に1セットで4連続(Train-of-Four：TOF)の電気刺激を加える。電気刺激により拇指内転筋の収縮が観察されれば、筋収縮が回復していると判断する。

④昇圧薬：エフェドリン塩酸塩(エフェドリン塩酸塩)

αおよびβ刺激作用をもつカテコラミン製剤である。1 A(40 mg/1 mL)に生理食塩水9 mLを加えて、計10 mLとして使用する。必要時に1 mLずつ単回静注する。

⑤降圧薬：ニカルジピン塩酸塩(ペルジピン)

1 A(2 mg/2 mL)の製剤で、必要時に1 mLずつ単回静注する。

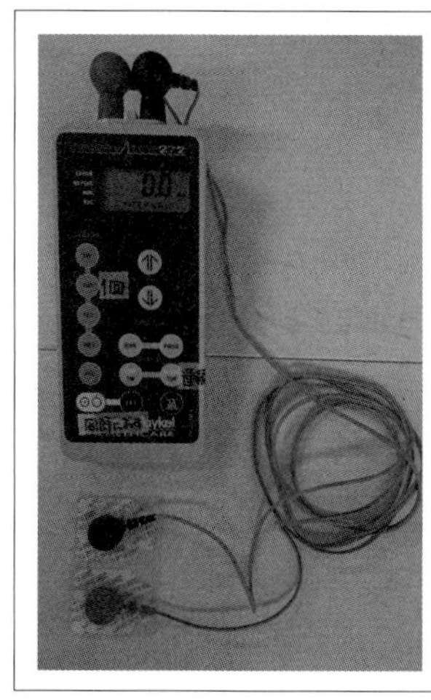

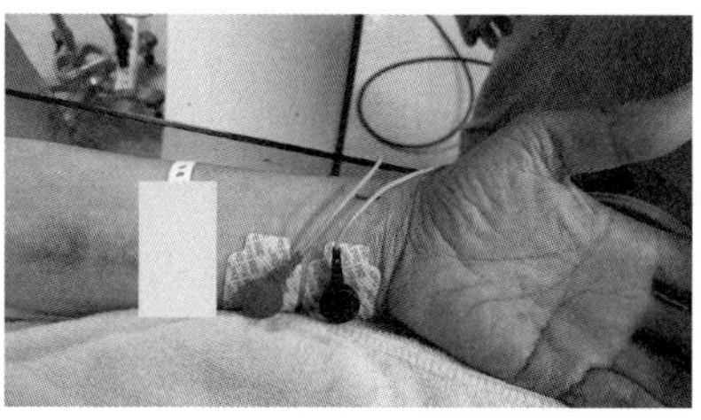

図 2
筋弛緩モニタ(左)および使用の実際(右)

2) 使用する機器、看視・モニタリングおよびバイタルの記録

当院で主に使用している機器には、前述した持続注射用シリンジポンプ(**図 1**)、筋弛緩モニタ(**図 2 左**)、後述するスコープ付き咽頭鏡および食道温度センサが挙げられる。

当院で術中にモニタ、看視対象としているものを**表 1** に示す[2)]。手技中の麻酔科医・麻酔科看護師、執刀医・カテ室看護師が看視するモニタ、バイタルを記録する PC の配置を(**図 3**)に示す。

表 1 モニタ類

1. 酸素化のチェック	SpO_2	パルスオキシメータで測定
2. 換気のチェック	$EtCO_2$	カプノメータで測定
3. 循環のチェック	①脈波	パルスオキシメータで測定
	②血圧	非観血血圧(5 分間隔)を測定 観血血圧(左大腿動脈 4 Fr シースから)を測定
	③心電図	Ⅱ誘導を記録
4. 体温のチェック	温度センサ付き尿道バルーンキットで測定	
5. プロポフォールによる鎮静の到達度のチェック	BIS モニタ(麻酔用脳波モニタ)を看視	

$EtCO_2$:終末呼気二酸化炭素分圧で、動脈中の CO_2 濃度を反映しており、挿管チューブと呼吸器の間にアダプタ・センサを取付けて測定する。
BIS:麻酔薬や鎮静薬の影響による脳の意識(催眠・鎮静)レベルを測定する解析脳波指標である。1 チャンネルの脳波を独自のアルゴリズムで解析し、100~0 の数値に変換する。100 は覚醒であり、0 は脳波がフラットな状態であることを示す。
SpO_2:酸素飽和度で、動脈中の O_2濃度を反映し、パルスオキシメータを用いて測定する。

麻酔科医は麻酔科ベッドサイドモニタ(**図 4**)、BIS(Bispectral Index)モニタ(**図 5**)の画面を看視する。麻酔科ベッドサイドモニタには SpO_2、$EtCO_2$、脈波、非観血血圧(測定間隔 5 分間)、心電図(Ⅱ誘導)、体温が表示される。これらのデータは麻酔記録作成用 PC に送信され、自動記録される(**図 6**)。麻酔科看護師は、BIS 値を 10 分ごとに麻酔記録作成用 PC に入力する。

執刀医はカテラボ・ポリグラフの画面を看視する。カテラボ・ポリグラフの画面には SpO_2、観血血圧、心電図(体表面心電図、心内電位図)が表示される。カテ室看護師は、執刀医とともにカテラボ・ポリグラフ画面を看視、手技内容を理解し、アブレーション記録を電子カルテで作成する。

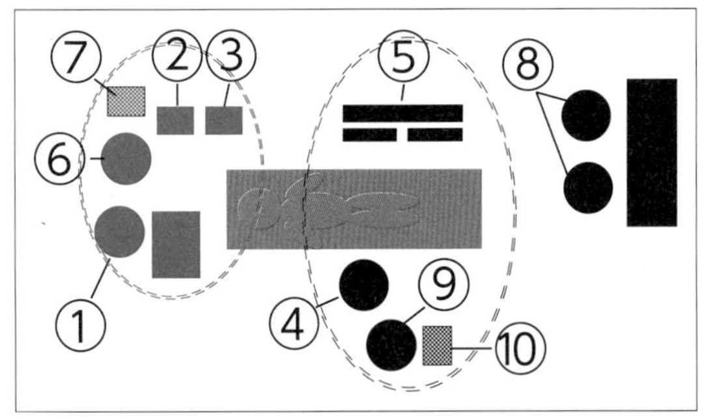

図３　カテ室配置図

①麻酔科医、②麻酔科ベッドサイドモニタ、③BIS モニタ、④執刀医、⑤カテラボ・ポリグラフ、⑥麻酔科看護師、⑦麻酔記録作成用 PC、⑧臨床工学技士(ME)、⑨カテ室看護師、⑩アブレーション記録作成のための電子カルテ

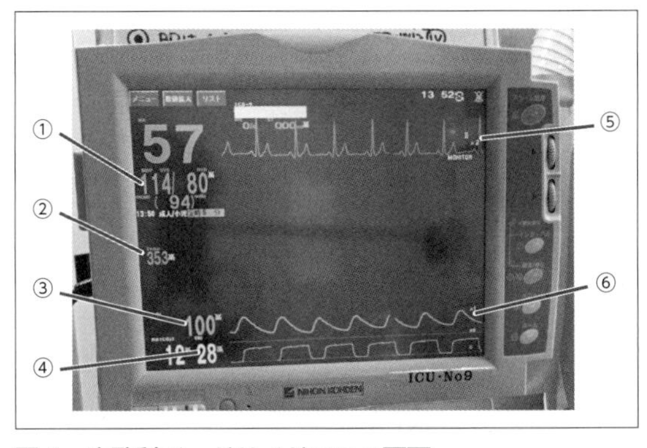

図４　麻酔科ベッドサイドモニタ画面

①非観血血圧、②体温、③SpO_2、④$EtCO_2$、⑤心電図(Ⅱ誘導)、⑥脈波が表示される。

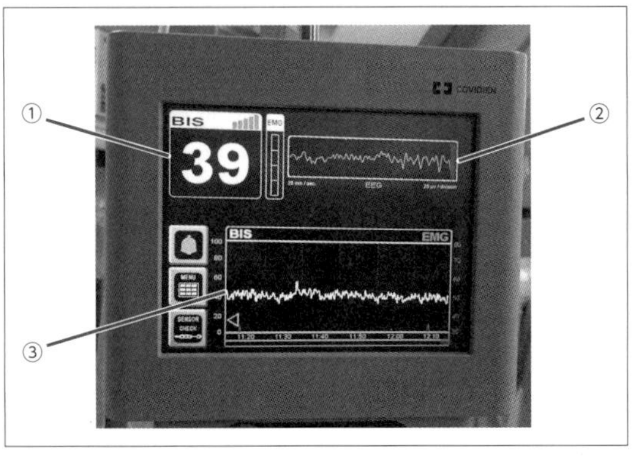

図５　BIS モニタ画面

①BIS 値、②EEG 波形、③BIS 値トレンドが表示される。

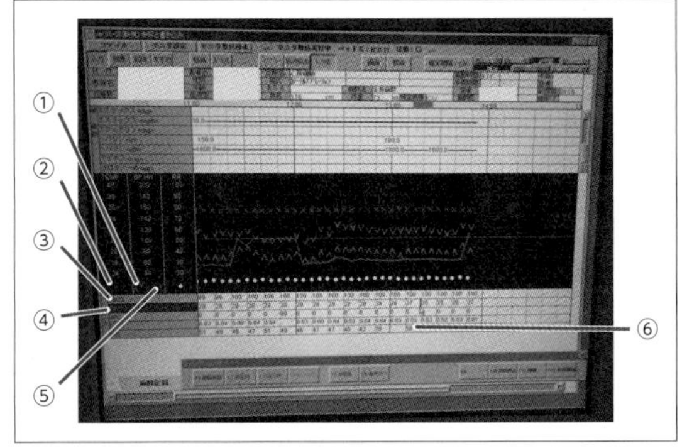

図６　麻酔記録作成用 PC 画面

①非観血血圧、②体温、③SpO_2、④$EtCO_2$、⑤心拍数、⑥BIS 値が表示される。

3）全身麻酔の主な流れ

当院では、執刀医である循環器内科医１名、麻酔科医師１名、麻酔科看護師１名、カテ室看護師１名、ME２名の計６名体制で手技を行っている。ただし、導入時・挿管時・抜管時には、手技介助のために麻酔科看護師は２名となる。当院における全身麻酔の主な流れは、下記の通りである。

①術前準備

カテ室で全身麻酔を行う際、麻酔科で使用する呼吸器およびモニタ類は、患者の頭側に配置する(**図３**)。アブレーション施行時にはカテ台および透視アームを患者の頭側から足側まで操作するため、それぞれが移動する範囲に鑑みて、麻酔科器機を配置する。症例数を重ねるうちに至適位置がわかるようになるため、テープなどでマーキングするとよい。

当院では、午前９時に入室および麻酔導入開始のスケジュールで、アブレーションを施行している。通常の全身麻酔手術と同様に、手術前日の午後９時以降は絶食とし、飲水のみ可としている。手術当日午前６時より禁飲水とし、薬の内服もそれまでに済ませるようにしている。

病棟看護師から麻酔科看護師への申し送りでは、薬物アレルギーや義歯の有無についての情報が重要である。挿管のため、植込み型インプラント以外の義歯はすべて取り外した状態で入室するようにしている。

②入室

患者がカテ台に端座位になった状態で、背部に対極板シールおよび三次元マッピング用のパッチを装着する。続いて、仰臥位になった状態で、前胸部および四肢に心電図モニタ電極を装着する。心電図については、カテラボと三次元マッピング用は12誘導が必要であり、麻酔科ベッドサイドモニタ用はⅡ誘導のみとしている。

この段階における注意点として、麻酔科スタッフが患者の頭側から点滴管理を行うため(**図 3**)、種々のモニタコードを患者の左上腕側でまとめた後で、左上腕からの末梢静脈点滴ルートはその上を通してフリーになるようにしておく。

③導入・挿管

鎮静および鎮痛を開始する前に、患者本人から動揺のある歯の有無を最終的に自己申告してもらい、ある場合にはその位置を確認、挿管時に注意を払っている。また、上大静脈隔離に備えて、ロクロニウム臭化物投与前に筋弛緩モニタ(**図 2**)を装着し、どの程度の電気刺激で拇指内転筋の収縮が起こるかをあらかじめ確認している。

導入の際、当院では 3 剤(プロポフォール、レミフェンタニル塩酸塩、ロクロニウム臭化物)の初回単回静注は左上腕にとった末梢メインルートの側管から行い、挿管後に右手背から末梢静脈点滴ルートを確保して、そこから同一ルートで持続投与する。維持管理中、末梢メインルートの側管は昇圧薬および降圧薬などの単回投与用ルートとして用いる。

プロポフォールを初期血中濃度で投与開始(初期単回静注は TCI ポンプによりなされる)し、レミフェンタニル塩酸塩、ロクロニウム臭化物の初回単回静注も合わせて行い、気管内挿管を行う。その際、当院ではスコープ付き喉頭鏡を用いて気管内挿管を行い、同様に食道温度センサを挿入している(**図 7**)。

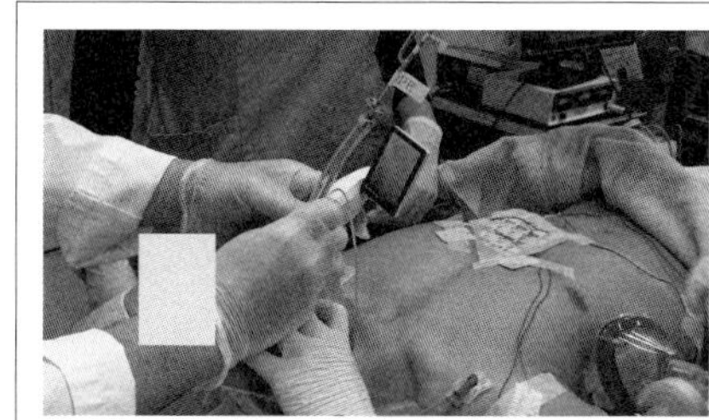
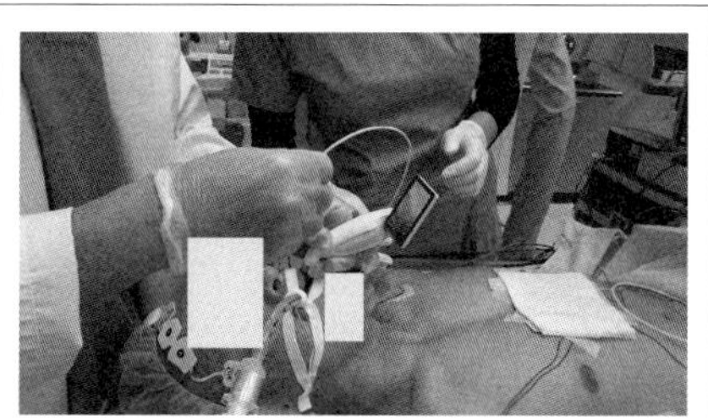

図 7　スコープ付き喉頭鏡を用いた気管内挿管(左)、食道温度センサの挿入(右)

当院では、BIS モニタの装着、右手背からの末梢静脈点滴ルートの確保、尿道バルーンの留置など、患者に苦痛を与える処置は挿管後に行うようにしている。挿管が終わった段階で、執刀医により穿刺を開始する。

④維持管理

至適な BIS 値が得られるように、プロポフォールの維持投与量、すなわち目標血中濃度を調整する。補液に関しては、正常心機能症例では穿刺が終了するまでは全開とし、終了後は 100 mL/時間程度をベースとする。動脈シースが挿入されたら、観血血圧モニタリングを開始する。血圧は 160 mmHg 以下、100 mmHg 以上を目標とする。

a. 血圧低下時

血圧低下時には、まず左前斜位の透視下に心陰影の動きをチェックして、心タンポナーデの有無を確認する。心タンポナーデがなければ、持続投与しているレミフェンタニル塩酸塩の一時中止、減量を検討する。急速な血圧上昇が必要な際には、エフェドリン塩酸塩を単回静注する。また、薬剤の調整と同時に尿の流出量を見ながら、補液量の増量を検討する。

b. 血圧上昇時

血圧上昇時には、BIS モニタにて患者の覚醒の有無を確認する。覚醒が疑われれば、プロポフォールの目標血中濃度を高く調整し、BIS 値を下げる。また、レミフェンタニル塩酸塩の単回静注ならびに持続投与量の増量を行う。急速な降圧が必要な際には、ニカルジピン塩酸塩を単回静注する。

⑤上大静脈隔離施行時

上大静脈隔離の際には、近接する右横隔膜神経への障害を避けるために、通電部位に対し事前に高出力電気刺激を行い、横隔膜神経を捕捉しないことを確認する。それに先立ってロクロニウム臭化物の持続投与を中止、リバースする。ロクロニウム臭化物の拮抗薬であるスガマデクスナトリウムは、単回静注後に速やかに効果が得られる。当院では、隔離開始前に筋弛緩モニタ（**図 3**）を使って、ロクロニウム臭化物が確実にリバースされていることを必ず確認している。

以前、われわれはロクロニウム臭化物をリバースした後に再投与を行い、抜管の際に覚醒までの時間が遷延した症例を経験した。以降、上大静脈隔離はセッションの最後に行い、終了後、そのまま抜管となるようにしている。

⑥抜管

セッションが終了し、シース抜去・止血に入ったら、3 剤の持続投与を中止する。止血が終了し、テープ固定が終了した段階で、スガマデクスナトリウムを使用してロクロニウム臭化物をリバースし、抜管を行う。

⑦帰室時

抜管後、カテ台で数人のスタッフにより患者を左右に体位交換し、患者の背面および前胸部に装着した電極シール、三次元マッピング用のパッチ、対極板を抜去する。また、同時に病衣の着替えとオムツなどの身支度を整えている。

移動式心電図モニタを乗せた迎えのベッドが到着したら、麻酔科ベッドサイドモニタで使用していた電極シールと接続し、心電図モニタを開始してからベッド移動を行う。

カテ室での全身麻酔管理を行った場合、特に長時間のセッションとなり、イリゲーションシステムからの輸液量も含めて大量補液となった場合には、術後患者が低体温となり、シバリングを呈する恐れがある。当院ではシバリング予防のために、術中から迎えのベッドを電気毛布で温めておくなどの工夫を施している。

⑧帰室後

当院では、術後翌日朝の安静解除まで、一般病棟ではなく ICU での管理をルーチンにしている。帰室 4 時間後に嚥下テストをして問題なければ飲水、内服を開始している。

全身麻酔後に、嘔気・嘔吐が出現する症例があり、その際には制吐剤で対応する。嘔吐がある症例では、術後のワルファリン・直接経口抗凝固薬（DOAC）の内服が困難となるため、確実な内服が可能になるまでヘパリン持続投与を行う。通常、嘔気・嘔吐は手術終了後 1～2 日の経過で消失する。挿管チューブの違和感は必発だが、同様に 1～2 日の経過で消失する。

整形外科手術後などで、腰痛のために術後の安静保持が困難である症例では、安静解除まで鎮痛薬を持続投与することも検討する。

4）全身麻酔下で心房細動カテーテルアブレーションを行うメリット、デメリット

全身麻酔下で心房細動カテーテルアブレーションを行うメリット、デメリットについてまとめた(**表2**)。

表2 全身麻酔のメリットとデメリット

メリット
患者側
- 適切な鎮静・鎮静のもとで手術を受けることができる(苦痛が少なくてすむ)。

執刀医側
- 鎮静中の呼吸管理を麻酔科医に任せ、アブレーションの手技に集中できる。
- ATP の急速静注時においてさえ、患者の体動がない。そのため安全で確実なカテーテル操作が可能となる。
- 陽圧呼吸であるため、左房内に挿入したロングシースからカテーテルを出し入れする際、コックから空気が吸い込まれるリスクが少ない。

デメリット
- 麻酔科医、麻酔科看護師が必要になる。
- 手技時間が長くなる(導入・挿管、抜管の時間がかかる)。

①メリット

患者のメリットとしては、施術が長時間になるものの、適切な鎮静・鎮痛のもとで苦痛を最小限としながら手術を受けられることがあげられる。

執刀医の最大のメリットとしては、鎮静中の呼吸管理を麻酔科医に任せ、カテーテル操作に集中できるという点にある。循環器内科医による鎮静下で、痰のむせ込みや急な体動を起こすことなく施術するのは、特に ATP 急速静注等の薬剤負荷の際に困難となる。手技に集中することにより、中隔穿刺から左房内での操作などを安全かつ確実に行うことが可能となる。また、管理された陽圧呼吸下であるため、左房内に挿入したロングシースからカテーテルを出し入れする際、コックから空気が吸い込まれるリスクは理論上少ないと推測される。

②デメリット

デメリットとしては、麻酔科医や麻酔科看護師を確保する必要があるほか、穿刺前や止血後において導入・挿管、抜管に時間を要する点があげられるが、症例数を積み重ねるなかでの時間短縮は当然ながら可能であり、現在当院では前後 15 分程度で終了している。

高齢者、睡眠時無呼吸症候群、慢性閉塞性肺疾患などのアブレーションに伴うリスクの高い症例のみならず、整形外科手術後などの腰痛により手技中の安静保持が難しい症例に対しても、全身麻酔下でのアブレーションはその門戸を広げるものと期待される。

文献

1) Barr J, et al. : Clinical practice guidelines for the management of pain, agitation, and delirium in adult patients in the intensive care unit. *Crit Care Med*, 2013 ; 41 : 263-306

2) 日本麻酔科学会：安全な麻酔のためのモニター指針．2019 年 3 月改訂．(https://anesth.or.jp/files/pdf/monitor3_20190509.pdf) (2022 年 5 月閲覧)

第 2 章　デバイス植込み時の鎮静

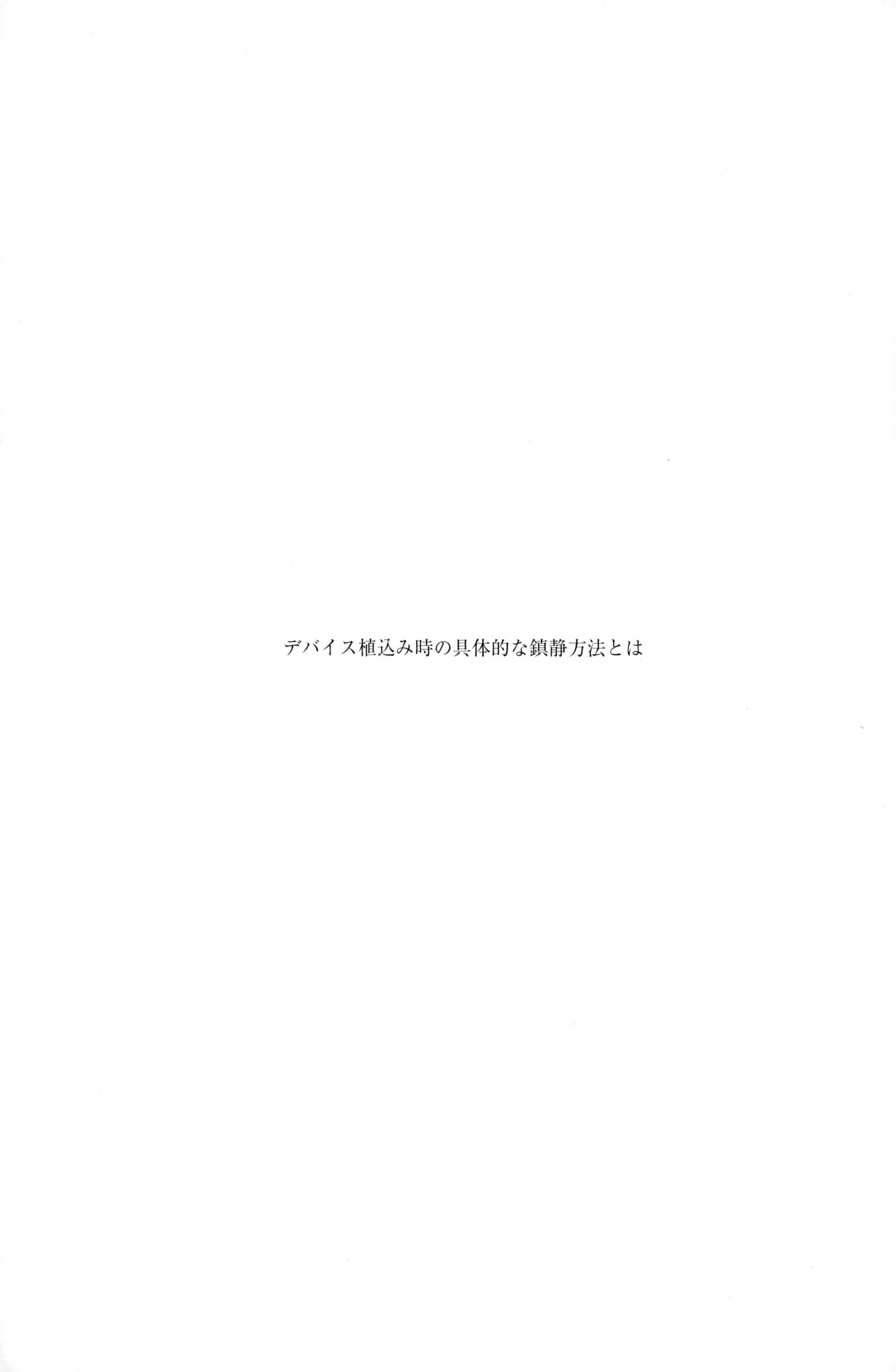
デバイス植込み時の具体的な鎮静方法とは

Ⅰ. デバイス植込み時の鎮静のクリニカルクエスチョンとエビデンス

産業医科大学第2内科学　荻ノ沢 泰司

Keywords：除細動テスト、麻酔科医、呼吸抑制、空気塞栓、リード移動

デバイス植込み時の鎮静において留意すべき点とは？

ペースメーカおよび植込み型除細動器(ICD)などの心臓植込み型デバイス(Cardiac Implantable Electrical Devices：CIEDs)は、従来から麻酔科医の管理を必要とする全身麻酔下での植込み術が多く行われていたが、電池やIC回路の発達により小型化・高出力化が進み、近年では執刀医(非麻酔科医)のみによる局所麻酔下での植込みが主流となった。

しかしながら、不穏患者や除細動閾値(Defibrillation Threshold：DFT)テストを行う患者などでは、鎮静もしくは全身麻酔が必要である。また、完全皮下植込み型除細動器(Subcutaneous ICD：S-ICD)をはじめとする新たに登場したCIEDs植込みなど、鎮静を考慮すべき症例もしばしば経験される。

呼吸管理に必要な設備とモニタリング機器があれば、トレーニングを積んだ執刀医(非麻酔科医)およびメディカルプロフェッショナルのみによる鎮静下での植込みも十分可能であるが、薬剤の呼吸抑制や循環動態への影響のみならず、CIEDs植込みに特有の合併症に留意する必要があり、特に高リスク患者においては麻酔科医との連携も検討すべきである。

本項では、CIEDs植込み時の鎮痛・鎮静における標準的方法の歴史的変遷と現状、さらに鎮静に関するクリニカルクエスチョンとエビデンスについて概説する。

1) CIEDs植込み時の鎮痛・鎮静における標準的方法の歴史的変遷と現状

CIEDs植込み時の鎮痛・鎮静における標準的方法は、CIEDsの小型化と植込み手技の非侵襲化に伴い、大きな変遷を遂げてきた。各CIEDsについて下記に述べる。

①ペースメーカ

登場当初の植込み型ペースメーカは、腹部皮下への本体植込みと開胸によるリード線の心筋への縫着が必須であった。経静脈リードの開発に加えてペースメーカ本体の小型化が進み、開胸術が不要となり、局所麻酔下で前胸部皮下に植込まれるようになった。

②ICD

1980年にMirowskiらにより臨床使用が開始されたが、初期のICDはジェネレータ本体が非常に大きく、全身麻酔下に腹部への植込みが必須であった。しかし、二相性のDC波形が出力できるようになり、従来の単相性のDC波形と比較して30%以上のDFT低下が得られるようになったことから、ジェネレータの小型化が可能となった。また、経静脈的にリードを心内に挿入し、局所麻酔下でジェネレータを前胸部皮下に植込めるようになった。

2000年のManolisらの報告によると、植込み手術時間を全身麻酔例と局所麻酔例で比べたところ、局所麻酔例で有意に短かった。合併症発生率は有意差を認めないものの全身麻酔例で多く(12.5% vs 4%)、特に挿管に伴う合併症が見られた[1)]。その結果、局所麻酔による植込みが一般的となったが、当時のジェネレータは電池とコンデンサの性能が低かったため、十分な最大出力を得ることができず、DFTが最大出力を上回るケースも多かった。そのため、手術中に心室細動を人為的に誘発し、DFTを測定してICDの除細動効果を

確認するDFTテストが必須となった。局所麻酔下で施術し、DFTテスト時のみ鎮静を行うようになったが、その後、本体の高出力化が進むとともに、電気的除細動自体が心機能に悪影響を及ぼして予後を悪化させることが報告されたため[2)]、DFTテストを行うことなく、局所麻酔のみで施術する症例が増加した。

③S-ICD

近年、S-ICDが本邦でも使用可能となった。S-ICDでは、除細動のためのリードを心腔内に挿入するのではなく皮下にトンネルを作成して植込み、側胸部筋下に植込んだジェネレータに接続する。局所麻酔のみで施術している施設もあるが、皮下アクセスを行う範囲が広いため、本邦では全身麻酔下での植込みが一般的である[3)]。

2）CIEDs植込み時の鎮静におけるクリニカルクエスチョンおよびエビデンス

局所麻酔下の植込みが主流となった現在でも、鎮静には一定の役割がある。いずれの鎮静方法を用いるとしても、呼吸・循環管理を十分に行うことのできるスタッフと環境を整えることが重要である。以下に、CIEDs植込み時の鎮静におけるクリニカルクエスチョンおよびエビデンスについて述べる。

①どのような症例に鎮静を行うべきか？

現在は、ルーチンで鎮静もしくは全身麻酔を必須とするCIEDs関連手術はない。患者ごとにリスクおよびベネフィットを勘案して、鎮静の要否を決定するのがほとんどである。鎮静を考慮すべき症例を**表1**に示す。

安楽の向上や苦痛緩和を主目的とする、完全な意識消失を必要とするなど、鎮静目的によってターゲットとする鎮静深度は異なる。なお、術中に予期せぬ不穏を生じて鎮静を要する場合もあるため、通常は局所麻酔のみで施術している施設も鎮静必要時の対応を定めておくことが肝要である。

表１　鎮静または全身麻酔を考慮すべきCIEDs関連手術患者

・全身状態や精神状態・認知症・不穏傾向などで術中安静が保てない患者
・S-ICDの植込み
・除細動閾値テストを行う場合
・血腫除去や局所麻酔のみでは苦痛が大きいことが予想される場合
・低心機能患者のリード抜去など術中に挿管・人工呼吸器管理が必要となる可能性が高い場合
・その他　術中安楽のための鎮静・局所麻酔拒否など

②どこで鎮静下の手術を行うべきか？

手術室では日常的に全身麻酔や深鎮静下で手術を行っており、各種モニタリング・呼吸管理機器、麻酔科医・メディカルプロフェッショナルなどのスタッフが充実している。したがって、鎮静を行うのは手術室が望ましい。

筆者らの施設では、鎮静を必要とするCIEDs関連手術はすべて手術室で行っている。しかしながら、透視装置などの問題により手術室で行えない場合には、血管造影室で行わなければならない。CIEDs関連手術の鎮静に関して、手術室と血管造影室での施行を比較した報告はない。血管造影室で行う場合であっても、通常使用されるパルスオキシメータ・心電図・血圧モニタリングに加えて、呼気終末二酸化炭素分圧（$ETCO_2$）モニタやBISモニタなどを併用するのが望ましい。さらに、機器のみならず、術中に患者の状態評価を常時行うことのできるスタッフの確保とトレーニングが極めて重要である。

③誰が鎮静を行うべきか？

CIEDs関連手術において、鎮静中の患者管理を誰が主体に行うべきかは、極めて重要な問題である。

Foxらは、連続500例のICDもしくはCRT-D植込み術において、執刀医（非麻酔科医）および習熟した看護師のみで局所麻酔と意識下鎮静を行ったところ、死亡や挿管などの合併症は認められなかったと報告している[4)]。

一方、Sayfoらは、除細動器植込み術を予定している582例において、執刀医（非麻酔科医）指導のもとで看護師がプロポフォールを用いて鎮静したところ、10％で補助換気や低血圧、予期せぬICUへの入室が生じ、特にCRT-Dにおいてリスクが高かったことを報告している[5)]。

Trouve-Buissonらは、深鎮静もしくは全身麻酔でCIEDs手術を行った269例において、合併症発症リスクを検討したところ、リード抜去、NYHA Class Ⅳ、ICD植込み時のDFTテスト施行および術時間の長い症例で重篤な心血管系合併症の発生リスクが高かったことから、これらの症例では麻酔科医が携わるべきだと結論づけている[6)]。

特に低心機能患者の血中プロポフォール濃度は、薬物動態学的モデルによって予想される濃度よりも高くなることが報告されており、予期せぬ深鎮静の遷延をきたす恐れがある。したがって、各患者の鎮静に伴うリスクを勘案し、場合によっては麻酔科医の応援を要請すべきである。本邦では、執刀医（非麻酔科医）が主体で鎮静を行う施設が多いと考えられるが、患者の状態によっては鎮静深度が常に予測できるとは限らないため、注意を要する。

④各薬剤の催不整脈性副作用は？　臨床使用時の安全性は？

頻度は少ないものの、鎮静薬の影響により不整脈が惹起され、対応を要する場合がある。鎮静・鎮痛に用いる各薬剤の添付文書より、催不整脈性副作用の頻度と内容を示す（**表2**）。特に、デクスメデトミジンによる徐脈は5％以上と比較的頻度が高いため、もともと徐脈のある患者では鎮静開始とともにバックアップペーシングや薬剤による対応を考慮する必要がある。鎮静により頻脈性不整脈となることは極めてまれではあるが、ペンタゾシン使用時のQT延長など、心電図モニタ上の波形にも注意を要する。

過去に報告された臨床研究における各レジメと結果を**表3**に示す[7)]。呼吸抑制および循環動態への影響により、対応を要する症例を認めるものの頻度は少なく、いずれにおいても適切に対応すれば合併症を防ぐことができる。

本邦においても、2013年にデクスメデトミジンの適応が、局所麻酔下における非挿管での手術および処置時の鎮静にも拡大されている。デクスメデトミジンでは局所麻酔と比べると血圧低下に注意を要するが[8)]、プロポフォールやミダゾラムと比較して呼吸抑制は弱く、カテーテルアブレーション術のみならず、ほかの心臓手術においても非挿管での有効性・安全性が確認されていることから、CIEDs植込み術での使用も可能である。

表２　鎮静に用いる各薬剤の催不整脈作用

薬剤名	5%以上	1%以上	0.1%以上	0.1%未満	頻度不明
プロポフォール（ディプリバン）			徐脈・心室期外収縮	心室頻拍・左脚ブロック	
デクスメデトミジン（プレセデックス）	徐脈	心房細動・頻脈	心室細動・心停止・心室性不整脈・期外収縮・心室頻脈・上室性頻脈	心房性不整脈・房室ブロック・脚ブロック・上室性不整脈	洞停止
ミダゾラム（ドルミカム）			不整脈・頻脈	徐脈・心房細動	心停止・心室頻拍・心室性頻脈
ジアゼパム（セルシン・ソセゴン）				頻脈・徐脈	
チアミラール（チトゾール）					不整脈
チオペンタール（ラボナール）			不整脈		
フェンタニル（フェンタニル）					不整脈・期外収縮・心停止・頻脈・徐脈
ペンタゾシン（ペンタジン）					QT 延長、心室頻拍（Torsade de Pointes を含む）
ヒドロキシジン（アタラックス P）			頻脈		
ブプレノルフィン（レペタン）				不整脈・徐脈	
モルヒネ塩酸塩（モルヒネ）					不整脈

表３　CIEDs 植込み時鎮静の主な研究

著者	対象	n	鎮静のレジメ	結果
Fox	ICD、CRTD	500	ミダゾラム（ドルミカム）1～4 mg（滴定）＋モルヒネ 2.5 mg or フェンタニル 50 μg（滴定）	心室細動誘発後の無呼吸が１例。フルマゼニルでリバース・エアウェイ挿入・用手換気で改善
Pachulski	PM、ICD	367	ミダゾラム（ドルミカム）0.5～2 mg（滴定）＋フェンタニル 6.25～25 μg（滴定）	低血圧 2%、低酸素 2.4%、ナロキソン使用 0.3%
Pacifico	ICD	231	ミダゾラム（ドルミカム）15～30 μg/kg＋プロポフォール（ディプリバン）25～50 μg/kg/分（滴定）	なし
Natale	ICD	53	ミダゾラム（ドルミカム）0.05 mg/kg＋ペネルガン（プロメタジン）0.33 mg/kg＋ペチジン（オピスタン）0.46 mg/kg/時＋フェンタニル 1.94 μg/kg/時	低酸素でナロキソン使用（3 名）

〔文献 7）より翻訳して転載、本邦使用可能薬のみ抜粋〕

⑤除細動閾値テストの際の注意点は？

DFT テストでは、心室細動を誘発して ICD の除細動効果を確認するため、鎮静が必須である。過去の報告を**表４**に示す[7]。動物実験レベルでは、フェンタニル・ミダゾラム・塩酸モルヒネを用いると交感神経が抑制されて副交感神経が優位になり、心室細動が誘発されにくくなるとの報告があるが、臨床的には確認されていない。

表 4　除細動時の鎮静に関する主要な研究

著者	n	除細動時の Sedation	拮抗薬使用	結果
Morani	624	ミダゾラム（ドルミカム）5 mg ＋プロポフォール（ディプリバン）20 mg（滴定）	無	時に用手換気が必要
Hubner	368	ミダゾラム（ドルミカム）2.5 mg ボーラスおよび 1〜2 分毎に 1 mg ずつ追加	有	10.3％で除細動時の記憶あり
Notarstefano	202	ミダゾラム（ドルミカム）3 mg ボーラス＋1 分ごとに 2 mg 追加 vs. 体重に応じて 0.09〜0.1 mg/kg＋必要に応じて 2 mg ずつ追加	まれ	10 名で SpO_2＜90％
Pugh	141	ジアゼパム（セルシン）5〜10 mg の後 5〜10 mg を適宜追加	有	2 名で SpO_2＜90％

〔文献 7）より翻訳して転載〕

鎮静薬の DFT への影響に関しては、いまだ一定の見解が得られていない。Weinbroun らは、プロポフォールを用いた鎮静下に局所麻酔で植込んだ場合に比べ、ハロセン・イソフルランおよびフェンタニルを用いた全身麻酔では、DFT が上昇することを報告している[9)]。Cohen らは、プロポフォールによって用量依存的に DFT が最大 31 J 以上と上昇し、ミダゾラムに変更後、速やかに 21 J まで低下した症例を報告している[10)]。Moerman らはプロポフォールとイソフルレンを交互に用いて、植込み時・1 週間後・1 ヵ月後の DFT を測定したところ、有意な変化は認められなかったと報告している[11)]。しかし、いずれも 2000 年代前半の報告であり、ICD が高出力化・二相性の DC 波形となった現在では、鎮静薬の DFT への実質的な影響はほとんどないといってよい。

軽度から中等度までの心機能低下例において、DFT テスト時にチオペンタールとプロポフォールを比較した検討では、プロポフォールの方が血圧低下の遷延を認めたと報告されている[12)]。筆者らの施設では、DFT テスト時にのみ鎮静を行う症例には同じバルビツール系のチアミラールを使用している。デクスメデトミジンについては、効果発現まで時間を要し、健忘作用もほかの鎮静薬と比較して弱いことから、使用していない。

⑥ペーシング閾値・センシング閾値への影響は？

鎮静薬がペーシング閾値に対して明らかに影響を与えるとした報告はなく、局所麻酔下における手術と同様に評価してよい。センシング閾値に対しても影響はないと考えられるが、バイポーラ電極の場合には呼吸に伴ってリードが伸び、興奮前面の伝達方向と電極のベクトルの関係から、センシング波高が変動する恐れがあるため、注意を要する。通常は深呼吸下に波高値の観察を行うが、鎮静下では呼吸の調節が不可能であるため、評価が不十分となる場合がある。したがって、波高値が十分に高い部位への留置を試みるべきである。

⑦鎮静下の CIEDs 植込みで留意すべきピットフォールは？

鎮静中、患者の呼吸状態の観察は極めて重要であるが、酸素飽和度が低下してからでは対応が後手に回る恐れがある。CIEDs 関連手術では上半身のドレーピングが必須であり、顔が覆われて呼吸の観察が不十分となる場合があるため、必要に応じて BIS モニターや終末呼気炭酸ガス濃度（$ETCO_2$）モニターを装着する。

そのほか、鎮静下では患者の従命が取れなくなるため、手術開始から終了まで鎮静を行う際に手技の一部が施行できなくなる恐れがある。いくつか例を挙げ、その対処法について述べる。

a. 鎮静下では深呼吸や咳払いをしてもらうことができないため……

リードの位置を決めた後、リードの適切なゆるみの有無や心筋への確実な固定の成否、呼吸に伴う心臓の位置の変化による横隔神経刺激の有無などを確認できない。現在、局所麻酔下の施術に比べて鎮静下の施術の方がリードの脱落や横隔神経刺激が多いなどの報告はないが、上記の点に留意する必要がある。

b. 鎮静下では深呼気で息止めをしてもらうことができないため……

ガイドワイヤーを上大静脈から下大静脈まで進める時や、右室リードを心尖部に留置する際にリードが心尖部方向に進まない時には、患者に深吸気で息止めしてもらうと容易に目的部位に到達させることができるが、鎮静下ではこの方法を用いることができない。

また、シースからリードを挿入する際、予期せぬ呼吸が起こって胸腔内陰圧が大きくなり、シースの入り口から空気が引き込まれて空気塞栓を生じる恐れもある[13)]。特に鎮静下では呼吸の調節が不可能になることに加え、舌根沈下に伴い気道の狭窄・閉塞をきたし、より胸腔内圧陰圧が大きくなる。予防策としては逆流防止弁付きシースを用いるのが望ましいが、弁なしシースを用いる場合には、①シースの入り口を用手的に閉塞させてオープンになる時間を極力短くすること、②呼気時にリードを挿入すること、③いびき様呼吸が認められる際には、気道確保手技により気道閉塞を解除すること、などが重要である。

文 献

1) Manolis AS, et al.：Electrophysiologist-implanted transvenous cardioverter defibrillators using local versus general anesthesia. *Pacing Clin Electrophysiol*, 2000；23：96-105

2) Poole JE, et al.：Prognostic importance of defibrillator shocks in patients with heart failure. *N Engl J Med*, 2008；359：1009-1017

3) Lenarczyk R, et al.：Peri-procedural routines, implantation techniques, and procedure-related complications in patients undergoing implantation of subcutaneous or transvenous automatic cardioverter-defibrillators：results of the European Snapshot Survey on S-ICD Implantation (ESSS-SICDI). *Europace*, 2018；20：1218-1224

4) Fox DJ, et al.：Safety and acceptability of implantation of internal cardioverter-defibrillators under local anesthetic and conscious sedation. *Pacing Clin Electrophysiol*, 2007；30：992-997

5) Sayfo S, et al.：A retrospective analysis of proceduralist-directed, nurse-administered propofol sedation for implantable cardioverter-defibrillator procedures. *Heart Rhythm*, 2012；9：342-346

6) Trouvé-Buisson T, et al.：Anaesthesiological support in a cardiac electrophysiology laboratory：a single-centre prospective observational study. *Eur J Anaesthesiol*, 2013；30：658-663

7) Thomas SP, et al.：Sedation for electrophysiological procedures. *Pacing Clin Electrophysiol*, 2014；37：781-790

8) Ugata Y, et al.：Periprocedural hypotension after conscious sedation versus local anesthesia during defibrillator implantation for left ventricular dysfunction：analysis of a national inpatient database in Japan. Heart Vessels, 2020；35：118-124

9) Weinbroum AA, et al.：Halothane, isoflurane, and fentanyl increase the minimally effective defibrillation threshold of an implantable cardioverter defibrillator：first report in humans. *Anesth Analg*, 2002；95：1147-1153

10) Cohen TJ, et al.：Elevation of defibrillation thresholds with propofol during implantable cardioverter-defibrillator testing. *J Invasive Cardiol*, 2000；12：121-123

11) Moerman A, et al.：Influence of anaesthesia on defibrillation threshold. *Anaesthesia*, 1998；53：1156-1159

12) Camci E, et al.：Implantable cardioverter-defibrillator placement in patients with mild-to-moderate left ventricular dysfunction：hemodynamics and recovery profile with two different anesthetics used during deep sedation. *J Cardiothorac Vasc Anesth*, 2003；17：613-616

13) Turgeman Y, et al. : Massive transient pulmonary air embolism during pacemaker implantation under mild sedation : an unrecognized hazard of snoring. *Pacing Clin Electrophysiol*, 2004 ; 27 : 684-685

Ⅱ．デバイス植込み時の鎮静の具体的な方法

国立循環器病研究センター心臓血管内科部門不整脈科　石橋 耕平
東北大学大学院医学系研究科循環器内科学　野田 崇

Keywords：デバイス、プロポフォール、デクスメデトミジン塩酸塩、バルビツール酸チオペンタールナトリウム

デバイス植込み術を取り巻く環境の複雑化に対応する

植込み型除細動器(ICD)を含むデバイス植込み術はそのシステムの大きさから、全身麻酔下で行われるのが一般的であった。システムの進化に伴う小型化により低侵襲となり、安全性が報告されたことから、近年では局所麻酔による意識下手術が広まった。しかしながら、患者の高齢化、心臓再同期療法(CRT)をはじめとする重症心不全患者の手術が増加するなど、デバイス植込み術を取り巻く環境は年々複雑化しており、安定した手術環境を可能とするため、鎮静は再び活用されるようになった。本稿では、デバイス周術期における鎮静の基本事項や薬剤の基本知識について概説するとともに、当院における実際の鎮静方法を紹介する。

1）鎮静の基本事項

鎮静の基本事項について以下に概説する。

①鎮静(＋局所麻酔)によるデバイス植込み術の安全性

1990年から2000年にかけて、まずは麻酔科医による鎮静(＋局所麻酔)の植込み術の安全性が、続いて麻酔科医以外による鎮静(＋局所麻酔)や局所麻酔のみの植込み術の安全性が報告された[1)~3)]。さらに、ICD植込み術時の除細動閾値(DFT)テストも軽い鎮静で行えることが報告され[3)]、これらを契機として、多くの施設でICDを含めたデバイス植込み術が局所麻酔下で行われるようになった。このように、全身麻酔⇒鎮静(＋局所麻酔)⇒局所麻酔と、段階を経て安全性が確認されたことから、麻酔科医以外による鎮静(＋局所麻酔)によるデバイス植込み術は安全であるといえよう。

しかしながら、すべての症例が安全であるとはいいきれない。例えば、CRT適応のある重症心不全患者の場合には、その合併症を考慮すると、局所麻酔もしくは鎮静(＋局所麻酔)で安全性が確保できるか否か、疑問が残る[4)]。鎮静の有無にかかわらず、局所麻酔による植込み術が患者にとって安全であるのかを、術前に評価する必要がある。

②鎮静(＋局所麻酔)で施術する症例の選択

「麻酔科医による全身麻酔」と「麻酔科医以外による鎮静(＋局所麻酔)」を比べた場合、前者が優れていることに議論の余地はない。われわれは、全身麻酔をする必要のない症例を、鎮静(＋局所麻酔)で施術する症例として選択すべきである。

鎮静(＋局所麻酔)によるCRT手術は安全との報告[5)]がある一方、鎮静(＋局所麻酔)で施術した患者を対象とした研究で、長時間の手術およびCRT手術が予後予測因子である[4)]との報告がなされている。したがって、長時間にわたる複雑な手術や重症心不全患者を対象としたCRT手術においては、全身麻酔で行うのが望ましいと考えられる。加えて、NYHA Ⅳ度の患者、カテコラミンに依存している患者、心機能が低下している患者(低左室駆出率)、腎機能が低下している患者(低クレアチニンクリアランス)では、術中および術後の血行動態破綻の恐れがあるため、注意を要する[6)]。

③麻酔および鎮静/鎮痛レベルの定義、鎮静および麻酔の深度評価（Ramsay スコア）

投薬により意識レベルを低下させることを鎮静という。鎮痛とは意識レベルを低下させることなく痛みを軽減することであり、両者は明確に区別されている。一部の鎮痛薬には軽い鎮静作用を有するものもあるため、混同しないよう注意すべきである。麻酔および鎮静/鎮痛レベルの定義を示す（**表1**）[7]。

鎮静は、深すぎると偶発症を発生する恐れがあり、浅すぎると本来の目的を達成できない恐れがある。したがって、「深すぎず、浅すぎない」鎮静が最適と考えられる。鎮静および麻酔の深度を評価する方法として、Ramsay スコアが広く使用されている（**表2**）。不安、不穏状態であるスコア1から、刺激に無反応なスコア6までに分類されており、「深すぎず、浅すぎない」鎮静はスコア3〜4で、中等度鎮静（意識下鎮静）に相当する。さらに、Ramsay らは、スコア3以下では気道確保をしなくても気道閉塞を認めなかったと報告しており[8]、可能であれば、スコア3程度でコントロールすることが望ましいと考えられる。中等度の鎮静は、デバイス周術期において安全であると考えられている[9]。

表1　全身麻酔および鎮静/鎮痛レベルの定義

	軽い鎮静	中等度鎮静	深い鎮静	全身麻酔
反応性	呼名で正常反応	言葉での刺激に対し意図のある動き＊	連続刺激や疼痛刺激で意図のある動き＊	疼痛刺激を受けても覚醒しない
気道	無影響	介入必要なし	介入が必要な可能性	しばしば介入必要
自発呼吸	無影響	十分である	不十分な可能性	しばしば不十分
循環	無影響	通常保持される	通常保持される	破綻する可能性あり

＊疼痛刺激に対する逃避反射は意図のある動きとは見なされない

〔文献7）より転載〕

表2　Ramsay スコア

スコア	反応
1	不安、不穏状態
2	協力的、平穏、見当識あり
3	命令にのみ反応
4	眠っているが、眉間への軽い叩打や強い聴覚刺激にすぐ反応
5	眠っているが、眉間への軽い叩打や強い聴覚刺激に緩慢に反応
6	眠っており、刺激に無反応

〔文献8）をもとに作成〕

Plus 1！　鎮静による偶発症に注意！

鎮静による偶発症には、呼吸抑制、循環抑制、徐脈、不整脈、前向性健忘（ある時点からの記憶が障害される状態）、脱抑制（感情や欲求が抑えられなくなった状態）、吃逆などが挙げられる。麻酔薬や鎮静薬による呼吸循環系への影響は低酸素血症や低血圧症の原因となり、時に致死的となりうるため、モニタリングをはじめとした医療環境の整備が重要であり、鎮静を行う医師は偶発症の対応に習熟する必要がある。

2）薬剤の基本知識[10)]

詳細については他稿に譲るが、本稿では一般的に使用されている、プロポフォール（ディプリバン）、デクスメデトミジン塩酸塩（プレセデックス）、バルビツール酸チオペンタールナトリウム（ラボナール）を取り上げ、実臨床で知っておくべき最低限の基本知識について概説する。なお、基本的に薬剤の使い分けに関する推奨はないため、禁忌に注意したうえで、各施設で使用しやすい薬剤を選択すればよいと考える。

①プロポフォール（ディプリバン）

プロポフォールについての鎮静以外の薬効、薬物動態、使用法、禁忌は下記の通りである。

a. 鎮静以外の薬効

鎮痛作用はない。脳代謝を抑制し、抗痙攣作用を有する。循環抑制が強い。また呼吸抑制が著明であり、麻薬の併用で増強される。咽喉頭反射抑制作用があり、ラリンジアルマスクの挿入が容易になる。

b. 薬物動態

作用発現・作用持続時間ともに短く、分布半減期は2～8分である。持続静注中止後の血中濃度低下は投与していた時間にあまり影響されない。肝臓で代謝され尿で排泄される。

c. 使用法

持続投与可能で、中止後の覚醒ははやい。局所麻酔による鎮痛が十分できていれば、0.5 mg/kgを3～5分かけて投与後に2 mg/kg/時程度の投与量で維持する。呼吸・循環動態の変動に注意を要するため、麻酔科専門医のもとでの使用が推奨されている。呼吸モニタリング、観血的な血圧のモニタもしくは頻回な血圧測定を要する。

d. 禁忌

本薬およびその成分（ダイズ油、卵黄レシチンなど）の過敏症（大豆・卵アレルギーなど）、静注脂肪輸液製剤過敏症、小児への長期大量投与は禁忌である。

②デクスメデトミジン塩酸塩（プレセデックス）

デクスメデトミジン塩酸塩についての鎮静以外の薬効、薬物動態、使用法、禁忌は下記の通りである。

a. 鎮静以外の薬効

他の薬剤と違い、鎮静時に認知機能の維持が可能である。弱い鎮痛作用も有する。上気道閉塞を起こすことが少なく、気道反射や二酸化炭素換気応答も維持され、呼吸抑制作用は軽微である。しかし、中枢性交感神経抑制により、徐脈・血圧低下のみならず、心伝導障害や冠動脈攣縮も起こす恐れがある。

b. 薬物動態

血液脳関門を容易に通過するため、効果発現ははやい。肝臓で代謝され、腎臓で排泄される。血中半減期は平均2.4時間で、腎機能低下例では遷延する。

c. 使用法

持続投与が可能。初期高容量負荷投与は一般的ではないが、行う場合もある。維持投与量は0.2～0.7 μg/kg/時であり、必要に応じて増量および減量を行う。

d. 禁忌

本薬の過敏症、冠攣縮性狭心症患者や心伝導障害患者は禁忌である。循環器系の副作用が高頻度に起こるため、注意を要する。

③バルビツール酸チオペンタールナトリウム（ラボナール）

バルビツール酸チオペンタールナトリウムについての鎮静以外の薬効、薬物動態、使用法、禁忌は下記の通りである。

a. 鎮静以外の薬効

脳代謝を抑制し、脳灌流圧は維持される。他の鎮痛薬・鎮静薬との併用により、薬剤の作用が増強される場合がある。呼吸・循環への影響はプロポフォールより小さいとされている。

b. 薬物動態

ボーラス使用後15～20分で覚醒するが、投与量の18％しか代謝されない（プロポフォールは70％代謝される）。肝臓で代謝され、尿や胆汁から排泄される。

c. 使用法

ボーラス投与向きで、持続投与には不向きである。導入時に3～4 mg/kgを静注し、適宜50～100 mgを追加する。

d. 禁忌

急性間歇性ポルフィリン症、気管支喘息、ショック状態、アジソン病、バルビツール酸系薬物過敏症には禁忌である。

3）当院における鎮静（＋局所麻酔）によるデバイス植込み術の実際の鎮静方法

ここでは、当院における鎮静（＋局所麻酔）によるデバイス植込み術の実際の鎮静方法について記載する。当院では、主に持続点滴ではなくボーラス投与で鎮静を行っており、その旨をご考慮いただいたうえで、参照されたい。

①使用する薬剤、使用する機器

当院でデバイス周術期の鎮静に使用している薬剤は、主にバルビツール酸チオペンタールナトリウムである（2022年１月現在）。

モニター類については、デバイス手術は低侵襲手術であり、基本的に当院では呼吸・循環動態に影響しない中等度レベル以下で鎮静しているため、特別な機器を用いてはいない（**表３**）。そのほか、エアウェイやラリンジアルマスクを必要に応じて準備している。

表３　デバイス周術期に必要なモニター類※

・モニター心電図
・自動血圧計
・SpO_2モニター
・除細動パッド（必要症例のみ）

※米国麻酔科学会のプラクティカルガイドラインでは、カプノメータの着用が推奨されている。

②鎮静の主な流れ

当院で行っている鎮静の主な流れについて概説する。

a. 術前準備

デバイス手術予定の全患者に対し、術前検討会を行っている。その際、鎮静の必要性についても検討し、軽度認知症、高齢者、痛みに敏感な患者など、全身麻酔の必要はないものの鎮静が望ましい患者の抽出を行う。

b. 術中・鎮静時（看視体制、モニタリング）

通常、当院では看視体制の中心を担っているのは看護師である。看護師は術前のバイタルを把握し、術中変化の有無を看視する。約５分毎に、定期的バイタル（鎮静レベル、呼吸状態、心拍数、血圧、SpO_2）を記録し、必要に応じて医師に報告する。デバイス手術に限らないが、術者は手術に集中しており、患者のモニタリングがおろそかになりがちであるため、術者が二人いる場合は看護師(およびメディカルプロフェッショナルスタッフ)に加えて、助手が定期的にバイタルを確認するのが望ましい。

当院では軽めの鎮静を心がけているため、手術直前にバルビツール酸チオペンタールナトリウムを通常の半量に相当する1～2 mg/kg静注する。高齢者では、さらにその半量の0.5～2 mg/kgを投与している。それでもまったく効果を示さない場合は、1～2 mg/kgを追加投与している。そのほか、痛みを伴う部位の処置や体動を認めた場合は50 mgを追加投与している。この方法により、当院ではほぼ問題なく施術できている。また、長期飲酒は局所麻酔薬の効果を弱めるとの報告もあることから[11]、飲酒歴のある患者に関しては通常より多めに投与している。

c. 術後

認知機能が低下した高齢者などに鎮静を行うと、術後にせん妄状態になる場合がある。その際、創部を保護しているハイドロコロイド創傷被覆材(カラヤヘッシブ)やガーゼを除去してしまい、創部がむき出しになる恐れがある。当院では、フィルムドレッシング製剤(当院ではテガダームを使用)を上から貼り、容易に剝がせないよう保護している。

文献

1) Stix G, et al.：Implantation of a unipolar cardioverter/defibrillator system under local anaesthesia. *Eur Heart Journal*, 1996；17：764-768

2) Stix G, et al.：Local anaesthesia versus general anaesthesia for cardioverter-defibrillator implantation. *Wien klin Wochenschr*, 1999；111：406-409

3) Marquié C, et al.：Can we implant cardioverter defibrillator under minimal sedation? *Europace*, 2007；9：545-550

4) Sayfo S, et al.：A retrospective analysis of proceduralist-directed, nurse-administered propofol sedation for implantable cardioverter-defibrillator procedures. *Heart Rhythm*, 2012；9：342-346

5) Theron P, et al.：General anesthesia versus sedation for implantation of a biventricular pacing device for cardiac resynchronization therapy. *J Cardiothorac Vasc Anesth*, 2014；28：280-284

6) Pandya K, et al.：Predictors of hemodynamic compromise with propofol during defibrillator implantation：a single center experience. *J Interv Card Electrophysiol*, 2009；25：145-151

7) American Society of Anesthesiologists Task Force on Sedation and Analgesia by Non-Anesthesiologists：Practice guidelines for sedation and analgesia by non-anesthesiologists. *Anesthesiology*, 2002；96：1004-1017(医療の質・安全学会：非麻酔科医による鎮静/鎮痛に関する診療ガイドライン：非麻酔科医による鎮静/鎮痛に関する米国麻酔科学会作業部会による改訂情報．医療の質・安全学会誌，2012：7；162-181)

8) Ramsay MA, et al.：Controlled sedation with alphaxalone-alphadolone. *Br Med J*, 1974；2：656-659

9) Looi KL, et al.：Conscious sedation and analgesia use in cardiac device implantation. *Int J Cardiol*, 2013；168：561-563

10) 日本麻酔科学会：麻酔薬および麻酔関連薬使用ガイドライン 第3版．(2019年9月5日第3版4訂掲載)(https://anesth.or.jp/users/person/guide_line/medicine) (2022年5月閲覧)

11) Fassoulaki A, et al.：Is chronic ethanol consumption associated with tolerance to intrathecal lidocaine in the rat? *Anesth Analg*, 1990；70：489-492

第３章　小児アブレーション時の鎮静

乳幼児や小児における安全な鎮静・鎮痛とは

小児における観血的心臓電気生理学的検査および治療時の鎮静・鎮痛の実際

大濠こどもクリニック　牛ノ濱大也
福岡市立こども病院麻酔科　泉薫

Keywords：小児、鎮痛、鎮静、薬物動態

乳幼児や小児における鎮静・鎮痛の重要性、危険性

現在、成人のみならず不整脈疾患をもつ乳幼児や小児に対しても、観血的心臓電気生理学的検査や高周波カテーテルアブレーションが適応される症例があり、鎮静・鎮痛の重要性が高まっている。その一方で、危険性についてもいくつかの報告がなされている。

Coté[1]は、小児科領域の検査時における鎮静のリスクを報告し、ガイドラインの作成、蘇生技術の獲得、監視体制の必要性について述べている。Flickらは、18歳未満の92,881件の手術(そのうち4,242件が先天性心奇形に対する手術)について調査し、非心臓手術時の周術期心停止の発生率は10,000件あたり2.9件、心臓手術時の周術期心停止発生率は10,000件あたり127件、麻酔に起因する周術期心停止の発生率は10,000件あたり0.65件で、非心臓手術、心臓手術にかかわらず、周術期心停止を経験した患者の87.5%は先天性心疾患を有していたと報告した[2]。さらに、2010年に日本小児科学会の医療安全委員会が実施した「MRI検査を行う小児患者の鎮静管理に関する実態調査」で、416施設中147施設で鎮静の合併症があり、そのうち心停止が3施設、呼吸停止が73施設に見られたと報告[3]された。その後、2013年に公表された「MRI検査時の鎮静に関する共同提言」の改訂を目的として、2016年に「小児科専門医研修施設におけるMRI検査時鎮静の現状」についての調査が行われた。その結果、過去2年間(2014年8月～2016年7月)で有害事象を経験しているのは515施設中85施設(25%)で、その内訳は低酸素血症75施設(22%)、呼吸停止22施設(7%)、徐脈8施設(2%)、心停止2施設(0.6%)、その他10施設(3%)であった[4]。以上より、鎮静・鎮痛は全身麻酔と同等、もしくはそれ以上の危険性があると考えられる。

この問題を解決するためには麻酔科医の協力が不可欠であるが、人員不足に加え、救急対応や全診療科の手術に関与するなど多忙であるため、常時協力を要請するのは困難である。したがって、高周波カテーテルアブレーションにあたる医師は、患者の不安や恐怖の軽減、疼痛の制御、体動の抑制に留意し、安全性を確保したうえで鎮痛・鎮静を行わなければならない。黒田らは、「安全というものは存在しない。この世に存在するのは危険だけ。危険を避けられて結果的に何も起きなかった、というのが安全である」[5]と述べている。この言葉を肝に銘じ、自施設の環境を整備しつつ、適した鎮痛・鎮静を行う必要がある。

本稿では、不整脈疾患をもつ乳幼児や小児に対する安全な鎮静・鎮痛につき概説する。これらを参考に、自施設における方法を十分に検討していただきたい。

1）小児に対する鎮静・鎮痛の方法

現在、乳幼児や小学校入学前の小児に、観血的心臓電気生理学的検査や高周波カテーテルアブレーションを施行できる施設は限られている。

前投薬は、乳幼児や小学校入学前まではトリクロホスナトリウムシロップ、ジアゼパムシロップの経口投与、抱水クロラールの注腸、ペチロルファンの筋注などが行われている。小学生以降では、ミダゾラムの経口投与または経直腸投与、ジアゼパムシロップの経口投与、ペントバルビタールの経口投与、ペチロルファンの筋注などが行われている。いずれも、前投薬開始後は注意深く経過観察をする必要がある。

麻酔科医の立ち合いや気道確保については、「すべて立ち会う」「立ち会わない」「全例に気管挿管を行う」

「症例により挿管を行う」「極力挿管は避ける」など、施設ごとにさまざまな対応がなされている。また、一部の施設では麻酔科医の管理下で全身麻酔が行われているものの、静脈麻酔を行っている施設が多いのが現状である。これは、患児の重症度のみならず、麻酔科医の確保が困難であることが関係していると思われる。

2）小児における静脈麻酔薬の薬物動態学と投与量

小児は成人に比べて身体組成に占める水分の割合が高く、成長とともに筋肉や脂肪成分が増加する。水溶性の薬物は分布容積が大きくなり、体重あたりの初回投与必要量は増加する。また、成人に比べると、心拍出量のうち肝臓や腎臓への血流の割合が高く、薬物のクリアランスが高いため、多くの薬物の半減期が短くなる。したがって、持続投与により薬物濃度を維持する場合、体重あたりの持続投与量は成人より多くなる[6),7)]。

以下に、代表的な静脈麻酔薬の小児における投与量を示す[6)〜9)]。循環器疾患のある患児では心拍出量の低下など、薬物の排泄を遅らせる因子があるため、病状に応じて投与量の減量を考慮する。また、異なる薬剤を組み合わせる場合は相乗効果が生じるため、投与量を減量する。

①プロポフォール

小児では、成人に比べて体重あたりの必要量が多い。小児では 2〜4 mg/kg のボーラス投与で就眠が得られる。一般に、低年齢であるほど、就眠に必要な投与量が増加する（例として、乳児では 3.8 mg/kg、10〜16歳では 2.7 mg/kg）。小児において 3 μg/mL の血漿濃度を維持するためには、1 mg/kg のボーラス投与に続き、19 mg/kg/時を 10 分、15 mg/kg/時を 10 分、その後 12 mg/kg/時の持続投与を行う必要があるが、これは成人のおよそ 2 倍の投与量である。

②デクスメデトミジン

2〜12 歳の小児における排泄半減期は、およそ 110 分で成人と変わらない。投与方法は、成人と同様に 1 μg/kg を 10 分間で投与し、0.5〜1.0 μg/kg/時で維持する。高用量（初期投与 2〜3 μg/kg、維持投与 1〜2 μg/kg/時）投与による重篤な徐脈（心拍数 40/分）が報告されている。

③バルビツール酸系（チオペンタール）

1 歳以上の小児の麻酔導入には 5〜6 mg/kg、乳児では 7〜8 mg/kg と、小児では成人に比し大量のチオペンタールが必要である。

④ミダゾラム

小児では、成人に比べて体重あたりの必要量が多い。麻酔前投薬として経口投与や経直腸投与が行われる。経口投与および経直腸投与時の生物学的利用率はそれぞれ 18%、27% で、特に経口投与では個人差が大きい。

経口投与、経直腸投与ともに、1〜6 歳の小児に対して麻酔導入 10〜30 分前に 0.2〜1.0 mg/kg（通常 0.5 mg/kg、最大投与量 20 mg）を投与する。ミダゾラムには苦みがあるため、経口投与の際にはシロップと混ぜる、キャンディとして投与するなど、工夫する。鎮静のための静注量は、6 ヵ月〜5 歳では初回投与量 0.05〜0.1 mg/kg で総投与量 0.6 mg/kg まで、6〜12 歳では初回投与量 0.025〜0.05 mg/kg で総投与量 0.4 mg/kg まで、12〜16 歳では成人と同様に初回投与量 0.02〜0.03 mg/kg を用いるが、ときに多く必要な場合がある。初回投与は 2〜3 分かけて行い、その後 2〜3 分観察してから、必要に応じて再投与する。全身麻酔の導入にはミダゾラム 0.15 mg/kg を緩徐に静注し、必要に応じて追加投与を行う。0.6 mg/kg 投与しても麻酔導入が得られない場合は、ほかの麻酔導入薬を併用する。

⑤フェンタニル

小児に関するフェンタニル薬物動態の報告は多くはない。1回投与後の平均的な血漿濃度のピーク値は、乳児および小児で成人より低い値を示すとの報告がある[7]。小児では、成人よりも体重あたりの投与量を多く要すると考えられる。

⑥レミフェンタニル

小児では、成人に比べて体重あたりの必要量が多い。皮膚切開に対する体性反応および自律神経の反応を抑制するためには、成人のおよそ2倍の投与量が必要とされる。2〜7歳の小児に対する挿管下、笑気・1%セボフルラン併用の歯科の全身麻酔において、平均0.127 μg/kg/分(0.053〜0.3 μg/kg/分)のレミフェンタニル投与で、自発呼吸維持にて麻酔管理が可能であったという報告がある[10]。

⑦ケタミン

小児では、成人に比べて体重あたりの必要量が多い。麻酔前投薬として、搬入20分前に5〜6 mg/kgの経口投与、または搬入30分前に5〜10 mg/kgの経直腸投与が可能である。全身麻酔時の鎮痛補助目的の使用では、0.25〜0.5 mg/kgの初回投与に引き続き、その半量を30分ごとに追加する、もしくは0.25〜0.5 mg/kg/時の持続静注を行う。先天性心疾患をもつ乳児の心臓カテーテル検査でケタミンを用いたところ、肺高血圧を生じたとの報告もあるが、多くの研究では気道と呼吸が保たれていれば肺高血圧は生じないとされている[7]。

3）小児への静脈麻酔薬投与時における留意点

小児は成人に比べ体格が小さく、薬剤投与量や輸液量も少ないため、以下の点を考慮する。

①輸液ルートのデッドスペース

静脈麻酔薬をボーラス投与する場合、注入ポートと患者血管の間に輸液ルートのデッドスペースがあるため、輸液剤による「後押し」を行うことが多い。循環器疾患をもつ乳幼児において、頻回な輸液のボーラスは過剰な輸液負荷を生じる可能性がある。また、静脈麻酔薬の持続投与において輸液ルートのデッドスペースが大きいと、薬剤投与スピードの変化が患児に反映されるのに時間がかかる。輸液の速度が速ければこの問題は緩和されるが、輸液の過負荷になる。輸液ルートのデッドスペースを減らし、できるだけ患児に近いポートから薬剤を投与するなどの工夫が必要である。

②薬液の濃度

特に体重が小さい患児においては、薬液の濃度にも注意が必要である。例えば、レミフェンタニルは通常100 μg/mLに希釈するが、体重10 kgの患児に0.05 μg/kg/分を投与するための投与速度は0.3 mL/時である。通常のシリンジポンプの流量調節幅は最小で0.1 mL/時のため、投与量の調整は最小で0.017 μg/kg/分となり、細かな量の調節が難しい。その対策として、当院の心臓血管麻酔では、概ね10 kg未満の患児の場合にはレミフェンタニルを50 μg/mLに希釈して使用している。

文 献

1) Coté CJ, et al.：Adverse sedation events in pediatrics：a critical incident analysis of contributing factors. *Pediatrics*, 2000；105：805-814

2) Flick RP, et al.：Perioperative cardiac arrests in children between 1988 and 2005 at a tertiary referral center：a study of 92, 881 patients. *Anesthesiology*, 2007；106：226-237；quiz 413-414

3) 勝盛　宏，他：MRI 検査を行う小児患者の鎮静管理に関する実態調査．日本小児学会雑誌，2013；117：1167-1171

4) 日本小児科学会医療安全委員会報告：小児科専門医研修施設における MRI 検査時鎮静の現状．日本小児科学会雑誌，2017；124：1920-1929

5) 黒田　勲：「信じられないミス」はなぜ起こる：ヒューマン・ファクターの分析．中災防新書，東京，2001

6) Charles J. Coté：Pediatric Anesthesia. Pharmacologic and Pharmacodynamic Responses. Miller's Anesthesia, 8th edition (Miller RD). Elsevier Saunders, Philadelphia, 2015, 2763-2772

7) Davis PJ, et al.：Pharmacology of Pediatric Anesthesia. Smith's Anesthesia for Infants and Children, 8th edition (Davis PJ, et al). Elsevier Mosby, Philadelphia, 2011, 179-223

8) Mani V, et al.：Overview of total intravenous anesthesia in children. *Paediatr Anesth*, 2010；20：211-222

9) Jaap Vuyk, et al.：Intravenous Anesthetics. Miller's Anesthesia, 8th edition (Miller RD). Elsevier Saunders, Philadelphia, 2015, 821-858

10) Krane EJ, et al.：Preoperative Preparation. Smith's Anesthesia for Infants and Children, 8th edition (Davis PJ, et al). Elsevier Mosby, Philadelphia, 2011, 277-292

Keywords 索引

編集関係者一覧（50 音順）

執筆

石橋　耕平　国立循環器病研究センター心臓血管内科部門不整脈科
泉　　　薫　福岡市立こども病院麻酔科
稲垣　喜三　国際医療福祉大学成田病院麻酔・集中治療科
岩﨑　雄樹　日本医科大学循環器内科
牛ノ濵大也　大濠こどもクリニック
江島浩一郎　東京女子医科大学循環器内科
沖重　　薫　横浜みなと心臓クリニック/昭和大学医学部循環器内科
荻ノ沢泰司　産業医科大学第 2 内科学
佐々木真吾　弘前大学大学院医学研究科循環器腎臓内科学講座
里見　和浩　東京医科大学病院循環器内科
庄田　守男　東京女子医科大学循環器内科
菅原　亜美　旭川医科大学麻酔・蘇生学講座
副島　京子　杏林大学医学部循環器内科
中原　志朗　獨協医科大学埼玉医療センター循環器内科
野田　　崇　東北大学大学院医学系研究科循環器内科学
濵　　義之　幕張不整脈クリニック
福田　和彦　大阪府済生会野江病院麻酔科
堀江　　格　社会医療法人社団 正志会 南町田病院循環器内科
宮内　靖史　日本医科大学千葉北総病院循環器内科
宮﨑　晋介　東京医科歯科大学循環器内科
山口　尊則　佐賀大学医学部先進不整脈治療学講座

監修

宮内　靖史　日本医科大学千葉北総病院循環器内科

企画

稲垣　喜三　国際医療福祉大学成田病院麻酔・集中治療科
宮内　靖史　日本医科大学千葉北総病院循環器内科

不整脈手技中の鎮静マニュアル

2022 年 6 月 6 日　初版第 1 刷発行

編集・発行　一般社団法人日本不整脈心電学会
〒 102-0073　東京都千代田区九段北 4-2-28　NF 九段 2 階
TEL：03-6261-7351　http://new.jhrs.or.jp/
印刷・製本　三報社印刷株式会社

※本書作成時点における最新情報を記載すべく、十分に注意を払っておりますが、医学の進歩に伴い、治療方法および診断方法、検査方法などが変更される場合もございます。随時、最新のガイドラインおよび添付文書等をご確認いただきますようお願い申し上げます。
※内容に誤りがあった場合、日本不整脈心電学会のホームページに正誤表を掲載いたしますので、随時ご確認ください。
※乱丁・落丁の場合はお取替えいたします。
※本書の無断複写は著作権法上での例外を除き、禁じます。

Ⓒ2022　Japanese Heart Rhythm Society
Printed in Japan
ISBN978-4-9909178-2-1